田莉 欧阳伟

苏世亮 等著

城乡规划与公共健康

中国建筑工业出版社

U0270051

图书在版编目（CIP）数据

城乡规划与公共健康／田莉等著．—北京：中国建筑工业
出版社，2018.3
ISBN 978-7-112-21953-7

Ⅰ．①城… Ⅱ．①田… Ⅲ．①城乡规划－关系－公共卫生－研
究－中国 Ⅳ．①TU984.2 ②R1

中国版本图书馆CIP数据核字（2018）第049489号

责任编辑：吴宇江　焦　扬
责任校对：李欣慰

城乡规划与公共健康

田莉　欧阳伟　苏世亮　等著

*
中国建筑工业出版社出版、发行（北京海淀三里河路9号）
各地新华书店、建筑书店经销
北京锋尚制版有限公司制版
北京京华铭诚工贸有限公司印刷
*
开本：787×960毫米　1/16　印张：17½　字数：340千字
2019年5月第一版　2019年5月第一次印刷
定价：88.00元
ISBN 978 – 7 – 112 – 21953 – 7
（31844）

各章著者及分工简介：

田 莉 女，清华大学城市规划系教授、博导。剑桥大学土地经济系博士，负责起草大纲。负责撰写第一章和第九章。参与撰写第六章。

欧阳伟 男，中国人民大学公共管理学院讲师，美国明尼苏达大学卫生政策与管理博士，负责统稿。参与撰写第一章、第二章和第九章。

苏世亮 男，武汉大学资源与环境科学学院副教授，博士，负责撰写第七章和第八章。

李经纬 女，清华大学建筑学院博士生，负责撰写第四章和第六章。

杨 瑞 男，同济大学建筑城规学院硕士生，负责撰写第二章。

张 博 男，同济大学建筑城规学院硕士生，负责撰写第三章。

吴怡沁 女，同济大学建筑城规学院硕士生，负责撰写第五章。

翁 敏 女，武汉大学资源与环境科学学院副教授，博士，参与撰写第七章、第八章。

皮建华 男，武汉大学资源与环境科学学院硕士研究生，参与撰写第七章、第八章。

自序

城市规划与公共卫生有着深厚的渊源，两者均是为了应对19世纪中叶西方城市严峻的公共健康问题而诞生的学科门类，最初有着共同的根源和相似的理念。纵观两学科的发展进程，可以看到城市规划与公共卫生正是为了应对恶劣的城市公共健康问题而诞生的应用型学科。随着经济的发展和社会的重构，两者逐渐面对不同的问题并引入了不同的思想体系和理论方法，在解决相应学科问题的同时不断深化自身的理论体系和专业化程度，却也带来了理论研究与实践的脱节，呈现学科分化和分裂的局面。

随着全球环境社会问题的深化和人口向城市的不断集聚，公共健康再度成为城乡发展中的突出问题和重要议题。20世纪80年代以来，两个学科在生态学的影响和国际组织的推动下，在西方发达国家开始走向实践与理论的逐步融合，形成当前重要的学科分支。但在我国，城乡规划与公共健康的交叉研究刚刚处于起步阶段，已有的研究也多是介绍国际经验和文献，针对我国国情开展的实证研究尚显不足。

改革开放以来，我国的城市化水平不断提升，城乡环境污染和经济社会不平衡问题进一步凸显，公共健康问题有待更多的学者结合城乡规划与公共卫生的理论与方法，进行更为深入的交叉研究，以促进相关规划与政策的合理制定。为此，我们将来自清华大学、中国人民大学、武汉大学和同济大学等高校的城乡规划、公共卫生、地理科学等相关领域的学者组织起来，经过两年多时间的共同努力，完成了这本拙著。一方面，经过充分的文献检索和国际经验总结，它系统梳理了城乡规划与公共卫生的学科发展渊源，揭示了目前城镇化进程背景下城乡发展对公共健康的影响。在此基础上，就建成环境中的土地利用、道路交通和社区环境的营造与公共健康的关系进行了深入分析，并对如何开展城乡规划的健康影响评估进行了具体介绍。另一方面，通过区域（泛长三角）与城市层面（深圳）的实证案例研究，阐明了建成环境影响公共健康的程度与机制。本书的最后，探讨了如何构建城乡规划与公共健康的理论分析框架及未来的研究方向。

当然，由于我们在这一交叉学科领域的研究刚刚起步，且公共健康的数据获取也相当困难，因此这本著作无论在理论框架的建构还是实证研究的案例方面还存在诸多不足。感谢建工出版社的吴宇江编审和焦扬编辑，他们的宽容和高效的职业精神促成了本书的出版，当然文中的错谬由作者承担。

田莉　欧阳伟　苏世亮等

2018年2月于清华园

目录

第一章
绪论

城市规划作为一门学科的出现，与公共健康有着长久的渊源。19世纪的工业革命导致城市人口飞速增长，基础设施匮乏，居住环境拥挤，城市卫生状况急剧恶化。1848年，英国颁布了第一部公共卫生法，希望通过控制街道宽度、建筑高度和空间布局来改善城市环境与公共健康状况（李志明，2015）。1872年，美国公共健康协会（Public Health Association）的七位发起人之中，两位是城市规划师。1876年，英国医生本杰明·沃得·里查森构想了一个"健康城市"的理想模型。1898年，霍华德提出了"田园城市"的设想，希望通过城市规划，解决城市萧条和蔓延的问题，创造健康的城乡环境，这同时也成为现代城市规划诞生的标志。可以说，对公共健康的关注，是推动现代城市规划发展的主要动力之一。

20世纪80年代初的世界性经济萧条对城市发展造成了严重影响，人居环境恶化，社会排斥加剧，公共健康受到严峻挑战。1984年，在WHO（世界卫生组织）的支持下，在加拿大多伦多召开了"健康多伦多2000"会议，会上提出了"新公共卫生"（New Public Health）的概念。随后，WHO首次对"健康城市"作了全面阐述，把建设健康城市作为全球性计划进行推广（李丽萍，2003）。在我国，据中国社科院2014年发布的数据，共有23个城市入选"健康城市"。

改革开放以来我国快速的城镇化和工业化进程，一方面带动了经济社会的高速发展，另一方面也为人类健康带来了前所未有的严重威胁和严峻挑战。第四次国家卫生服务调查结果显示，2008年，我国慢性病患病率已达20%，死亡数已占总死亡数的83%。过去十年，平均每年新增慢性病例接近2倍。心脏病和恶性肿瘤病例增加了近1倍。基于快速发展带来的公共健康问题，"十三五规划"（2016～2020年）提出了建设"美丽中国"、"健康中国"、"平安中国"的战略，"健康中国"首次上升至国家战略高度。如何将健康理念与可持续发展相结合，以此促进城市的环境、社会和公共健康协调可持续发展，成为未来我国城乡发展所面临的核心问题之一，也成为城市规划师必须直面的战略议题。

过去20多年来，城乡规划与公共卫生的跨学科研究成为国际学术界所关注的核心问题之一。在很多国际一流大学，如美国加利福尼亚大学伯克利分校、佐治亚理工大学等都已经设立城市规划与公共卫生的联合学位。但在我国，目前这一领域的跨学科研究尚属空白。虽然近年来陆续有介绍健康城市及规划的文献，但大多停留在理念、原则和国外经验介绍，缺少实证研究和适应我国国情的城乡规划与公共健康理论架构的探索，与国际学术界相比尚有较大差距。基于此，本书试图通过国内外相关文献综述，明确城乡规划和公共健康的关系，并以城乡规划研究的核心对象——土地利用为例，探讨如何构建土地利用变迁与公共健康的关系研究框架。以此作为切入点，探讨未来建立"城乡健康"的规划研究框架，希冀通过城乡规划领域的探索，对我国建设"健康中国"有所贡献。

一、国内外相关研究进展

1. 城市化、城乡发展与公共健康

自20世纪50年代以来世界经历了快速的城市化进程，在促进经济和社会的飞速发展的同时，也给人类健康带来了许多负面影响。随着经济的发展，像其他许多国家一样，我国也面临着工业化过程、快速城市化产生的环境污染、生态环境破坏等问题。《中国21世纪议程》指出，至少80%的城市居民目前生活在空气质量很差的环境中（玄泽亮，2003）。城市化的快速发展正在急剧地改变人们的生活方式和精神状态，并催生肥胖、心血管疾病和精神紊乱等慢性非传染疾病（Gong, et al, 2012）。Haynes（1986）研究了中国1973～1975年间14种类型癌症死亡率的地区分布的特点，发现主要癌症发病率与城市化进程有密切关系。Myers（2012）也提出城市化进程会导致许多直接的生态后果，影响人类健康。与之相反，程明梅等人（2015）通过对2006～2011年31个省份的面板数据分析，发现城镇化率每上升10个百分点，人均预期寿命增加0.37个百分点，新生儿死亡率下降2.48个百分点。城镇化对居民健康状况的影响较为正面，但也存在显著的地区差异，如城镇化对东部地区和中部地区居民健康的促进作用显著大于西部地区。

2. 建成环境与公共健康

长期以来，人们一直认为传统医疗卫生服务，如医院、医生等对人类健康起着决定

性作用。直到20世纪70年代，人们才开始逐步从更广泛的角度来分析影响健康的决定因素。1974年加拿大政府发表了《加拿大人健康的新展望》（即LaLonde报告），阐述了人群健康状况取决于生活方式、社会建成环境、生物因素和卫生保健系统，改变生活方式和社会建成环境能更好地促进健康。Whitehead等（1991）提出除了遗传因素、生活方式和社会经济因素，环境是影响健康的关键因素。周雷等（2004）提出物质环境是重要的健康决定因素，直接或间接地影响人类健康状况。自然环境包括空气、水、土壤等的污染造成多种不良健康后果，如癌症、出生缺陷、呼吸系统和胃肠道疾病。王曲等（2005）也提出人类健康水平受到多种因素的影响，经济发展水平、教育水平、公共治理、环境质量等都可能在发展的进程中直接或间接地对健康水平产生积极或消极的影响。建成环境中，住房、室内空气质量、工作和社区安全、交通和道路状况等因素能显著地影响人类的身体和精神健康。罗伯特·伍德·约翰逊基金会（Robert Wood Johnson Foundation）和威斯康星大学人口健康研究所（the University of Wisconsin Population Health Institute）自2003年来发布衡量城市健康排名的指标体系，并将影响健康的因素归结为个体的健康行为（30%）、医疗保健（20%）、社会和经济因素（40%），认为物质环境因素对健康的影响程度达到10%（图1-1）。

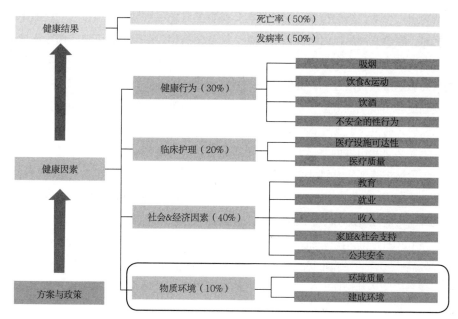

图1-1　罗伯特·伍德·约翰逊基金会和威斯康星大学人口健康研究所的人口健康模型
（资料来源：http：//www.countyhealthrankings.org/our-approach）

在微观的社区层面，环境对健康的影响更为直接和显著，这也是目前西方发达国家关于规划与公共健康的实证研究中最主要的空间研究层次①。如Maantay（2001）发现，在纽约市的南布朗克斯社区，生活在距离最大的污水厂和最大的医疗垃圾焚烧地四分之一英里以内的居民的哮喘患病率比远离这些有毒土地的居民高出5倍。Corburn等人（2006）通过研究美国1997～2000年之间哮喘疾病与社区环境的关系证明了空气污染对发病有一定的影响。Dalgard等（1997）通过对英国五种类型的邻里进行长期调查，证实邻里环境对居民的心理健康有较为显著的影响。Sarkar等（2013）运用多层次分析法研究了建成环境（土地利用和街道网络）的特征，如密度、混合度、街道连通度等与心理健康的关系。

二、城乡规划影响公共健康的作用机制

城乡规划决定建成环境，而建成环境质量与公共健康息息相关。由于我国独特的政治体制及政府主导的城市发展模式（State-led Growth），城乡规划在我国改革开放30多年来的发展中扮演着重要角色。虽然城乡规划本身不直接作用于公共健康，但规划的结果对空气环境、水环境、土壤环境及人群行为产生重要影响，而这些恰恰是决定公共健康的根本要素。总结而言，城乡规划对公共健康发生作用的机制主要体现在三方面：①土地利用：土地利用的构成、混合度和开发强度对环境质量与个体行为的影响十分显著。例如，绿色空间可以促进人们的活动、社会交往和心理健康；工业仓储等用地则会对环境和人的心理带来不良影响，尤其是如果居住用地和污染性的工业用地混合时，带来的负面影响最大；居住和商业等用地的适度混合对鼓励步行有积极的作用；过高的土地开发强度会引发热岛效应，并给人的心理带来不适等；此外，土地利用规划与控制体系可以保护人群免受工业污染和交通伤害等（Kochtitzky等，2006）。②道路交通：主要表现在汽车污染和引发的交通事故，及由于步行可达性较差缺乏锻炼而导致肥胖症等病例的增加。城市蔓延使人们过度依赖小汽车出行，并使人们暴露于空气污染，这与哮喘、其他呼吸系统疾病、心血管疾病和早产及过早死亡相关。此外，车上时间每增加一小时，肥胖的可能性增加6%，而每增加一公里步行，肥胖风险减少近5%（RWJF，2012）。Ewing等（2010）也指出，机动车交通驾驶时间较长和步行时间较短的人群，其肥胖比例往往较高。③公共设施布局：卫生服务设施包括医院、卫生院、诊所等的空间布局和服务质量会影响公共健康水平，而文化休闲运动设施的空间分布是否合理，对居民的日

---

① 美国以区划为主的规划体系决定了规划师们的实践主要集中在社区规划层面，因此在该空间层面上的研究更为丰富。

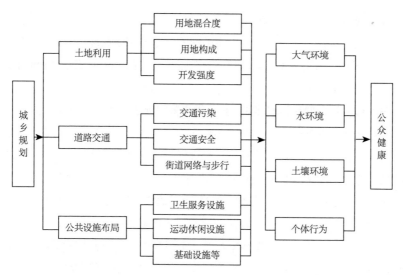

图1-2 城乡规划影响公共健康的作用机制示意

常出行和体育锻炼也会产生重要影响。合理的基础设施布局，如给水和排水系统等，可以减少疾病的流行与蔓延。图1-2揭示了城乡规划对公共健康的作用机制。

三、研究框架

本书共分为九个章节，主要内容如下。

第一章 绪论

本章概述城乡规划与公共健康研究的国内外进展，并分析城乡规划对公共健康的作用机制，构建"城乡健康"的初步框架。

第二章 城乡规划与公共健康的渊源与发展

现代城市规划的诞生与公共卫生密切相关，本章介绍了花园城市运动、公共健康与城乡规划的分野、基于细菌学与流行病学的公共健康理论，以及健康城市运动的缘起与实践。

第三章 城镇化、城乡发展与公共健康

本章总结了改革开放以来我国的城镇化进程，城镇化发展的特征，从生态环境、能源、资源等方面分析了我国城镇化面临的困境，指出了城镇化进程中工业化进程、建设用地无序蔓延及城市建成环境等对我国公共健康造成的威胁，并介绍了"健康中国"战略以及其对城乡发展的影响。

第四章　建成环境与公共健康

本章系统分析了建成环境对公共健康的影响，研究了建成环境对公共健康的作用机制，并从建成环境的三大方面：土地利用、道路交通和社区环境三方面分析了其对公共健康的影响及相互作用途径。

第五章　城乡规划健康影响评估工具：健康影响评估（HIA）

本章系统分析了城市规划中的健康影响评估工具的起源与发展，并对其特征、类型等进行了介绍。其次，对健康影响评估流程进行详细解释，并选择宏观和微观两个空间层次的实例，介绍了健康影响评估在城乡规划中的应用。

第六章　区域层面城乡土地利用变迁对癌症发病率的影响研究：以泛长三角为例

本章选择工业化和城镇化程度较高的泛长三角样本地区（癌症登记点）作为研究对象，分析其新世纪以来总体癌症发病率及发病率最高的10种癌症演变的时空特征，并通过相应时段的社会经济环境指标和土地利用指标体系的构建，借助结构方程模型，探讨土地利用变迁对研究区域癌症发病率的影响及影响的作用机制。

第七章　城市层面土地利用与公共健康的关系研究：以深圳为例

本章选择了中国的第一个经济特区——深圳市作为研究对象，通过案例研究，量化深圳市邻里土地利用与不同的健康结果在行政区尺度上的关联，识别土地利用与公共健康之间的因果关系路径的中介变量，形成一套土地利用变量以辅助健康促进，可以为中国和其他国家及地区提供参考。

第八章　建成环境步行性与公共健康的关系研究：深圳的案例

本章先分析了可步行性的研究进展，后以深圳的小区为最小单元开展研究，分析小区可步行性的空间差异，探索可步行性、社会弱势性与公共健康的关联，识别可步行性、社会弱势性对公共健康影响的中介变量，揭示了可步行性的社会不均等性，对未来的土地利用规划提出意见。

第九章　城乡规划与公共健康的跨学科框架

本领域的研究涉及城乡规划、公共卫生、土地与环境科学、统计学等多学科的知识，需要跨学科的视野和研究方法。本章基于宏观、中观和微观空间层次，探讨城乡规划中如何响应健康需求，并总结健康城市规划的路径与要素，为基于健康的城乡规划提供借鉴与建议。

参考文献

[1] Alcock I., White M., Lovell R. What Accounts for "England's Green and Pleasant Land"？A Panel Data Analysis of Mental Health and Land Cover Types in Rural England [J]. Landscape and Urban Planning, 2015.

[2] Barton H. Land Use Planning and Health and Well-Being [J]. Land Use Policy, 2009 (26): 115-123.

[3] Cambra K., Martínez-Rueda T., Alonso-Fustel E., et al. Mortality in Small Geographical Areas and Proximity to Air Polluting Industries in the Basque Country (Spain) [J]. Occupational & Environmental Medicine, 2011, 68 (2): 140-147.

[4] Corburn J., Osleeb J., Porter M. Urban Asthma and the Neighbourhood Environment in New York City [J]. Health & Place, 2006, 12 (2): 167-179.

[5] Dadvand P., Nazelle A. D., Figueras F., et al. Green Space, Health Inequality and Pregnancy [J]. Environment International, 2012, 40 (2): 110-115.

[6] Dalgard O., Tambs K. Urban Environment and Mental Health. A Longitudinal Study [J]. The British Journal of Psychiatry the Journal of Mental Science, 1997.

[7] Ewing R., Cervero R., Ewing R., et al. Travel and the Built Environment: A Synthesis, Transportation Research Record [J]. Transportation Research Record, 2010, 76 (3): 265-294.

[8] Factor R., Awerbuch T., Levins R. Social and Land Use Composition Determinants of Health: Variability in Health Indicators [J]. Health & Place, 2013, 22 (4): 90-97.

[9] Gong P., Liang S., Carlton E. J., et al. Urbanisation and Health in China [J]. Lancet, 2012, 379 (9818): 843-852.

[10] Haynes R. Cancer Mortality and Urbanization in China [J]. International Journal of Epidemiology, 1986, 15 (2): 268-271.

[11] Jones A. P., Haynes R., Sauerzapf V., et al. Geographical Access to Healthcare in Northern England and Post-Mortem Diagnosis of Cancer [J] .Journal of Public Health, 2010, 32 (4): 532-537.

[12] Kochtitzky, Chris S., H. Frumkin, R. Rodriguez, A. L. Dannenberg, J. Rayman, K. Rose, R. Gillig, T. Kanter. Urban Planning and Public Health at CDC, MMDR [Z/OL], December 22, 2006, 55 (SUP02): 34-38. http: //www.cdc.gov/mmwr/preview/mmwrhtml/su5502a12.htm.

[13] Li Q., Kobayashi M., Kawada T. Relationships between Percentage of Forest Coverage and Standardized Mortality Ratios (SMR) of Cancers in all Prefectures in Japan [J]. Open Pub Health J, 2008 (1): 1-7.

[14] López-Cima F. M., García-Pérez J., Pérez-Gómez B., et al. Lung Cancer Risk and Pollution in an Industrial Region of Northern Spain: AHospital-Based Case-Control Study [J]. International Journal of Health Geographics, 2011, 10 (2): 186-196.

[15] Lubetzky H., Friger M., Warshawsky-Livne L., et al. Distance and Socioeconomic Status as a Health Service Predictor on the Periphery in the Southern Region of Israel [J]. Health Policy, 2011, 100 (2-3): 310-316.

[16] Maantay J. Zoning, Equity, and Public Health [J]. Am J Public Health, 2001 (91): 1033-1041.

[17] Myers S., Patz J. Land Use Change and Human Health—Reference Module in Earth Systems and Environmental Sciences [J]. Encyclopedia of Environmental Health, 2011: 396-404.

[18] Nyberg F., Gustavsson P., Jarup L., et al. Urban Air Pollution and Lung Cancer in Stockholm [J]. Epidemiology, 2001, 12 (5): 590-592.

[19] Oliver L., Schuurman N., Hall A., et al. Assessing the Influence of the Built Environment on Physical Activity for Utility and Recreation in Suburban Metro Vancouver [J]. Bmc Public Health, 2011, 11 (9): 1085-1089.

[20] Owrangi M., Lannigan R., Simonovic S. Interaction between Land Use Change, Flooding and Human

Health in Metro Vancouver，Canada [J]. Natural Hazards，2014.

[21] Robert Wood Johnson Foundation（RWJF）. How Does Transportation Impact Health [M]？Princeton：Robert Wood Johnson Foundation（RWJF），2012. Health Policy Snapshot Public Health and Prevention Issue Brief，2015-12-20. http：//www.rwjf.org/healthpolicy.

[22] Sarkar C.，Gallacher J.，Webster C. Urban Built Environment Configuration and Sychological Distress in Older Men：Results from the Caerphilly Study [J]. Bmc Public Health，2013，13（3）：695.

[23] Vaz E.，Cusimanob，M.，Hernandez T. Land Use Perception of Self-Reported Health：Exploratory Analysis of Anthropogenic Land Use Phenotypes [J]. Land Use Policy，2015（46）：232-240.

[24] Whitehead M.，Dahlgren G. What Can Be Done about Inequalities in Health [J]？The Lancet，1991，338：1059-1063.

[25] WHO. City Planning for Health and Sustainable Development [J]. European Sustainable Development & Health，1997，2.

[26] 程明梅，杨朦子.城镇化对中国居民健康状况的影响——基于省级面板数据的实证分析 [J]. 中国人口·资源与环境，2015（7）：89-96.

[27] 李丽萍. 国外的健康城市规划 [J]. 规划师，2003（S1）：40-43.（Li L.The Planning of Healthy City Abroad [J].Planners，2003（S1）：40-43）

[28] 李志明，张艺. 城市规划与公共健康：历史、理论与实践 [J]. 规划师，2015（6）：5-11，28.

[29] 王曲，刘民权. 健康的价值及若干决定因素：文献综述 [J]. 经济学（季刊），2005（4）：1-52.

[30] 玄泽亮，傅华. 城市化与健康城市 [J]. 中国公共卫生，2003（2）：112-114.

[31] 周雷，李枫，詹永红，H. Armstrong. 人群健康与健康决定因素 [J]. 中国健康教育，2004（2）：46-48.

第二章
城乡规划与公共健康的渊源与发展

城乡规划与公共健康有着深厚的渊源，在19世纪中叶正是为了应对严峻的公共健康问题而推动的公共卫生运动，与城市美化运动、环境保护运动共同促成了现代城乡规划的诞生（仇保兴，2003）。直到20世纪初期，公共健康都是城乡规划领域的重要议题，也是诸多规划理论与实践的出发点。然而，随着细菌学与流行病学的快速发展，到了1930年代传染病得到较为有效的控制，城市公共健康水平大幅提升，城乡规划领域开始更多地关注物质空间和经济社会领域，而公共健康则进一步关注疾病的预防和控制，城乡规划与公共健康出现较大的分野。到了1970年代末1980年代初，环境因素与社会因素对公共健康的影响逐渐引起人们的重视，在全球城市化水平不断上升的背景下，世界卫生组织（WHO）掀起了影响深远的健康城市运动。在这一运动中，城乡规划与公共健康再次走到了一起，共同应对当下健康问题所涉及的环境、社会、交通、空间等众多因素。

第一节　现代城市规划的诞生与花园城市运动

一、现代城市规划诞生的背景

（一）工业革命与城镇化

18世纪中叶，随着珍妮纺纱机的发明和瓦特对蒸汽机的改良，工业革命逐渐在英国拉开帷幕，一系列技术的革新促使资本主义生产从工场手工业向机器大生产飞跃，煤炭逐渐代替人力和水能，成为工业生产的主要动力来源。在煤炭高昂的运费压力下，大量工业开始向煤田和港口集聚，一批工业城市随之迅速发展。

同时，由于英国纺织业的旺盛需求，大量土地被圈占用于养羊，无数农民失去赖以生存的土地，不得不为了生计而涌入城市的工厂，为工业和城市的发展贡献了大量廉价的劳动力。此外，在圈地运动后期，由于城市对粮食的需要而使大量被圈占的土地转用以耕作，规模的种植和农业技术的优化促进土地生产率的大幅提升，为城市的发展提供了充足的粮食保障。

正是在这些因素的共同作用下，18世纪末开始，英国一批工业城市的人口规模迅速膨胀。伦敦从1801年到1881年，人口从100万迅速扩张到了400万（Hall，Tewdwr-Jones，1975）。同时，迁入城市的居民以贫困的农民为主，有限的收入使其大量集聚于工厂周围，形成大片处境凄凉的贫民窟。这在促进经济繁荣的同时，也为城市的公共健康带来了严峻挑战。

（二）严峻的公共健康问题

这些公共健康问题首先是缘于过度拥挤的工人住宅及其恶劣的通风、采光条件。大量分布于工厂周围的工人住宅使居民可以方便地步行前往工作地，以其较低的生活成本吸引了大量外迁而来的贫民居住于此，导致这一区域的人口密度不断增高，居住空间极其狭小（图2-1）。一整个家庭往往拥挤在同一个房间，而每个家庭往往由六七个甚至十个成员构成（Mearns，Preston，1883）。根据伦敦统计学会的材料，1840年伦敦市圣约翰教区和圣玛格丽特教区共有5366个家庭住在5294所住宅里，26830个人不分男女老幼地挤在一起，其中3/4的家庭只有一个房间（Engels，1958）。更糟糕的是这些住宅往往是背靠背地建筑起来，两所房屋共用一堵后墙，空气无法流通，室内的采光也十分有限（Engels，1958），导致居住环境极其恶劣，"四处弥漫着恶臭的气体，到处积满污秽"（Mearns，Preston，1883）。

另一个因素则是城市基础设施的严重匮乏。许多城镇由村庄迅速发展而来，几乎没有任何基础设施；而一些较大的城市，有限的设施在人口汇聚的洪流中也难堪重负（Hall，Tewdwr-Jones，1975）。这导致城市垃圾四处堆放，污水得不到充分的处理而肆意横流，河流成为敞开的下水道，而供水无法得到稳定的保障，且时常被污水污染，成为巨大的安全隐患，至于医疗设施和公共卫生管理则几乎是一片空白。

此外，随着海外贸易的推进和人口的集聚，各类传染病可以通过人群在世界范围内传播，霍乱、伤寒、结核等恶性传染病大规模爆发。19世纪中叶，源于印度的霍乱即四

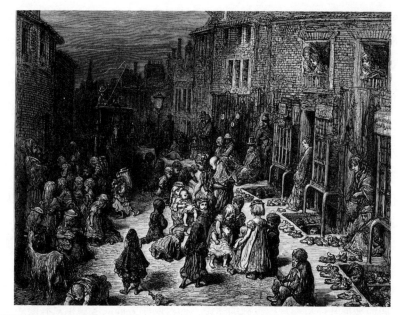

图2-1　描绘维多利亚时代伦敦贫民窟的版画
（资料来源：Jerrold Blanchard，Gustave Doré. London：A Pilgrimage ［ M ］. London：Grant & Co.，1872 ）

次肆虐英国，造成大量人口的死亡和巨大的社会恐慌。

　　这些因素严重地威胁着城市居民的健康：1841年伯明翰的死亡率达到27.2‰，曼彻斯特为33.8‰，利物浦则达到了34.8‰（Finer，1952），其中婴儿的死亡率更是高居不下，整个19世纪英国始终在153‰左右徘徊（Wohl，1983）；同时，人们的平均寿命十分有限，1841年兰开斯特郡死亡的102025名工人中，有83216人不足20岁，他们的平均寿命仅为22.1岁（May，1987）。严峻的公共健康问题成为现代公共卫生学形成的契机，也间接引致了现代城市规划的诞生。

二、英国《公共卫生法》与"田园城市"的提出

（一）英国《公共卫生法》的颁布

　　1831～1832年在英国爆发的霍乱引发了一系列官方和私人的卫生调查，其中最著名的即是查德威克（Edwin Chadwick）于1842年发表的《大不列颠劳动人口卫生状况报告》（Report on the Sanitary Condition of the Labouring Population of Great Britain），这一报告一出版便引起社会的极大关注，使人们意识到英国城镇的恶劣生存状况及其与疾病的关系。这一时期以查德威克为首的公共卫生改革派坚信疾病的"瘴气"说，认为

正是腐殖物、排泄物和垃圾散发的气体导致了疾病，因此将公共健康问题"更多地归因于环境问题而非医学问题"（Fee，Brown，2005）。在其后的几年间，大量社会团体和个人投入到收集数据、开展调查、提交议案、倡导提高劳动人口健康和福利水平的活动中，形成了涉及各个阶层的公共卫生运动，英国社会对公共卫生改革的呼声逐渐高涨。

1848年，随着霍乱的再次爆发，英国国会最终通过了人类历史上第一部综合性的《公共卫生法》（The Public Health Act），成为公共卫生史上最重要的里程碑之一。该法在查德威克的主导下规定成立中央卫生委员会以监督法案实施，当一个地区十分之一以上纳税人申请实施法案，或死亡率连续七年超过全国平均水平（23‰）时，中央卫生委员会可以授权成立地方卫生委员会；地方卫生委员会负责地方的供水排水、道路铺设、垃圾清运，提供公园、娱乐场所、公共浴室、墓葬用地和其他必要的公共设施，检查屠宰场和食品质量，监督危险的交易，公共建筑须得到地方或中央卫生委员会批准才具有合法性；中央和地方卫生委员会的支出由财政部开设专门的资金账户。

从该法案的内容可以看到，这一时期对于公共健康的考量主要集中于物质环境建设，通过政府职能来提升住房和基础设施的建设，而对医学方面的考虑相对有限。这一方面反映了当时公共卫生的主导者对于公共健康，尤其是传染病的认识还相对有限，只是将疾病与最直观的居住状况进行了关联，试图通过改善物质环境来提升公共健康水平，减少疾病，尚缺乏对传染病预防和诊治的有效措施；另一方面，这些物质环境建设的内容正是后来城乡规划的重要组成部分，这一"环境—健康"的关联正是现代城市规划诞生的重要出发点之一，疏解过度拥挤的城市、规范住房建设标准、提供基础设施保障等源自这一时期公共卫生运动的认知深深地融入了后来的诸多城乡规划理论，成为城乡规划实践的重要手段。

此外，英国在1848年颁行的《公共卫生法》在历史上第一次使国家成为健康和环境质量水平的保障者，并使地方政府能够采取必要的措施以提升健康和环境水平，这打破了英国长期以来对公共事业自由放任的态度，开创了国家干预公共健康领域和公共卫生事业的模式，使政府以公共健康的名义进入了物质环境建设领域，为以后政府推动城乡规划的实施奠定了社会和法律基础。

通过《公共卫生法》的实施，英国一大批公共设施得以建设，城市的物质环境水平得到提升，一定程度上改善了城市居民的健康状况，对伤寒等流行病起到了抑制作用。然而，由于该法案对城市旧区的约束力有限和对传染病的认识不足，其对霍乱的防治收效甚微，甚至适得其反，贫民窟的物质环境和公共健康状况也未见显著的提升。同时，查德威克领导的中央卫生委员会长期轻视医生的作用，且对地方的利益多有触动。1854

年在地方势力和医生的持续抵制下，中央卫生委员会被迫解散，查德威克下台。不过公共卫生事业并未就此结束，而是逐渐向欧洲大陆和美洲蔓延开来，法国、德国、美国等国家相继推行卫生改良运动，对过度拥挤的城市进行整治和改造。另一方面，英国公共卫生部门在约翰·西蒙（John Simon）的主持下，医学在公共卫生中的地位逐步提升，公共卫生领域开始不断引入新的医学知识和技术，也为其后公共卫生的"细菌学时代"埋下了伏笔。

（二）"田园城市"理论的提出

随着经济社会的发展，私人企业家也开始投入物质环境的建设，以提升工人的生活水平和公共健康状况。19世纪中后期工人阶级的反抗意识逐渐觉醒，一些资本家出于经济安全和工人健康的考虑，开始搬至大城市外围建设公司城，其中较有代表性的即是1895年开始建设的伯恩（Bournville）城镇（图2-2）和1888年开始建设的阳光港（Port Sunlight）镇（图2-3）。这些城镇往往拥有良好的绿化和精心设计的工人住宅，为工人提供了良好的工作和生活环境。许多人将其看作霍华德"田园城市"的直接先驱，而在后来的花园城市运动中充当重要角色的昂温（R. Unwin）和帕克（B. Parker）在此时也通过公司城的建设积累了大量的经验（孙施文，2007）。

1898年霍华德（Ebenezer Howard）出版了《明天：走向真正改革的和平之路》

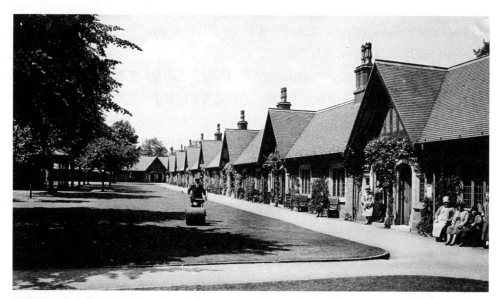

图2-2　伯恩城镇的工人住宅
（资料来源：http://raconteur.net/business/giving-expertise-not-just-money）

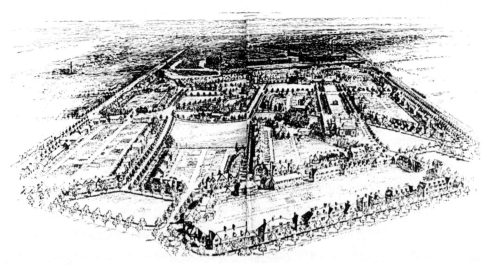

图2-3 阳光港镇规划鸟瞰图
（资料来源：http：//www.victorianweb.org/victorian/art/architecture/portsunlight/1.html）

（Tomorrow：A Peaceful Path to Real Reform），提出"田园城市（Garden City）"的
理论。这一理论的出发点即是城市所面临的过度拥挤和公共健康问题，以及乡村面临的
发展停滞和土地荒废问题。他试图结合城市和乡村的优点构建一个更有吸引力的"城
市—乡村磁铁"——田园城市，以此平衡城乡人口，应对城市和乡村的各类问题。

（三）田园城市理论的内涵与实践

在霍华德看来，公共健康等城市问题正是由于城市人口急剧扩张，城市过度拥挤造
成的，在城市内部解决这一问题近乎无解，因此需要跳出城市的范畴，在区域层面构建
新型的发展载体，以此吸引大城市的人口外迁，降低中心城区密度，使人口在区域范围
内更加合理地分布，以享有充足的空间和绿化，同时通过设施和产业的配置，营造健康
而繁荣的局面。

而如何构建能够吸引大城市人口外迁的新型载体便成了关键。在这里霍华德提出了
著名的"三磁铁"模型，即城市和乡村各有优点和缺点，它们如磁铁一般吸引着人群的
汇聚，而如果将城市和乡村的优点结合在一起，形成"城市—乡村（Town-Country）"
磁铁，它将拥有更为强大的磁力，吸引人们从过度拥挤的城市转移至此，从而实现人口
的重新分布。

霍华德将这种"城市—乡村"的模式称作"田园城市（Garden City）"，并对其原型
进行了描绘：每个田园城市的人口限制在3.2万人，城区规模为1000英亩，周围则环绕着

5000英亩的农业用地，以此避免城市过度拥挤，同时使居民方便地接近自然，保障公共健康水平；田园城市中心为公园，向外放射主干道路，独立的公共建筑、居住区和工厂仓库则由内向外呈圈层式布局，居住区中间则由绿带贯穿；而当一个田园城市的人口规模达到极限，则可在附近建设另一个田园城市，并通过城际铁路与其他田园城市相连，从而逐渐形成一个无限蔓延又紧密衔接的巨型城市聚落（霍华德，2010）。可以看到霍华德正是试图通过人口的限定和绿地的组织，在区域层面解决城市的健康问题和社会问题（图2-4）。

同时，霍华德更加关注如何通过田园城市的建设带动社会的变革，他在书中用大量篇幅论述了田园城市的资金来源、土地分配、财政收支和经营管理等问题，试图通过居民集体的努力构建无政府主义的田园城市，使所有土地归全体居民集体所有，共同享有土地的增值，以此构建平等互利的社会关系。

霍华德不仅是一位伟大的梦想家，还是一位杰出的实践者（Hall，2002）。他在《明天：走向真正改革的和平之路》发表的次年，即组织成立了田园城市协会（Garden

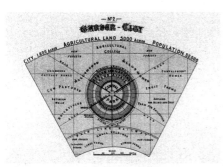

（1）一个典型的田园城市

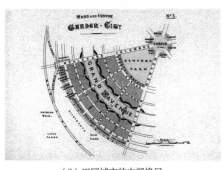

（2）田园城市的内部格局

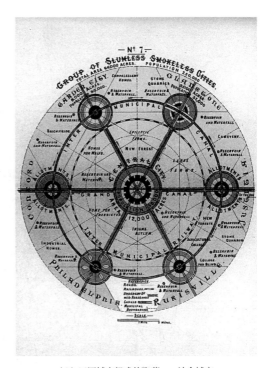

（3）田园城市组成的聚落——社会城市

图2-4　霍华德的"田园城市"图解
（资料来源：Ebenezer Howard. Tomorrow：A Peaceful Path to Real Reform［M］. London：Swan Sonnenschein & Co.，1898）

City Association），并于1903年注册成立第一田园城市有限公司（First Garden City，Limited），通过募集资金在距离伦敦56km的莱切沃斯（Letchworth）建立了第一座田园城市。在莱切沃斯的建设中，霍华德亲自指导，昂温和帕克则作为建筑规划师具体落实他的设想，由此基本实现了田园城市理论中的一些内容，营造了优雅、健康的生活空间。然而，在初步建成后的很长一段时间内面临着财政困境，同时其在土地制度方面的妥协也一定程度上导致了后来的花园城市运动逐渐偏离霍华德理论的核心思想（Hall，2002；Ward，1992）（图2-5）。

不过，作为第一个比较完整的现代城市规划思想体系，霍华德的"田园城市"理论对后世产生了深远的影响，其理念不断扩散向世界各地，在嬗变与融合中深刻地影响着现代城市规划的理论与实践，这一理论的提出也被广泛地看作现代城市规划诞生的标志。同时，公共健康作为这一理论重要的出发点之一也深深地嵌入了现代城市规划体系，成为众多规划理论与实践的逻辑基础。

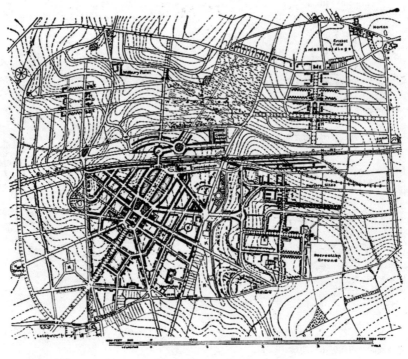

图2-5　莱切沃斯田园城市规划平面
（资料来源：Lohmann K. B. Principles of City Planning［M］. New York：McGraw-Hill，1931）

三、花园城市运动

（一）花园城市运动及其发展

莱切沃斯之后，对田园城市理念的实践得到了进一步的发展，它一方面在英国通过田园郊区（Garden Suburb）、卫星城（Satellite Town）的实践不断演化和修正，一方面不断向外扩散影响，在世界各地得到大量的实践，并衍生出新的理论和手段，形成了20世纪初期在全球范围内具有重要影响的花园城市运动（Garden City Movement），并在1945年以后随着大量战后重建的需求和国家权力的强化而逐渐演变为新城运动。

1. 英国花园城市运动的变迁

花园城市运动自英国开始，参与莱切沃斯建设的建筑师昂温和帕克于1905年转而开始建设田园郊区——汉普斯特德（Hampstead），它依赖于邻近的地铁进行通勤，自身并没有工业，这虽违背了霍华德的理念，不过精心设计的住宅营造了健康、舒适的环境（图2-6）。1912年，昂温对霍华德的理论作了进一步修正，提出卫星城的概念，即通过半自治的卫星城来容纳大城市未来的增长，这些城镇与大城市通过绿带进行隔离。

一战以后昂温拥有颇高的话语权，他的卫星城概念与住房设计的建议得到了卫生部

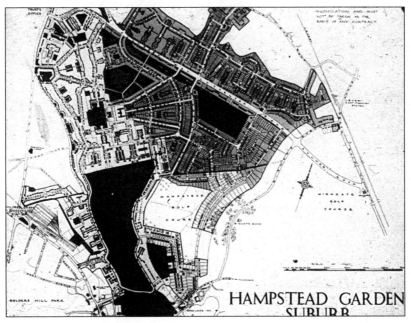

图2-6 汉普斯特德田园郊区规划平面
（资料来源：http://www.grids-blog.com/wordpress/category/historical-urban-plans/）

的支持，并在1919年的《住房与城市规划法》（Housing and Town Planning Act）中进行了巩固，从而在两次世界大战之间政府主导的公共住房建设中得到了大量的推广。然而，这些卫星城往往因缺少必要的产业而依赖于主城，最终沦为郊外的单调住区，同时糟糕的设计使得居民难以接受其建设环境，从而导致大量的不满和逃离。

2. 美国花园城市运动的创举

20世纪20年代，花园城市运动在美国风行，受田园城市理论的启发，克莱伦斯·佩里（Clarence Perry）和克莱伦斯·斯坦因（Clarence Stein）、亨利·赖特（Henry Wright）提出了两个重要的创新理念，并深刻地影响了后来的花园城市运动及更大范围的规划实践，即邻里单元（Neighborhood Unit，图2-7）与雷德朋布局（Radburn Layout，图2-8）。这与美国私人小汽车的快速发展息息相关，正是认识到汽车的潜在威胁，这些规划师开始考虑将社区生活与快速的汽车交通相分离，以保障居民的安全和健康。

邻里单元由佩里提出，其源头正是田园城市理论中"区"（Wards）的概念，佩里将其进一步深化，建议一个邻里的规模应按照小学的服务范围来定，小学及游乐场的服务半径不超过1/2~3/4英里（1英里≈1609米），能够步行到达，商店则布置于邻里单元的

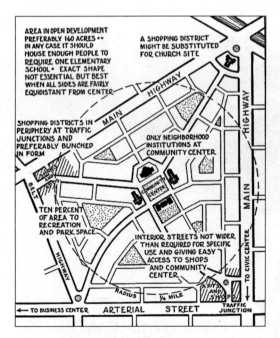

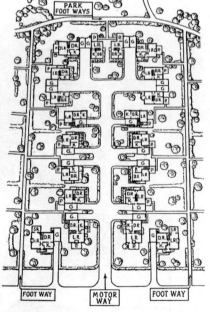

图2-7 邻里单元图解
（资料来源：https：//en.wikipedia.org/wiki/Neighbourhood_unit）

图2-8 雷德朋布局
（资料来源：https：//www.studyblue.com/hello?site=flashcard/view）

边角，交通干道在四周通过，而内部尽量避免汽车直接穿越。斯坦因和赖特在新泽西北部建设的雷德朋田园城市中，在邻里单元的基础上进一步将机动车道与步行道路完全分开，机动车道进行分级和尽端式组织，而步行道路则经过住宅间的公共绿地直接通向每户住宅的后门。尽管雷德朋极为短命，缺少产业且居住的人口十分有限，很难算得上田园城市，但却深刻地浸入了田园城市理论并影响了其后的花园城市运动，其最大的意义就是使得田园城市进入了机动车时代（Ward, 1992）。

3. 其他国家和地区的花园城市运动

花园城市运动对欧洲大陆国家的影响同样显著。法国最早由乔治·贝努瓦-列维（Georges Benoit-Levy）将霍华德的思想译为《田园城市》（Le Cite Jardin）一书，其后由亨利·塞利尔于1916年开始在巴黎周边推动"田园城市"的实践，虽然其更类似于田园郊区。在德国，则由海因里希·克莱伯（Heinrich Krebs）于1902年引入霍华德的著作，并在其后成立了德国的田园城市协会。德国花园城市运动中最突出的就是位于埃森附近的马格雷滕霍田园村庄（Margarethenhohe），它由克虏伯家族赞助，作为克虏伯公司工人住区的最后一个项目，其风格完全遵从了早期的田园城市传统（图2-9）。深受花园城市运动影响的还有恩斯特·梅（Ernst May），他在法兰克福地区规划了一批卫星城，但规模都较小，并引入了现代建筑风格。

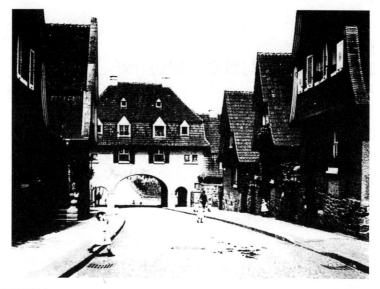

图2-9 马格雷滕霍田园村庄
（资料来源：Hall P. G. Cities of Tomorrow: An Intellectual History of Urban Planning and Design in the Twentieth Century [M]. Blackwell Publishing, 2002）

此外，花园城市运动也漂洋过海，在1910和1920年代影响了澳大利亚、日本、印度等远东国家的规划，这些国家也在大城市郊区开展了许多所谓的田园城市实践。

（二）花园城市运动的影响

从理论上说，花园城市运动是对田园城市理论的继承与异化，各类实践以田园城市的理念为基础，形成了种类繁多的变体，在这一过程中使田园城市理论得到广泛的传播。然而大多只是吸取田园城市理论中有用的部分，更多地强调物质环境的建设，而与霍华德社会变革的本意渐行渐远，甚至导致整个田园城市理论体系的分崩离析，并使人们对这一理论存在广泛的误解。

不过从公共健康的角度来看，花园城市运动仍有其积极的一面。具体来说，首先是在区域层面对人口分布进行了疏解，从而在一定程度上缓解了城市过度拥挤的问题；第二是通过在新区组织绿化，促进人与自然的广泛接触，鼓励居民外出活动和休闲，进而间接提升了公共健康的水平；第三是通过一定的功能分区，将居民生活区与工业用地相隔离，避免工业的污染和噪声对居民生活和健康产生负面影响；最后是引入邻里单元和雷德朋布局，积极应对小汽车带来的问题，一定程度上保障了居民生活区的安全和健康。通过花园城市运动的展开，同时伴随着医疗水平的提升、交通技术和基础设施的发展，以及规划和法规的控制，城市人口的整体居住状况和健康水平在这一时期有了较大的提升。

第二节　公共健康与城乡规划的分野

19世纪末期，随着医学在公共健康领域的地位不断提升，尤其是"病原菌学说"的长足发展，使人们认识到病原微生物与疾病的关系，公共健康研究开始转向微观领域，专注于探索与征服病原微生物，公共卫生学随之被纳入高度专业化的医学领域（Sclar，2003）。1930年代起，随着人们意识到无法控制所有病原体，以及对非传染病的预防意识不断提高，公共健康研究开始转向流行病学，关注传染病的预防和人们生活方式的潜在威胁。20世纪以来公共卫生学的发展为公共健康打下了坚实的科学基础，并使诸多城市的公共健康水平有了巨大的提升。然而在20世纪初到1970年代间，其对公共健康的关注领域逐渐偏于狭隘，越来越少涉足空间与社会的维度。

城乡规划则在20世纪初期伴随着花园城市运动而着重关注公共健康的宏观领域，通过物质环境的改善来提升公共健康水平，而进入1930年代后则在现代建筑运动的影响下开始转向物质空间形态的规划与建设，1960年以后随着社会学的批判进一步转向社会经济问题，同时伴随着系统论的发展而逐渐偏于复杂的理性分析。可以说从20世纪初到80年代，城乡规划逐渐偏离了公共健康的议题，与公共卫生学之间形成了巨大的学科壁垒。不过在这一时期的诸多城乡规划研究与实践中，又直接或间接地应对了广义健康概念的议题，同时也引发了一系列新的公共健康问题。

一、基于细菌学与流行病学的公共健康理论与实践

（一）基于细菌学的公共健康理论与实践

1. 病原菌学说的创立与发展

早在1546年，法兰卡斯特罗（Girolamo Fracastoro）便提出了病原菌理论（Germ Theory of Disease），然而直到19世纪中后期这一学说才得到科学证实并广为接受，这离不开法国微生物学家、化学家路易斯·巴斯德（Louis Pasteur）与德国细菌学家罗伯特·科赫（Robert Koch）的突出贡献。

1856～1865年间，巴斯德通过发酵现象和蚕病的研究证实了发酵和一些疾病是由微生物引起的，并通过巧妙的实验有力地否定了自然生发论，显示细菌是在空气中广泛存在的。1876年科赫则通过公开实验证实炭疽杆菌是炭疽病的病因，证明传染病正是由特定的病原菌引起的，从而将细菌与疾病有力地联系在一起。通过巴斯德和科赫的研究，病原菌学说得到了科学的证实，这两人也成为微生物学的奠基人。

在其后的几十年，科赫和巴斯德分别从细菌研究和免疫两个方向拓展了这一学说，为传染病的治疗和公共健康的提升奠定了坚实的基础（Rosen，1958）。科赫的一系列技术改进有效地提升了细菌培养、标定和染色的技术，同时提出了著名的科赫法则（Koch postulates），成为传染病病原鉴定的重要准则。科赫在此基础上开展了一系列病原微生物的研究，先后发现并分离出伤寒杆菌、结核杆菌、霍乱弧菌等一系列恶性传染病的病原体，带动了19世纪后期一大批传染病病原体的探索与发现。

而巴斯德则从鸡霍乱的研究中发现了毒性减弱的病原体可以使鸡获取免疫能力，从而研制出了鸡霍乱疫苗，并进一步延伸到炭疽病和狂犬病，制成了炭疽疫苗和狂犬疫苗，挽救了当时的畜牧业和一批狂犬病威胁下的生命。巴斯德的发现促进了免疫学的进一步发展，在19世纪末期和20世纪初期人们逐渐发现了免疫的机制，拓展了降低病菌毒性的方法，逐步研究出霍乱、鼠疫、伤寒、结核、黄热、白喉等恶性传染病的疫苗，对传染病的预防和治疗起到了关键作用。

病原菌学说另一个重要的部分是传染病传播途径的发现。对传播途径科学严谨的界定可以追溯到1854年约翰·斯诺（John Snow）对霍乱病源的调查。斯诺通过标点地图法揭示了霍乱传播途径为受污染水源，同时其研究设计体现了病例对照和队列研究的雏形，成为"流行病学发展的一个里程碑"（李立明等，2008），斯诺也成为流行病学的奠基人和现代公共卫生学的重要开拓者。19世纪后期，随着病原菌学说的不断发展，人们逐渐认识到人和昆虫也是重要的传播途径。其中，纽约细菌实验室的威廉·帕克（William Hallock Park）及其助手发现了白喉患者和免疫者对该病的传播，并揭示了医疗诊断中常规病菌检查的重要意义（Rosen，1958）。而罗纳德·罗斯（Ronald Ross）则通过不懈的努力在蚊子胃肠中发现了疟原虫的卵囊，进而证实疟疾由蚊子传播。此后人们相继发现鼠疫、黄热等一系列传染病的传播途径，这为公共健康的环境治理措施提供了充分的依据。

19世纪后期，病原菌学说的快速发展使人们认识到传染病的真正病因，从而逐渐取代了之前占主导地位的瘴气学说（Miasma theory），为公共健康水平的提升带来了巨大的促进作用，同时也促使公共卫生学在19世纪末和20世纪初开始专注于病原微生物和疫苗的探索。

2. 公共卫生实验室

1982年纽约市卫生局为防止欧洲爆发的霍乱入侵，设立了细菌和消毒科，其中设有小型的诊断实验室，这个诊断室第一次将巴斯德、科赫等人的发现系统地应用于保护和提升公共健康的实践中（Rosen，1958）。

这一实验室在霍乱平息后继续对白喉进行控制，不久后又演变成为研究机构，研究的范围也扩展到了伤寒、痢疾、猩红热、肺结核以及牛奶在疾病中的作用等。在纽约的示范作用下，美国许多州和地方卫生局随之迅速地设立了大量公共卫生实验室，以诊断传染病并为医生和公共卫生官员提供免费的免疫产品。其后，公共卫生实验室逐渐传播到欧洲，在控制传染病和提升公共健康水平中发挥了重要的作用。

3. 抗生素的发现与应用

1932年德国生物化学家多马克（Gerhard Domagk）发现了百浪多息（Prontosil）对链球菌的抑制作用，随后被应用于链球菌引起的感染性疾病。其后，人们发现其中的磺胺是抗菌的有效成分，从而开创了抗菌药的时代。

20世纪40年代英国细菌学家弗莱明（Alexander Fleming）发现了青霉素对细菌的抑制作用，并成功将青霉素分离和提纯，成为沿用至今的重要抗菌药物。此后，一大批细菌学家投入到发掘抗生素的热潮，链霉素、氯霉素、金霉素等一系列抗生素相继被发现。这些药物对细菌感染性疾病的强大疗效使对传染病的治疗能力进一步增强，并广泛应用于公共卫生与临床治疗领域，进一步促进了公共健康的发展。

整个20世纪前期，随着各类疫苗、抗生素的研制，传染病治疗和控制的技术不断提升，加上现代城市规划的引导和基础设施的建设，城市居住环境水平整体得到提升，同时经济的发展带来人们营养水平和整体生活水平的提高，到20世纪中期，严重威胁人类的传染病、寄生虫病的发病率和死亡率大幅下降，人类平均期望寿命提高了20~30岁，公共健康领域取得了巨大的成就（Delgadorodríguez，2009；Rosen，1958）。

（二）基于流行病学的公共健康理论与实践

1. 传染病的预防和控制

进入20世纪中期，人们逐渐认识到病原菌的发现是难以穷尽的，同时并非所有的微生物均有致病性，而更为关键的是需要通过细菌学的成果协助大众对抗传染病，这对于公众健康水平的提升更为重要。同时，伴随着抗毒素、类毒素、抗生素的发现及其在免疫和治疗中的运用，使得大规模的主动免疫成为可能，预防医学从而得到长足的发展。

早在1920年，纽约诊断实验室的威廉·帕克与京格（Abraham Zingher）即首次对在校儿童进行了白喉病的主动免疫，其后又扩展到学前儿童，经过这一努力，白喉的死亡率从1894年的7.85‰大幅下降到了1940年的0.011‰（Rosen，1958）。

到了战后，主动免疫的范畴得到进一步扩展，实施主动免疫的国家不断增加，各国公共卫生部门开始重视并开展对人群，尤其是儿童、孕妇、老人等弱势群体的预防免疫工作。1948年英国国家卫生服务体系（National Health Service）的建立进一步巩固了预防医学的原则，并逐渐固化了政府和大众对健康的认知，医学成为公共健康领域的绝对权威（Awofeso，2004）。

2. 非传染病的研究与现代流行病学的诞生

到了20世纪中期，人类的疾病谱与死亡谱出现转折性变化，对人类健康最大的威胁开始由传染病转变为癌症、心脑血管疾病等慢性非传染疾病。公共健康领域对该类疾病的关注相应增高，随之展开对非传染性疾病病因的探索和预防，其中现代流行病学发挥了重要的基础作用。

美国的心血管疾病死亡率在进入20世纪后便持续上升并且迅速蔓延，为探寻该疾病的原因，美国国家心脏研究所（National Heart Institute）[1]于1948年在波士顿附近的弗雷明汉镇开展了一项延续至今的弗雷明汉心脏研究（Framingham Heart Study）。该研

---

[1] 美国"国家心脏研究所"为现"国家心肺血液研究所"（National Heart, Lung and Blood Institute）的前身。

究首次将非传染病纳入流行病范畴，并首次将疾病与生活方式联系到一起，经过几代人的探索，产生了丰硕的研究成果。其在早期通过流行病学的队列研究，发现吸烟、高胆固醇、高血压和肥胖等会增加患心脏病的风险，而运动则会减少其风险。

1948~1952年间，流行病学家多尔（Richard Doll）和希尔（Austin Hill）采用回顾性病例对照研究法，分析了吸烟和癌症的关系，发现肺癌患者较对照组吸烟多且量大。为了进一步明确吸烟与肺癌的因果关系，两人在1951~1976年间，对英国全国男性医生进行了前瞻性队列研究，研究表明吸烟者肺癌死亡率高于对照组，吸烟量越大则肺癌死亡率越高，而戒烟可以降低患肺癌的危险性。

病例对照研究、队列研究和随机对照试验的出现成为"现代流行病学的开端"，标志着流行病学已发展成为"以开展疾病及其病因学研究为主要内容，各种类型的流行病学研究方法为主要依托的应用性学科"（李立明，2008）。这一系列方法在随后的流行病学研究中得到了广泛的应用，为人们探索和认识各类非传染性疾病的病因起到了极大的促进作用，个人生活方式在疾病中的角色开始引起人们的关注，并逐渐成为影响公共健康的重要因素。其后的几十年间，相继出现了危险度、比值比匹配、偏倚等概念，以及分层分析法和多因素网状病因理论等，计算机也逐步应用到人群大规模数据的分析之中，促进了现代流行病学的快速发展。

到1970年代，公共健康领域一方面随着现代流行病学的发展而趋向高深的数理分析，不断探索非传染病的病因，另一方面开始逐渐意识到对非传染性疾病致病病因的束手无策，因为这些病因往往属于个人的生活习惯、外部的物质环境以及整体的社会经济关系，这些内容很难在医疗系统内部得到解决，无法仅靠传统的公共卫生进行预防。公共健康开始逐渐转向物质环境和社会经济领域，而这些正是20世纪30年代以来城乡规划重点关注的领域。

二、基于物质空间与社会经济的城乡规划理论与实践

（一）基于物质空间的城乡规划理论与实践

1. 现代建筑运动影响下的城乡规划

城乡规划的实施离不开建筑师的参与，而现代城乡规划的形成与早期发展也有大量建筑师参与其中，他们在将各类规划付诸实践的过程中同样会将建筑理念融入其间，并且随着时间的推移逐步承担起规划的职责，进而将城乡规划纳入到建筑学领域。如此便不难理解现代建筑运动对城乡规划的深刻影响，而其中影响最大的当属勒·柯布西耶（Le Corbusier）。

作为现代建筑运动的领军人物之一，柯布西耶在建筑设计中强调功能与理性，注重空间的组织与新技术的应用，反对冗余的装饰，他将这些理念进一步推广到城市规划领域，在1925年的《城市规划》（Urbanisme）中，他接受城市不断集聚的现实，认为城市必须集中，而拥挤可以通过高层建筑和高效的交通系统来解决，同时为市中心提供大量的空地和绿化。

1933年，由柯布西耶等人发起的CIAM发布了《雅典宪章》（Charter of Athens），其中强调了城市的功能分区，将城市活动划分为居住、工作、游憩和交通，并认为其各自有最适宜的发展条件，应将城市按功能进行明确的分区。该宪章集中体现了"功能理性主义"的规划思想，强调规划师和专家基于各类因素的考虑提供最终完美的空间规划方案。在《雅典宪章》的影响下，现代城市规划开始沿着功能理性主义的方向发展，成为1960年代以前城市规划和建设的主流（孙施文，2007）。

2. 战后城市建设与更新

第二次世界大战中许多国家的建筑与设施大量损毁，战后面临百废待兴的局面。残损的城市、大量复员的军人与婴儿潮的爆发使住房问题相比公共健康显得更为紧迫。而此时经过战争的洗礼，许多国家政府对经济社会的管理得到了民众的认可，在凯恩斯主义影响下，政府权力得到集中和强化，以应对国家面临的各项问题，而其中最紧迫的任务之一就是为工人阶级提供足够的住房。

英国在这一时期的大伦敦规划与新城建设堪称典范。事实上，大伦敦规划早在战争结束以前就开始由阿伯克隆比（Patrick Abercrombie）主持研究和编制，并于1944年完成（图2-10）。这一规划深受巴罗报告的影响，并

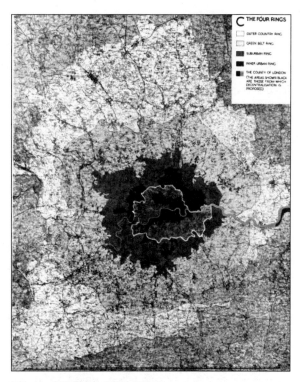

图2-10　阿伯克隆比的大伦敦规划
（资料来源：http://www.antiquemapsandprints.com/greater-london-plan-four-rings-green-belt-suburban-abercrombie-1944-map-232050-p.asp）

延续了霍华德、盖迪斯和芒福德的思想，将城市与区域的发展相整合，疏散内城人口，重组郊区，拓宽环城绿带，并在外围乡村区域新建一系列新城以承接疏散的人口。这一规划随后被官方所接受，其中新城建设的内容通过1946年颁布的《新城法》得到保障，并由政府部门任命的开发公司进行开发与建设。在随后的20余年里，三代新城得到建设，他们与霍华德的田园城市十分相像，但有着本质的不同，首先在于它们的建设由国家推动，另一方面，这些新城内部的规划与建设更多地遵循了《雅典宪章》的原则。欧洲其他国家及日本等也进行了大规模的新城建设，典型如瑞典斯德哥尔摩附近的魏林比、日本大阪附近的千里新城等。

此外，一些原殖民地国家在获得民族独立后，也开始谋求通过新城建设来彰显民族的主权和对未来的信心，其中最有名的即是昌迪加尔（Chandigarh）和巴西利亚（Brasilia）。昌迪加尔是印度政府为旁遮普邦（Punjab）新建的首府，邀请柯布西耶进行规划方案的修正与完善，并于1951年完成了编制。最终的方案基本完全按照柯布西耶的想法，城市进行明确的功能分区，政府位于城市的北部，商业和文化位于中心，工业和文教分置东西两侧，居住分布于全城，由邻里单元构成。巴西利亚则通过国际竞赛最终选中了建筑师科斯塔（Lucio Costa）平面类似飞机的规划方案。这一方案同样进行严格的功能分区，其中机头为政府大楼，机身为交通主轴和高楼群，两翼则是居住区和商业区，机尾是文体区，末端则为工业区，同时在城市内设置了大型的立体交通。这两个案例均是对《雅典宪章》和柯布西耶思想的严格遵循，从中也可以看到功能理性主义在战后的大行其道。

美国战后城市规划与建设的发展却有所不同。由于二战期间美国本土并未受到战火的影响，城市没有遭到战争的损毁，地广人稀的地理特性与有限的行政权力，导致其更多地依靠金融政策与税收政策来促进公众到广袤的城市郊区去建设和购买住房，从而容纳大量的军队复员人口与新生人口。在这一进程中，住宅技术的提升与小汽车的普及为郊区化提供了必要的技术支撑，而州际高速公路的建设则进一步促进了郊区建设的蔓延，于是大量中高收入家庭迁往郊区，形成大面积"天女散花"式的低密住区（Hall，2002）。随着这些人口的外迁，大量产业与服务随之向城郊转移，导致城市中心的就业机会逐步降低，吸引力不断下降，最终沦为低收入群体和外来移民的聚集区。为了解决城市中心衰落的一系列问题，促进中产阶级回流，刺激城市经济的增长，1949年《住宅法》得以通过，并开启了其后二十余年的大规模城市更新计划（Urban Renewal Program）。在这一计划中，联邦政府提供巨额资金支持，地方公共机构通过合法权利和财政资源获取衰落区域的土地，清除贫民窟并进行开发前期准备，然后出售或出租给开发商进行住宅和商业开发。这一计划极大地改变了许多美国城市的面貌，一些城市中心的服务设施和就业机会得以提升，增强了吸引力，促进这些城市的进一步发展。然而，在各类利益集团的博弈下，大量城市更新项目最终变成了商业和高档公寓的开发，对低收入群体和少数族裔的安置及公共住宅的建设则十分欠缺，致使美国低价住房的供应大大降低，弱势群体的生活成本进一步加剧，引起更为严峻的贫富分化（Hartman，1964）。

3. 城市设计的发展

这一时期城乡规划被广泛视作建筑设计的延伸，亦即一组建筑群与空间的整体设计，自然催生了人们对于空间形态的关注，大量的规划师和研究者开始进一步探讨空间形态设计的理论支撑，以指导城市规划设计的实践，营造更为美观、漂亮的城市空间。吉伯德（Freedderik Gibberd）1952年出版的《市镇设计》（Town Design）和凯文·林奇（Kevin Lynch）1960年出版的《城市意象》（The Image of the City）颇具代表性，其在当时一出现便迅速成为市场上的畅销书和规划师的工作手册（吴志强，2000）。

《市镇设计》是当时城市规划专业的标准教科书（Taylor，1998），它对市镇设计的原理、方法进行了系统的介绍，对当时西方城市设计理论与实践进行了较为全面的总结。而《城市意象》则是通过大量一手的调查资料，界定了路径、界面、区域、节点和地标五大城市空间景观要素，并基于这些要素提出塑造城市风貌的基本规律与手法。这一阶段通过对城市设计的理性分析，为城市的规划设计和实践提供了相对理性的操作手段。

此时期城市设计的探索和研究嵌入到了现代建筑运动对城乡规划的影响进程之中，凸显了空间美学、理性分析在城乡规划中的作用，是对基于物质空间的城乡规划领域的进一步探索。在二战以后到20世纪60年代之间，各国经济逐渐复苏和快速发展，这一时期的城乡规划在物质空间领域的理论和实践为战后的城市重建、住房供给和风貌营造等提供了较大的支撑和促进作用，诸多城市的居住状况和环境水平在整体上得到了较大的改善和提升，也间接促进了公共健康水平的提升，但同时一些规划措施和理念也在一定程度上为公共健康带来了新的威胁和隐患，这将在后文进行系统的讨论。

（二）基于社会经济的城乡规划理论与实践

相对公共健康，基于物质空间的城乡规划带来了更为凸显和直接的社会经济问题：一方面，投资巨大的新城建设对城市人口的疏解作用十分有限，并且许多建成的新城新区缺乏城市活力，甚至不适于人们生活；另一方面，大量的城市更新项目同样造成了城市活力的丧失，更严重的是其对底层阶级的变相驱逐进一步激化了社会矛盾。因此，从1960年代始，人们对此类规划的批判逐步兴起，城乡规划的理论探索也随之转向社会经济领域。

1. 城市规划的社会学批判

对物质空间规划的批判首先是从社会和行为的视角展开的。1961年，记者简·雅各布斯（Jane Jacobs）出版了《美国大城市的死与生》（The Death and Life of Great American Cities），迅速成为"城乡规划史上最有影响力的著作之一"（Hall，2002）。她对半个世纪以来城乡规划中一直奉行的正统理论进行了一系列批判，指责霍华德提出的低密度开发和柯布西耶推崇的大尺度建设、功能分区是对城市生活的严重危害，以物质空间决定论为基础的城市规划造成了大量的社会问题，大规模的城市更新使得平民成了牺牲品，继而提倡高密度的城市、混合的功能和小尺度的街坊，以此促进城市生活的丰富、多样与安全（Jacobs，1961）。

建筑师克里斯托弗·亚历山大（Christopher Alexander）继而在1965年发表的《城市并非树形》（A City Is Not a Tree）中，基于人们日常的行为活动，认为自然状态下的活力城市是半网络化的，社会关系呈相互交叠的状态，而一直以来的规划理论和实践则往往将人类的活动和城市空间简化为树形结构，这割裂了人们的生活与交往，使城市丧失活力（Alexander，1965）。

随着各界批判的兴起，规划界也开始高度关注城乡规划的社会学问题。达维多夫（Paul Davidoff）于1965年发表的《规划中的倡导与多元主义》（Advocacy and Pluralism in Planning）在此时期颇具代表。他认为规划师应该成为各个不同利益群体的倡导者和辩护人，通过辩论评定形成包含不同政治、社会和环境利益的规划方案，以此制定明智的公共政策（Davidoff，1973）。这一思想进一步推动了城乡规划对于公众参与的重视，在1977年的《马丘比丘宪章》中，进一步强调"城市规划必须建立在各专业人士、城市居民和政治领袖之间系统的持续的互助协作基础之上"（陈占祥，1979）。

2. 城市发展的政治经济学研究

20世纪60年代末期，整个世界处于社会思潮与社会运动的动荡之中，社会不公问题日益凸显，20世纪70年代初约翰·罗尔斯（John Rawls）的《公正理论》（A Theory of Justice）与大卫·哈维的《社会公正与城市》（Social Justice and the City）将规划公正的问题正式提出，从而把城市社会学的研究推向了新的高潮（张京祥，2005）。

随着城市问题的逐渐深化，一批学者开始通过马克思主义的视角和方法来审视城市的发展和其中的社会经济问题，进行了更为深入的研究和分析。列斐伏尔（Henri Lefebvre）在1974年的《空间的生产》（The Production of Space）一书中提出了"空间生产"的概念，这一概念基于马克思资本循环理论，将房地产投资看作"资本的第二循环"，是资本获取财富的重要手段，并在这一进程中推动了城市的特定发展路径。哈维在其后进一步扩展了这一观点，形成了颇具影响的"三次资本循环理论"（Harvey，1978）。1977年卡斯泰尔（Manuel Castells）出版的《城市问题——马克思主义的视角》（The Urban Question：A Marxist Approach）则进一步对城市问题进行了全面的分析，其基于阿尔都塞的结构马克思主义方法探讨了城市结构与城市整治的互动关系，认为城市集体消费的结构性变革将引发社会结构的巨大变革（Castells，1977）。这些理论观点的提出对其后城市规划的研究和实践产生了深远的影响，人们意识到不能脱离规划的政治经济背景来分析规划的作用（Taylor，1998）。

3. 系统论在城乡规划实践中的兴起

与城市研究领域不同的是，城乡规划的实践更多地关注空间的经济效益和规划的理性分析。1960年代，随着经济的持续繁荣，欧美许多城市延续了美国1950年代开展的城市更新运动，开始对城市中心进行大规模改造，传统的城市中心活动被迫外迁，现代化的办公空间和规模化的零售空间逐渐在城市中心集聚，与之相适应的现代建筑继之而起。随着中心地价的不断提升，新的建筑不断向高空攀升，许多城市的中心形成了高楼林立的中央商务区，其中的典型代表即是纽约、芝加哥、伦敦等。

与此同时，随着数理统计的发展和计算机的应用，系统方法论在科学领域得到了广泛的应用，并取得巨大成就。1960年代末，系统论开始逐渐引入到城乡规划的实践之中，规划过程逐渐演变成大量数据的收集统计分析、数学公式构筑的城市发展模型和城市的结构性规划。这一时期规划的编制进一步强调程序的理性，规划专业陷入大量复杂的数理模型，醉心于对方法本身的探讨，而对模型背后的实际意义和现实城市的社会问题关心甚少。其结果是专业理性与群众之间的疏离，更有部分规划人员操控变量参数的"暗箱操作"（孔宪法，2005）。

三、公共健康与城乡规划分野带来的问题

战后以来的城市规划与建设，积攒了诸多的社会经济与环境问题，同时伴随着1970年代的世界性经济危机，各类矛盾进一步激化，并由此引发了突出的公共健康问题。与此同时，公共卫生学专注于病理的探索，而对各类社会环境问题引发的健康威胁关注不够，大量与公共健康相关的问题亟待解决，其中包括以下诸方面。

（一）环境问题

随着现代化进程的推进，大量工业向发展中国家和地区蔓延，随着需求的增长而不断扩大规模，而粗放的生产方式导致大规模的资源消耗与严峻的环境污染，不清洁的水体和空气为人类健康带来严重的威胁。面对这一局面，城市规划在物质空间和经济发展

导向下难有实质性的作为，而在广大落后的发展中国家，更是缺少必要的规划措施来引导和约束产业的无序蔓延，大量污染性的工厂与居住区混杂拼凑，城市水源缺少必要的保护措施，其对城市居民的健康造成了更为直接的影响。

（二）社会问题

战后以来，全球化进程下移民潮不断壮大，诸多城市成为大量移民的集聚地，城市人口规模迅速膨胀，悬殊的经济差距和文化差异导致社会隔离与社会排斥不断深化，为城市居民的安全带来严重威胁。城乡规划缺少对这一局面的战略预判和应对措施，有限的城市安置空间和基础设施导致弱势群体的生存状况堪忧，大规模的城市拆迁更是严重地破坏了原有的城市社区网络，简单地驱逐了大量低收入人群，使其生活成本进一步抬升，生活环境进一步恶化，导致政府与大众之间的对立与矛盾进一步加深。与此同时，单调的城市空间、巨大的城市尺度和有限的休闲游憩设施使得城市社会交往逐渐减少，生活方式更偏于久坐和独处，为各类非传染性疾病埋下祸根。

（三）城市问题

随着人口的大规模迁移和集聚，大量城市再次陷入过度拥挤的境况。其在发展中国家表现为大量贫民窟的存在，伴随着恶劣的居住环境水平和匮乏的基础设施，带来各类流行疾病的大规模爆发；其在发达国家则表现为严峻的社会矛盾和社会排斥，形成高犯罪率的危险街区。同时，小汽车的发展逐渐显示出弊端，不合理的城市结构和松散的城市密度进一步促进了小汽车的使用，大量城市面临交通拥堵的困境，同时交通安全问题造成的死亡人数占有颇大比例，而汽车尾气的排放进一步恶化了城市的空气质量，为居民健康带来更多的隐患。

（四）疾病与安全问题

以上这些问题共同促成了新的疾病暴发与安全隐患。在环境污染、社会压抑和城市生活方式不佳的影响下，各类癌症、心脑血管疾病、精神病无从遏制，医学治疗的手段相当有限，公共卫生预防的手段更加欠缺。而严峻的环境污染问题、社会冲突问题和交通安全问题，更是为人类的生命安全带来严重威胁，全球公共健康面临巨大的挑战。

面对这些问题，城乡规划领域面临巨大的身份认同危机，广大规划师再难对自己的方法、知识和角色抱有足够的自信（De Grandis，2016），规划行业急需寻找新的价值认同与规划落点。而公共卫生领域则发现自身再难以应对新的公共健康问题，对复杂多元的健康决定因素，尤其是外在于个体的社会环境因素进行干预已远远超出其学科范畴，急需寻找相关领域的学科进行协作。正是在这一背景下，这两门学科再次走到了一起，并且促进了1980年代以来健康城市运动的发展。

第三节　健康城市运动

一、健康城市运动的缘起、概念与特征

（一）健康城市运动的缘起

1970年代末，伴随着工业化的蔓延与世界性经济危机的爆发，环境污染、社会不公问题突出，公共健康受到环境与社会因素的严峻威胁，而依赖于医学模式的公共卫生手段在解决此类健康问题方面的能力十分有限。与此同时，全球城市化水平不断提高，大量人口不断涌向城市，城市的公共健康问题更为凸显。这引起了对于传统医学模式和公共卫生的反思，并进一步聚焦于城市的公共健康问题。1980年代初世界经济危机再次爆发，多个国家出现严重滞胀，失业率和通货膨胀率高居不下。这次危机也为城市的发展带来了严重影响，人居环境进一步恶化，社会排斥加剧，公共健康面临更大的挑战（田莉，等，2016）。

1984年在世界卫生组织（WHO）支持下召开的"健康多伦多2000"会议首次提出了"健康城市"（Healthy Cities）的概念，两年后在葡萄牙里斯本召开的健康城市研讨会中正式发起了"健康城市项目"（Healthy Cities Project）（Hancock，1993）。随后健康城市项目在欧美国家广泛开展，并逐渐扩散到世界范围内的其他国家和地区，演变为影响全球的"健康城市运动"（Healthy Cities Movement）。

（二）健康城市的概念内涵

"健康城市"的概念可以追溯到1844年查德威克的《大不列颠劳动人口卫生状况报告》所促成的英国城镇健康协会（Health of Towns Association）（Ashton，2009）。1875年查德威克的追随者本杰明·理查森（Benjamin Ward Richardson）则进一步提出了"健康城市"（Hygeia：A City of Health）的理想模型（Hancock，1993）。在这些人的促进下，正如Parfit（1987）所言，"对英国健康水平贡献最大的，不是医生或医院，而是地方政府"。

1984年，汉考克（Trevor Hancock）与杜尔（Len Duhl）深刻认识到了历史上地方政府在公共健康中的重要角色，同时结合健康促进的理念，尤其是吸取《渥太华宪章》（Ottawa Charter for Health Promotion）中的健康促进策略，对健康城市的概念进行了定义：

"健康城市是指能够持续创造和提升物质和社会环境、拓展社区资源，使人们能够在享受生命和充分发挥潜能中相互支持的城市。"（Hancock and Duhl，1986）

WHO采纳了这一定义，随后又作了进一步补充：

"健康城市是作为一个过程而非结果来界定的，其并不是指达到特定健康状况的城市，而是重视健康状况并努力进行提升的城市。因此，任何城市都可以成为健康城市，无论其当前健康状况如何，其真正需要的是对改善健康状况的承诺和实现它的相应架构与程序。"（Tsouros，1991）

可以看到，这里的健康同时注重物质环境与社会环境，是一个综合的概念。同时，健康城市强调的是过程而非结果，是行动而非争论，注重城市与各领域间的差异，强调协作，其界定是描述性的，而非量化或公式化的标准（许从宝，等，2005）。作为这一概念的定义者之一，汉考克强调：健康城市概念的核心是地方政府，它需要地方政府作出承诺、积极参与并承担核心角色（Hancock，1993）。

（三）健康城市的特征

在健康城市运动的早期，WHO即列出了健康城市的一系列基本特征，作为健康城市概念的补充和健康城市运动的指引，其具体包括：

- 拥有干净、安全、高质量的物质环境（包括居住质量）；
- 拥有目前稳定、长期可持续的生态系统；
- 拥有强有力的社区，能够相互扶持且没有剥削；
- 在影响人们生活、健康和福利的决策中，公众有较高的参与和控制权；
- 满足所有城市居民的基本需求（包括食物、用水、居住、经济收入、安全和就业等）；
- 居民能够获取广泛的经验和资源，拥有多样交互联系、互动和交流的可能；
- 城市经济多元、有活力且富有创新性；
- 鼓励与过去、与文化遗产和生物遗传、与其他群体和个人相联系；
- 拥有能兼容和增益上述特征的城市模式；
- 拥有针对所有人的公共健康和医疗服务最适宜的标准；
- 居民拥有良好的健康状况（包括较高的健康水平和较低的患病水平）。（Hancock，Duhl，1986）

需要强调的是，这些特征只是健康城市的参照和指引，并不是健康城市评定的标准或严格的发展目标，因为健康城市强调的是过程而不是结果。这些特征只是提供了大致的方向和基本的价值判断，具有较大的开放性和灵活性，各个城市与学科都可基于自身的特性和专业加入该项运动。

二、健康城市运动的主要理论

（一）健康观念与健康决定因素

人们对健康的认识随着时代特征和生产力水平的变迁而不断发展和变化（陈柳钦，2010）。长久以来，人类受疾病，尤其是传染病的极大威胁，人们往往将健康等同于没有疾病和残疾，认为提升健康只是医学的责任，健康水平的提升完全有赖于医学领域的发展。然而，随着现代医学的发展，传染病得到有效的控制，人类寿命普遍延长，威胁人类的突出因素却逐渐发生转变，心理和社会因素被纳入健康的范畴。

早在1946年通过的《世界卫生组织组织法》（Constitution of WHO）中，即将健康定义为"不仅是疾病或羸弱之消除，而系体格、精神与社会之完全健康状态"[①]。在1978年的《阿拉木图宣言》（Alma Ata Declaration）中，进一步强调"健康是基本人权，达到尽可能高的健康水平是世界范围内最重要的社会目标，它的实现需要卫生部门、社会部门和经济部门的共同行动"[②]。1986年的《渥太华宪章》对健康的概念作了更为深刻的表述："健康是日常生活的资源，而不是生活的目标。健康是一种积极的概念，强调健康是社会和个人的资源，也可看作体力的表现"，并指出健康的基本条件包括"和平、住房、教育、食物、收入、稳定的生态系统、可持续的能源和社会平等公正"[③]。

随着健康观念的改变与人类疾病谱的变迁，人们对健康决定因素的认识也逐渐发生了变化。1974年加拿大政府发布了《拉隆德报告》（Lalonde Report），提出"健康领域"（Health Field）概念，指出影响人们健康的因素包括生物、环境、生活方式和医疗系统四个方面（Lalonde，1981）。

Whitehead与Dahlgren（1991）进一步将影响公共健康的因素分为五个层面，由内向外依次为先天遗传因素、个人生活方式、社会与社区网络、生活与工作条件、整体社会经济文化环境条件，各个层面的因素逐层向内产生影响，并最终体现为个人的健康状况（图2-11）。Hugh Barton等（2003）在这一模型的基础上，进一步构建了影响人类健康的人居环境圈层模型，以人为中心向外分别为社区、地方活动、场所和自然资源四个圈层，任一圈层的改变都会对相邻两个圈层产生影响，通过联动作用共同决定核心圈层人的健康和幸福（图2-12）。

---

① 引自 http://www.who.int/about/mission/zh/，2016/10/15。

② 引自 http://www.who.int/social_determinants/tools/multimedia/alma_ata/en/，2016/10/15。

③ 引自 http://www.who.int/healthpromotion/conferences/previous/ottawa/en/index1.html。

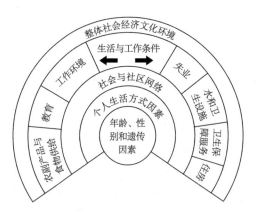
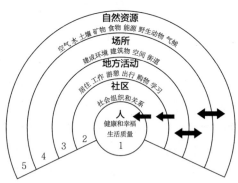

图2-11 健康决定因素的圈层模型
（资料来源：Whitehead M., Dahlgren G. What Can Be Done about Inequalities in Health［Z］, 1991）

图2-12 影响健康的人居环境圈层模型
（资料来源：Barton H., et al. Shaping Neighbourhoods for Health, Sustainability and Vitality［Z］, 2003）

Marmot（2005）则论述了从婴幼儿时期起，健康社会梯度、城市生活压力、幼年生活、社会排斥、工作、失业、社会支持、毒品、食物、交通等十个因素对人的健康所起的作用，表明许多影响会伴随人们的终生。

纵观这些研究，可以看到健康的概念及其决定因素被不断扩展，在医学之外，健康水平与环境、社会、经济等因素存在着密切的联系，正是这些多元要素的复杂作用，形成了个体间的健康差异。这些概念和理论的探索为其后新公共卫生的提出奠定了理论基础，并进一步催生了健康城市的产生与实践。

（二）全民健康与健康促进

随着健康决定因素的扩展，人们认识到社会和环境因素对公共健康的重要影响作用。然而，传统的公共卫生主要为卫生部门负责的公共卫生执法、预防医学措施和健康教育三大内容（傅华，2001）。这些内容很难干预外部的环境和社会因素，尤其对1970年代以来新的公共健康问题的应对十分乏力。

面对这一局面，WHO在1978年阿拉木图举办的国际初级卫生保健大会中发布了《阿拉木图宣言》（Alma Ata Declaration），在拉隆德"健康领域"概念的基础上提出了"全民健康"（Health for All，HFA）策略（Kickbusch，2011）。其主张在新的世界经济秩序下，在世界范围内，尤其是发展中国家，采取行动发展和实施初级卫生保健（Primary Health Care），建议卫生运动的重点除了疾病的预防外，还需关注供水和医疗设施的保障，号召除了卫生部门外，与国家或社区发展有关的其他部门需共同合作，以确保实现2000年全民健康的理想（孔宪法，2005）。

在全民健康的基础上，WHO于1986年渥太华召开的第一届国际健康促进大会上进一步提出了"健康促进"（Health Promotion）的概念。在《渥太华宪章》中，将健康促进定义为"促使人们维护和改善其自身健康的过程"，并提出了健康促进的五大措施，包括"构建公共健康政策，创造支持的环境、强化社区行动、发展个人技能、重新定位卫生服务、面向未来"。这一概念进一步扩展了公共健康的领域，其视野涵盖了政治、经济、社会、文化、环境、行为和生物等各个与健康相关的领域，将地方政府、社区、家庭和个人纳入行动主体，使其履行各自的职责以共同维护和促进健康。健康促进概念的提出被广泛视为"新公共卫生"（New Public Health）的开端（Wills，Naidoo，1998；Awofeso，2004）。

健康城市概念正是健康促进的具体应用，而健康城市项目则是其重要的宣传媒介（Hancock，1993）。可以看到，健康城市与健康促进、全民健康以及拉隆德报告一脉相承，全民健康和健康促进为健康城市奠定了理论基础，而健康城市运动正是全民健康和健康促进的具体落实。

（三）健康城市的实施

健康城市是公共健康领域的重要概念，更是促进全民健康的重要实践，在健康城市运动中通过具体策略来促进和引导各类实践的落实具有重要意义。因此，1992年WHO即通过回顾第一个五年中欧洲健康城市项目的实施情况进行了总结，提出"三阶段"的实施策略作为参考，其具体包括：

- 起始阶段：建立支撑团体、理解健康城市概念、认知城市现状、获取财政支持、确定组织架构、准备项目提案、获取地方政府批准；
- 组织阶段：任命指导委员会、分析项目处境、界定项目工作、设立项目办公室、规划发展战略、强化项目能力、建立问责机制；
- 行动阶段：增强公众健康意识、推进战略性规划、发动跨部门行动、鼓励社区参与、促进健康革新、保障健康公共政策实施（WHO，1992）。

在健康城市项目推进之初，地方政府被置于核心位置，成为健康城市实施的主体角色。然而，随着项目的开展，人们认识到地方政府对于健康城市的推进缺乏持续的动力，同时这些项目的实施也会为地方财政和居民税收带来新的负担，而一刀切的健康项目对于不同社会群体的作用存在差异，可能引发新的社会不公。正是认识到这一点，健康城市运动发起人之一的杜尔对健康城市的实施作了进一步补充，具体包括以下几点：

- 将健康问题概念化，使之从线性的疾病导向模式转变为开放的、相互学习和探究的复杂全面系统；

- 构建平台使城市的各个角色参与其中，形成不同的观点和权利关系；
- 在各类独立而关联的需求上达成共识，作为健康规划的价值与标准；
- 通过社区领袖来协助社区的个体和促进社会的学习，从而推动健康城市的发展；
- 针对特定项目导入社区和专家的力量，同时促进特定的研究和广泛的政策行动；
- 通过社会企业家或活力的创造来达成特定项目的目标（Duhl，1993）。

事实上，健康城市项目的开展离不开特定的城市背景，各类健康城市实施的理论只能作为行动的框架和参考，其具体的行动路线必须结合具体的城市条件进行规划，并且随着社会经济条件的变化而相应演进，才能保障健康城市的持续推进，促进城市健康水平的不断提升。

（四）健康城市的评估

健康城市的开展和推广离不开对其合理的评估。1990～1994年间，WHO对欧洲第一轮健康城市项目参与城市进行了涵盖53项健康指标的问卷调查，其后通过深入的研究和简化，形成了涵盖31项指标的评价体系，并于1998年作为《健康城市指标基准》（Baseline Healthy Cities Indicators）进行发布（许从宝，2006）。这31项指标分为四个方面，具体包括：

- 健康指标：全死因死亡率、死因统计、低出生体重率；
- 健康服务指标：城市健康教育项目、儿童完全免疫比例、每初级卫生保健人员服务居民数、每护士服务居民数、医疗保险参保比率、初级卫生保健外语服务可获得性、城市议会每年讨论健康问题的数量；
- 环境指标：空气污染、水体质量、污水处理率、生活垃圾处理情况、绿地覆盖率、绿地可达性、闲置工业用地、运动与休闲设施、人行道、自行车道、公共交通可达性、公交网络覆盖范围、居住空间；
- 社会经济指标：居于不合格住房人口的比率、无家可归者人数、失业率、收入低于平均收入人口比率、托儿所比率、婴儿安全出生年龄段分布、流产率、残疾人就业率（Webster，Sanderson，2012）。

需要注意的是，健康城市指标只是作为健康城市发展的引导和衡量手段，对于特定健康城市项目需基于自身状况制定相应的指标体系。此外，健康影响评价（Health Impact Assessment）同样被用于健康城市的评估（Ison，2009），其是对健康城市指标的重要补充，注重对于具体项目或行为的评价，具有较大的应用范畴，后文将会对健康影响评价作具体说明。

三、健康城市运动的实践

健康城市运动最初由WHO在欧美发达国家发起，其后逐渐延伸到发展中国家，目前已在全球六大区同步推进，并在各区内和区之间建立了广泛的健康城市网络（Health Cities Network）（Kenzer，1999）。欧洲区的健康城市项目自1987年开始实施，是健康城市运动的先锋，目前已经发展到第六阶段，具有完善的健康城市网络和严密的审查委任制度；美洲区的加拿大是最早开展健康城市计划的国家之一，美国则始于1988年印第安纳波利斯的实践，其后逐渐扩散到南美国家，目前北美通过"健康城市与社区"（Healthy Municipalities and Communities）项目来推动健康城市的实践，南美则称为"健康市区"（Healthy Municipios），同时由"泛美健康组织"（Pan American Health Organization）来促进区内的交流和技术发展；西太平洋区则由澳大利亚、新西兰和日本在1980年代末和1990年代初首先推进，随后逐渐扩展到其他国家和地区，2003年该地区建立了"健康城市联盟"（Alliance of Health Cities）来推进各城市的交流与合作；东地中海地区于1990年在埃及开罗正式启动，逐渐扩展到13个国家和地区，通过健康促进活动的整合和跨部门合作，取得了显著的成效；东南亚地区始于1994年，但前期进展相对缓慢，至1998年进行了全面的回顾和审查，并于次年制订了地区健康城市行动框架；非洲区开展时间相对较晚，1999年正式成立健康城市网络和区域办公室，其后经历了较快发展并取得一系列成绩（WHO，2003）。

由于世界各地的发展水平存在巨大差异，尤其是处于后工业化阶段的发达国家和处于工业化阶段的发展中国家之间，其面临的经济社会背景和主要健康问题完全不同，因此健康城市的具体实践路径也存在较大差异，下面通过具体案例分别对健康城市运动在发达国家和发展中国家的实践进行介绍。

（一）健康城市运动在发达国家的实践

1. 欧洲健康城市网络建设（图2-13）

欧洲地区在健康城市初期即形成了广泛的健康城市网络，以此统筹和指引整个欧洲地区的健康城市实践，促进各个参与城市和项目之间的信息交流与合作，成为欧洲健康城市运动中的关键角色。同时，欧洲区通过"多城市协作行动计划"（Multi-city Action Projects），在交通、社会公平、住房等不同主题之下联合各个城市和各类机构组织，开展广泛的合作，进行协同行动。这一方法使各个城市能够在特定领域发展和共享它们的经验，同时使城市的特定利益群体在健康城市项目中明确自身的定位（Hancock，1993）。

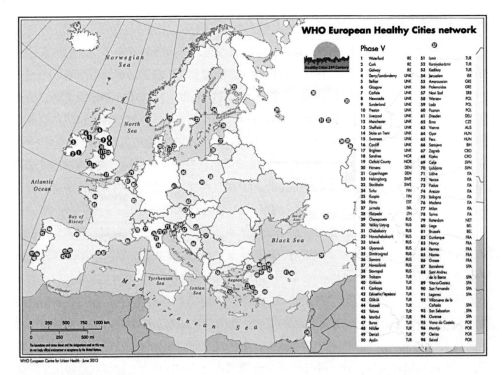

图2-13　欧洲健康城市网络
（资料来源：http：//www.belfasthealthycities.com/who-phase-vi-2014-2019-european-healthy-cities-
network）

　　欧洲健康城市网络以5年为一个阶段（其中初始的第一阶段持续6年），每个阶段都有
特定的目标和工作重点，并在后期进行阶段性的回顾和总结，同时纳入新的志愿城市。

　　第一阶段（1987~1992年）的参与城市为35个，作为计划准备阶段，该时期的重点
为建立新的组织框架，引入城市健康的新理念和新方法。在1990年发布了《米兰宣言》，
就健康城市的各项原则、城市的角色及需展开的行动等方面达成共识（WHO，1990）。
基于这一时期的工作，WHO逐渐明确了健康城市开展的步骤。

　　第二阶段（1993~1997年）参与城市达到了39个，重点为综合性的城市健康规划和
健康公共政策的制定和实施，以行动为导向开展健康城市计划。这一阶段基于前期的调
查形成了健康城市评价指标，同时进一步加深了对健康城市的各项研究。

　　第三阶段（1998~2002年）参与城市达到55个，其核心主题为公平、可持续发展
和社会发展，并着力于综合性的健康发展规划，同时对健康城市进行系统的检测和评价。

这一时期的关键成果即是城市健康发展规划（City Health Development Planning），参与城市需制定此规划以应对健康与财富的不平等问题、社会排斥问题以及弱势群体的需求。

第四阶段（2003~2008年）参与城市达到了70个，其以2003年国际健康城市大会的召开为起始，会议发布了《贝尔法斯特宣言》（Belfast Declaration），要求各参与城市致力于健康老龄化、健康城市规划、健康影响评价以及体育活动和积极生活，同时强调公平、健康影响因素应对、可持续发展和民主管理。

第五阶段（2009~2013）参与城市达到100个，其重点为关怀与互助的环境、健康生活方式、健康城市设计三大核心主题，同时强调地方政策中的健康与健康公平问题，并通过《萨格勒布宣言》（Zagreb Declaration）进行阐述。此外，这一时期回顾了健康的影响因素和分类，对健康管理作了进一步的研究。

目前进入了第六阶段，其重点为致力于幸福健康的创新、领导与共同治理，在地方层面构建灵活、实用的框架，以促进《健康2020》（Health 2020）的落实。《健康2020》是欧洲新的健康政策与策略，其认识到了地方政府在促进健康中的重要领导作用，并十分强调"全政府合作"（Whole-of-Government）与"全社会合作"（Whole-of-Society）的方法。《健康2020》的主要目标包括：共同协作、创造更高的健康水平、提升健康治理、设定共同的战略目标、促进知识共享与创新、加强公共参与。

通过这一系列的合作和阶段性演进，欧洲的健康城市运动得到了长足发展，与全球和欧洲公共健康政策紧密衔接，积极应对新时代的问题与挑战，在全球健康城市运动中始终保持着先锋的地位。

2. 加拿大健康城市建设

加拿大作为健康城市的重要策源地，在1987年即有多伦多、魁北克等城市启动健康城市项目，随后又结合自身特点推动了健康社区项目（周向红，2006），其发展为健康城市的实践积累了诸多重要的经验与教训。多伦多作为健康城市概念的重要发源地和最早的一批健康城市项目实践城市，在加拿大的健康城市建设中具有较高的代表性。

在建设初期，多伦多公共卫生部成立了"健康城市策略小组"（Healthy City Section），负责人员的教育和训练，并得到多伦多大学等地方高校的有力支持。其后于1989年成立健康城市办公室（Healthy City Office）负责推动健康城市项目的实施，其具体工作内容主要包括三个方面：首先是与地方政府部门和市民进行有效沟通，明确政府的意见和社区的需求；其次是结合其他部门相关计划，制定多伦多健康城市规划，为实施提供指引；然后是每隔5年对社区健康状况进行调查分析，评估健康城市指标和规划进度。同时，成立了"健康公共政策委员会"（Healthy Public Policy Committee）对健康城市实施情况进行监督，并协调城市各个部门，使城市政策与健康城市行动框架相符，确保健康城市的顺利施行。

在物质空间建设方面，多伦多通过健康城市项目强化了公共交通建设，结合站点设置开放空间，并推动人行步道和自行车道的建设，同时推进一批健康住宅的建设，引入可持续建筑，形成低碳环保的社区。在社会管制和服务方面，公共卫生部则强化了吸烟的干预措施，推进弱势群体的产前教育和婴幼儿护理，同时成立环境保护办公室来促进环境保护的提升。通过这一系列建设，多伦多的健康水平有了一定的提升。然而到了1993年，随着多伦多市长的换届，新的政府部门对健康城市的兴趣有限，其健康城市办公室被迫解散，健康城市运动陷入低谷，部分项目人员和支持者不得不转入健康社区的建设（周向红，2006）。

3. 美国健康社区建设

在美国的分权体制下，其健康城市项目的开展多集中于社区层面，健康城市与社区项目的主导力量多为非营利机构或宗教组织。这其中加利福尼亚州健康城市开展的社区田园（Community Gardens）项目颇具代表性，且取得了显著的成效。

社区田园项目试图通过跨学科合作，组织以社区为中心的活动来推进公共健康工作，从而加强社区凝聚力和自豪感，形成更广泛健康城市工作与政策的基础。这些项目主要围绕提升社区营养、促进户外运动、保障食品安全等议题而建立，由"加州健康城市与社区计划"（California Healthy Cities and Communities）进行资金支持和技术支持，各个城市的组织领导部门各不相同，有公共卫生部门，也有社区发展基金，同时根据各城市的具体情况，其实践方法也有所区别。

不过各个社区田园的建设也有一些共同的要素，正是这些要素保障了项目的顺利实施，这些要素主要包括：地方管理部门的保障、志愿者与社区成员的广泛参与以及对参与人员的技能培训。地方管理部门的保障可以为项目提供必要的资金支持和政策支持，如伯克利通过"食品与营养政策"（Berkeley Food and Nutrition Policy）为可持续的小规模农业提供了政策支撑。各类居民、组织机构和志愿者的参与保障了社区田园的蓬勃发展，而对各类参与人员进行的管理、组织、耕作、实施、评价等能力的培训则促进了各个田园的持续发展。

通过社区田园的建设，加州的健康城市取得了多元的成果，例如西好莱坞（West Hollywood）市通过学校田园项目，使参与者的户外运动频率增加了6%，水果和蔬菜的消费增加了10%；埃斯孔迪多（Escondido）市则通过"地块领养"（Adopt-A-Lot）

政策促进了闲散土地的利用，从而美化了城市，并减少了违规行为（Twiss，et al.，2003）。

（二）健康城市运动在发展中国家的实践

1. 孟加拉国健康城市建设

孟加拉国作为世界人口密度最高的国家和世界最不发达国家之一，是亚洲最早参与健康城市运动的发展中国家。吉大港（Chittagong）市作为该国第一个开展健康城市项目的城市，其实践模式和面临的问题在发展中国家中具有一定的典型意义。

吉大港市是孟加拉国第二大城市，同时是该国的主要港口城市和工业中心（图2-14）。随着工业化和城市化的进程，其在1960年后经历了迅速膨胀，同时也面临着严峻的城市问题。至1993年该市约有110个贫民窟，其中居住有100万人口（Werna，Harpham，1996），居民普遍贫困，城市服务设施严重不足，建筑环境凋敝。

1993年吉大港在WHO的协调下开始推进健康城市项目，其主要任务大多与城市发展直接相关，包括：城镇规划、设施建设和经济发展；贫民窟改造提升；文化教育与促进就业；供水与医疗设施；环境保护；排水系统；初级卫生保健与妇幼保健。这些任务通过实施规划细化为73项具体行动，包含交通改善策略、城市融资机制、社区商业投资机制、科技与就业培训、低造价公厕建设等。

这些任务和行动计划由吉大港市公司（Chittagong City Corporation）[1]具体实施，同时引入各个公共部门、国际机构、志愿组织、私营企业、社区进行共同协

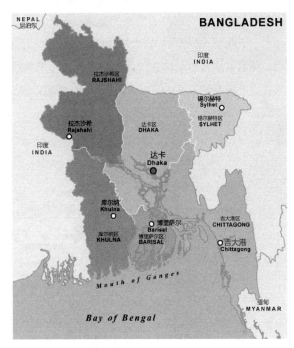

图2-14 吉大港市区位地图
（资料来源：http://emapsworld.com/bangladesh-divisions-outline-map.html）

---

[1] 吉大港市公司继承于1863年成立的吉大港自治市政府（Chittagong Municipality），为自治组织，在吉大港市长的领导下负责管理吉大港市域及孟加拉东南部的临近区域。

调。然而，由于在项目推进前期，各个部门间的合作与协调并不理想，同时内部管理不完善，导致前期项目推进缓慢（Werna，Harpham，1995）。于是，第二年在WHO的参与下进行了新一轮的会议和研讨以促进这一项目发展。

其后，随着各方努力，吉大港市的健康城市建设得到了一定的推进。至今在新市长的领导下，吉大港市公司已经建成了5所妇产医院并提供低价的医疗服务，同时开设了22所慈善药房与初级卫生服务中心，并配置具备资质医生为贫困居民提供免费医药[1]。同时，吉大港市公司也承担了一系列的免费基础教育、路桥建设、垃圾处理和城市美化等项目，为吉大港市的公共健康水平提升起到了较大的促进作用。

2. 古巴健康市区建设

健康城市项目在拉美地区的开展与欧洲存在一定差异，最明显的一点是其根据该地区的政治、社会和文化背景将"健康城市"改称为"健康市区"（Healthy Municipios）。市区是拉美国家广泛存在的地方政治级别，其权利范围不仅涵盖中心城区，还包括周边的郊区和农村，它在拉美国家的健康城市运动中成为基本的地方行动单元（Restrepo，et al.，1969）。古巴西恩富戈斯（Cienfuegos）市是拉美地区最早参与健康市区项目的城市，随着健康城市运动在拉美的开展，该市的实践经验扩散至古巴其他市区，并逐渐形成古巴的国家健康市区网络（图2-15）。同时，西恩富戈斯的经验对其他拉美国家健康市区的实践也产生了深远的影响。

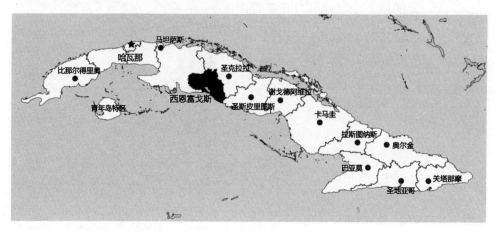

图2-15 西恩富戈斯市区位地图
（资料来源：https://en.wikipedia.org/wiki/Cienfuegos_Province）

---

[1] 参见吉大港市公司官方网站 http://www.ccc.org.bd/urban_primary_health_care。

西恩富戈斯在1980年代末即开展了城市健康状况调查，发现其疾病谱与许多发达国家类似，即非传染性疾病成了该市人口死亡的主因，而传统的医疗手段无法应对其致病因素，因此西恩富戈斯省卫生部门提案该市加入全球健康城市项目，并由地方政府进行主导。1992年西恩富戈斯市政府正式承诺开展健康市区建设，并与古巴公共卫生部和泛美健康组织进行合作，以获取必要的建议和技术援助。

西恩富戈斯健康市区项目以改善居民的居住、工作、文化和健康状况为目标，包含特定的个人干预（Highly Qualified Individual Intervention）和跨部门的群体干预（Intersectoral Intervention of the Population）。该项目由卫生部门进行领导，成立由医疗工作者、教育工作者、社会活动者及社区领袖共同组成的核心团队来负责主要活动的策划和协调，并作为政策建议、策略选择和实施评价的执行委员会。同时，发动社区和其他部门的广泛参与，以增强社区居民的主人翁意识，获取相关领域的专业支持。此外，健康市区项目与国家医疗体系紧密结合，发动家庭医生（Family Physicians）[①]在健康市区项目中承担关键角色。

健康市区项目的实施则通过将整体计划分解为"特定项目"（Specific Projects）来开展。这些特定项目涵盖教育、社会交流、环境、食品与营养、体育运动等广泛的议题，各个项目相对独立又有一定重叠，从而促进项目间的紧密联系。同时，对于项目的实施成果，通过每五年一次的调查进行监测和评估（Brito，1996）。

西恩富戈斯健康市区项目的开展取得了显著的成效，并使人们意识到健康可以有效促进社会和经济的持续发展，从而保障了该项目的长久运行。

3. 中国的健康城市建设

我国健康城市发展可划分为两个阶段，第一阶段为探索阶段，第二阶段为实质性发展阶段（傅华等，2006）。第一阶段始于1994年，北京东城区与上海嘉定区作为首批试点开展健康城市研究，并制定了健康城市发展规划。其后海口、重庆渝中区、大连、苏州、日照等先后加入这一行列，在WHO支持下开展了一系列活动。2003年"SARS事件"之后，我国进入实质性发展阶段，上海和苏州全面开展健康城市计划，至2007年已有上海、苏州、北京东城区、西城区、杭州、张家口、大连、克拉玛依、上海七宝镇、张堰镇等10个市镇加入健康城市项目，健康城市运动开始在我国大陆地区蓬勃发展（翟羽佳等，2014）。

我国健康城市以政府主导，多部门合作，强调大卫生的指导思想（傅华，2006）。其

---

① 家庭医生是古巴初级卫生保健中的重要角色，平均每600人配置一个家庭医生及其护士，提供基础医疗服务，同时承担健康促进与疾病预防的工作。

具体实践以3年为一个周期，每个周期制订具体的行动计划，明确特定目标与重点项目，阶段性推进健康城市的建设（周令等，2012）。

　　上海作为我国第一个开展健康城市项目的特大型城市，具有重要的先锋示范作用。上海的健康城市建设由市和区县两级构成，市级由14个相关部门和18个区县政府构成，各区县参照市级结构成立区县级组织。2005年上海在市爱国卫生运动委员会下设"上海市健康促进委员会"，与各个相关政府部门、区县政府、专业机构和非政府组织协同促进健康城市建设，并为健康城市提供政策保障和技术支撑。

　　在上海最新一轮的健康城市行动计划中，提出促进"五大市民运动"的任务，包括科学建设、控制烟害、食品安全、正确就医、清洁环境五个方面①。其主要措施包括：开展与推进健康传播项目、营造与维护健康支持系统、推行与促进人群健康管理，通过这一系列行动来进一步提升健康城市建设的社会动员和支持能力。

　　通过这些年的发展，上海健康城市建设取得了诸多成效：健康城市理念得到普遍认同，城市环境明显改善，居民健康达到了较高的水平，并基本完成了健康城市行动计划的各项任务（张浩，李光耀，2008）。不过随着上海城市化水平的进一步提高，环境问题的进一步凸显，在构建"卓越全球城市"的进程中，依然面临着诸多的问题和挑战，有待进一步提升。

　　纵观现代城乡规划学与公共卫生学的发展，可以看到两者皆是在全球工业化、现代化与城市化的进程中，为了提升大众的福祉而建立的学科，这两门学科随着人们对健康认识的不断深入而形成从紧密相关到分野，再到整合的演变过程。发展到当前，随着健康研究的范畴不断扩大，环境水平、社会关系、生活方式等成为研究大众健康影响的重要因素。公共健康水平的提升离不开外部环境的改善，需要城乡规划的强力支撑。而城乡规划也有必要将公共健康纳入核心议题的范畴，毕竟公共健康牵扯到城乡经济社会发展的方方面面，且深刻地影响着城乡居民的生活水平和幸福指数。随着城镇化水平的迅速提升和城乡的快速发展，在我国公共健康面临着巨大的挑战，城乡规划学应为我国的公共健康和城乡可持续发展贡献自己的力量。

参考文献

[1] Alexander C. A City Is Not a Tree [J]. Archit Forum，1965，122：58-62.

[2] Ashton J. R. From Healthy Towns 1843 to Healthy Cities 2008 [J]. Public Health，2009，123（1）：11-13.

———————————

① 引自《上海市建设健康城市2015-2017年行动计划》。

[3] Awofeso N. What's New about the "New Public Health" [J]? American Journal of Public Health, 2004b, 94 (94): 705-709.

[4] Barton H., Grant M., Guise R., et al. Shaping Neighbourhoods for Health, Sustainability and Vitality [J]. Shaping Neighbourhoods for Health Sustainability & Vitality, 2003.

[5] Brito A. D. E. The Global Project of Cienfuegos [J]. Our Cities, Our Future, 1996: 186.

[6] Castells M. The Urban Question: A Marxist Approach [M]. MIT Press, 1977: 220-227.

[7] Davidoff P. Advocacy and Pluralism in Planning [J]. A Reader in Planning Theory, 1973, 31 (4): 277-296.

[8] De Grandis G. Practical Integration: The Art of Balancing Values, Institutions and Knowledge: Lessons from the History of British Public Health and Town Planning [J]. Studies in History and Philosophy of Science Part C: Studies in History and Philosophy of Biological and Biomedical Sciences, 2016: 92-105.

[9] Delgadorodríguez M. Oxford Textbook of Public Health [M]. 4th ed. Oxford: Oxford University Press, 2009: 848.

[10] Duhl L. J. Conditions for Healthy Cities: Diversity, Game Boards and Social Entrepreneurs [J]. Environment & Urbanization, 1993, 5 (2): 112-124.

[11] Engels F. The Condition of the Working Class in England: From Personal Observation and Authentic Sources [M]. B. Blackwell, 1958: 184-185.

[12] Fee E., Brown T. M. The Public Health Act of 1848 [J]. Bulletin of the World Health Organization, 2005, 83 (11): 866-867.

[13] Finer S. E. The Life and Times of Sir Edwin Chadwick [M]. Taylor & Francis, 1952.

[14] Hall P. G. Cities of Tomorrow: An Intellectual History of Urban Planning and Design in the Twentieth Century [M]. Blackwell Publishing, 2002: 401-402.

[15] Hall P. G., Tewdwr-Jones M. Urban and Regional Planning [M]. David & Charles, 1975: 369-374.

[16] Hancock T. The Evolution, Impact and Significance of the Health Cities/Healthy Communities Movement [J]. Journal of Public Health Policy, 1993, 14 (1): 5-18.

[17] Hancock T., Duhl L. Healthy Cities: Promoting Health in the Urban Context [M]. The Authors, 1986.

[18] Hartman C. The Housing of Relocated Families [J]. Journal of the American Institute of Planners, 1964, 30 (4): 266-286.

[19] Harvey D. The Urban Process under Capitalism: A Framework for Analysis [J]. International Journal of Urban & Regional Research, 1978, 2 (1-4): 101-131.

[20] Ison E. The Introduction of Health Impact Assessment in the WHO European Healthy Cities Network [J]. Health Promotion International, 2009, 20 (24 Suppl 1): 117-130.

[21] Jacobs J. The Death and Life of Great American Cities [M]. Random House, 1961: 94-109.

[22] Kenzer M. Healthy Cities: A Guide to the Literature [J]. Public Health Reports, 1999, 115 (115): 279-289.

[23] Kickbusch I. The Contribution of the World Health Organization to a New Public Health and Health Promotion [J]. American Journal of Public Health, 2011, 93 (3): 383-388.

[24] Lalonde M. A New Perspective on the Health of Canadians [J]. Atenção Primária À Saúde, 1981, 12 (3): 149-152.

[25] Marmot M. Social Determinants of Health Inequalities [J]. Lancet, 2005, 365 (9464): 1099-1104.

[26] May T. An Economic and Social History of Britain, 1760-1970 [M]. Longman, 1987.

[27] Mearns A., Preston W. C. The Bitter Cry of Outcast London: An Inquiry into the Condition of the Abject Poor [M]. J. Clarke & Company, 1883.

[28] Parfit J. The Health of a City: Oxford, 1770-1974 [M]. Amate Press, 1987.

[29] Restrepo H. E., Llanos G., Contreras A., et al. Healthy Municipios in Latin America [J]. Bulletin of the Pan American Health Organization, 1969, 29 (3): 272-276.

[30] Rosen G. A History of Public Health [M]. MD Publications, 1958: 2274.

[31] Sclar M. E. N. E. A Joint Urban Planning and Public Health Framework: Contributions to Health Impact Assessment [J]. American Journal of Public Health, 2003, 93 (1): 118-121.

[32] Taylor N. Urban Planning Theory since 1945 [M]. Sage, 1998.

[33] Tsouros A. D. World Health Organization Health Cities Project: A Project Becomes a Movement. Review of progress 1987 to 1990 [J]. Saúde Ambiental, 1991.

[34] Twiss J., Dickinson J., Duma S., et al. Community Gardens: Lessons Learned from California Healthy Cities and Communities [J]. American Journal of Public Health, 2003, 93 (9): 1435-1438.

[35] Ward S. V. The Garden City: Past, Present and Future [M]. London: E & FN Spon, 1992.

[36] Webster P., Sanderson D. Healthy Cities Indicators—A Suitable Instrument to Measure Health [J]? Journal of Urban Health, 2012, 90 (S1): 52-61.

[37] Werna E., Harpham T. The Evaluation of Healthy City Projects in Developing Countries [J]. Habitat International, 1995, 19 (4): 629-641.

[38] Werna E., Harpham T. The Implementation of the Healthy Cities Project in Developing Countries: Lessons from Chittagong [J]. Habitat International, 1996, 20 (2): 221-228.

[39] Whitehead M., Dahlgren G. What Can Be Done about Inequalities in Health [J]? The Lancet, 1991, 338 (8774): 1059-1063.

[40] Who. The Milan Declaration on Healthy Cities [J]. World Health Organization, 1990.

[41] Who. Twenty Steps for Developing a Healthy Cities Project [M]. Copenhagen: WHO Europe, 1992.

[42] Wills J., Naidoo J. Practising Health Promotion: Dilemmas and Challenges [M]. London: Baillière Tindall, 1998.

[43] Wohl A. S. Endangered Lives: Public Health in Victorian Britain [M]. JM Dent and Sons Ltd, 1983.

[44] 陈柳钦. 健康城市建设及其发展趋势 [J]. 中国市场, 2010 (33): 50-63.

[45] 陈占祥. 马丘比丘宪章 [J]. 国际城市规划, 1979.

[46] 仇保兴. 19世纪以来西方城市规划理论演变的六次转折 [J]. 规划师, 2003, 19 (11): 5-10.

[47] 傅华. 新公共卫生与新世纪预防医学 [J]. 职业与健康, 2001, 17 (11): 1-4.

[48] 傅华, 玄泽亮, 李洋. 中国健康城市建设的进展及理论思考 [J]. 医学与哲学, 2006, 27 (1): 12-15.

[49] 霍华德. 明日的田园城市 [M]. 北京: 商务印书馆, 2010.

[50] 孔宪法. 由健康城市运动反思地方发展愿景及都市规划专业 [J]. 城市发展研究, 2005, 12 (2): 5-11.

[51] 李立明, 王艳红, 吕筠. 流行病学发展的回顾与展望 [J]. 中华疾病控制杂志, 2008, 12 (4): 304-308.

[52] 孙施文. 现代城市规划理论 [M]. 北京: 中国建筑工业出版社, 2007.

[53] 田莉, 李经纬, 欧阳伟, 等. 城乡规划与公共健康的关系及跨学科研究框架构想 [J]. 城市规划学刊, 2016 (2).

[54] 吴志强.《百年西方城市规划理论史纲》导论 [J]. 城市规划学刊, 2000 (2): 9-18.

［55］许从宝. 健康城市与健康城市规划——当代国际健康城市运动基本理论引介与研究［D］. 南京：东南大学，
　　　2006.

［56］许从宝，仲德崑，李娜. 当代国际健康城市运动基本理论研究纲要［J］. 城市规划，2005（10）：52-59.

［57］翟羽佳，郭侠，尤海菲，等. 国际健康城市计划的理论与实践［J］. 医学与哲学，2014（13）：50-53.

［58］张浩，李光耀. 上海市建设健康城市的实践与探索［J］. 上海预防医学，2008，20（1）：1-3.

［59］张京祥. 西方城市规划思想史纲［M］. 南京：东南大学出版社，2005.

［60］周令，任苒，李策. 健康城市建设中环境因素对健康的影响与分析［J］. 医学与哲学，2012，33（7）：4-6.

［61］周向红. 加拿大健康城市实践及其启示［J］. 公共管理学报，2006，3（3）：68-73.

第三章
城镇化、城乡发展与公共健康

　　20世纪50年代以来，城镇化极大地推进了世界经济和社会的飞速发展，与此同时，快速的城市发展也给人类健康带来不少负面影响。在我国，改革开放30多年来的快速城镇化进程是由工业化推动的，其对公共健康的影响更为严峻。工业化、城镇化过程会带来环境污染、生态环境破坏等问题，影响着人们的身心健康，例如，住房问题、未经治理的棕地等会对公共健康造成不同程度的威胁，而缺少开放空间的建成环境会增加心血管疾病、肥胖等慢性病的发病概率。根据《中国居民营养与慢性病状况报告（2015）》的资料显示，2012年全国居民慢性病死亡率为533/10万，占总死亡人数的86.6%。其中，心脏病、癌症和慢性呼吸系统疾病为主要死因，占总死亡人数的79.4%。过去十年，平均每年新增慢性病例接近2倍。心脏病和恶性肿瘤病例增加了近1倍。为应对快速发展带来的健康问题，"十三五"规划（2016—2020）中，将"健康中国"上升为国家战略高度，表明了国家对公共健康的关注。因此，尽快开展城镇化、城乡发展与公共健康之间的研究，为其提供政策建议就显得十分重要。本章将首先介绍改革开放以来我国城镇化进程对公共健康的影响，探讨在"健康中国"战略背景下，对城乡发展的新要求。

第一节　改革开放以来我国的城镇化进程

一、城镇化发展的基本特征

改革开放以来，随着经济的快速发展，城镇化发展进入了全新的阶段。回顾30多年来我国的城镇化历程，体现出如下特征。

（一）城镇化水平快速提高

改革开放后，我国的城镇化进入了快速发展时期。从图3-1中可以发现，与改革开放之前相比，自改革开放后，城镇化率的增长幅度明显变快。从1978年改革开放伊始至2014年，城镇人口数量由1.7亿增长为7.5亿，年均增长率为4.33%，每年增长人数近1600万。此外，1980年和1996年是城镇化增速变化的两个拐点，尤其是自1996年之后，每年的城镇化率增长近1.5个百分点。截至2017年，我国的城镇化率已达到58.52%，仍然处于加速期。

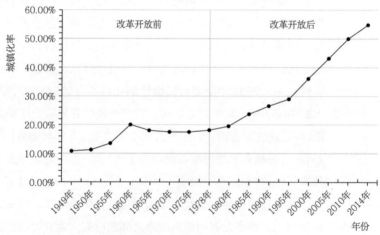

图3-1　中国城镇化水平变动（1978～2012年）
（资料来源：中国统计年鉴，2015）

（二）乡城移民与行政区划调整使得城镇人口快速增长

城镇人口的增长与城镇化水平的提升主要有三种途径：农村人口向城镇移民、农村地区转变为城镇地区的行政区划调整和城镇人口的自然增长（殷江滨，李郇，2012）。而对于发展中的经济体而言，人口的城乡流动是城镇化水平提高的主要来源。Zhang等（2003）通过研究后发现，在1978～1999年间，中国由农村向城镇的迁移人口数占城镇人口增长总量的75%。"六普"数据表明，2010年中国的流动人口数比2000年增长了81.0%，达到了2.61亿人，其中农村进城务工人员占据绝大比例。据《中华人民共和国2015年国民经济和社会发展统计公报》显示，2015年年末全国范围内的农民工总量[①]已达到27747万人，占全国城镇人口的35.98%（表3-1）。

中国各年份农民工规模　　　　　　　　表 3-1

指标	2008 年	2009 年	2010 年	2011 年	2012 年	2013 年	2014 年	2015 年
农民工总量	22542	22978	24223	25278	26261	26894	27395	27747
1. 外出农民工	14041	14533	15335	15863	16336	16610	16821	16884
2. 本地农民工	8501	8445	8888	9415	9925	10284	10574	10863

资料来源：国家统计局. 农民工监测调查报告（2009—2015）[M].

除农村向城镇的人口迁移外，行政区划的调整也对城镇人口的增长起到重要的助力作用。自1984年我国撤销人民公社，恢复乡作为基层行政单位后，在随后的几年内，国家逐渐下调市镇设置的标准，并修改设市和设镇的模式。从1980年到1998年我国消失了大约450个县，行政上升格为"市"或者大城市的"区"，还有10000个以上的乡在行政上变成了"镇"（周一星，曹广忠，1999）。1978年以来的县级以上主要城市行政区划调整可以分为三类：撤县设（县级）市；撤县（市）设区；县、市升格或地区改（地级）市。其中，撤县设（县级）市和县、市升格或地区改（地级）市是改革开放以来最为突出的两类城市行政区划变更（罗震东，2008）。"县改市"能为城市的发展带来更多的财政支持，并且在建设用地指标、工业项目等方面也有诸多好处，因此是各地方发展的有效路径。而自1997年"县改市"审批被彻底冻结后，"撤县设区"开始成为一种新风潮。这一行为，使我国县级市数量逐渐减少，地级市和市辖区大幅增加。唐为等（2015）通过对2000年和2010年全国人口普查数据的实证分析后发现，以"撤县设区"为代表的行政区划调整可以显著地增加本县（区）内和外省迁入人口数量，从而带来城镇人口数的增加。此外，"县改市"和"撤县设区"后，原辖区范围的常住人口全部按照城镇人口进行统计，也会人为扩大城镇人口规模（表3-2）。

---

① 年度农民工数量包括年内在本乡镇以外从业 6 个月以上的外出农民工和在本乡镇内从事非农产业 6 个月以上的本地农民工两部分。

中国城市行政区划变更统计（1978～2004年）　　　　表3-2

年份	县级市			地级市			区		
	市县合并	撤县设市	直接设市	撤地	县、市升格或地改市	地改市设区	撤县、市设区	直接设区	撤区
1978年	0	0	0	2	3	0	0	0	0
1979年	1	1	20	2	7	0	0	1	0
1980年	1	0	2	0	0	0	0	1	0
1981年	6	3	6	1	1	0	0	4	0
1982年	1	5	6	0	1	0	0	0	0
1983年	21	36	3	35	29	0	4	0	0
1984年	2	10	1	4	3	8	0	41	8
1985年	2	18	3	10	15	20	1	7	0
1986年	2	26	3	6	4	3	1	12	4
1987年	2	28	1	2	4	5	2	7	12
1988年	0	46	2	6	13	18	2	1	5
1989年	0	16	0	0	2	1	1	2	2
1990年	1	15	2	0	0	0	0	9	7
1991年	0	11	0	0	2	2	0	0	2
1992年	3	37	0	3	3	6	6	8	8
1993年	0	52	0	11	5	8	0	0	0
1994年	0	53	0	12	11	18	5	8	0
1995年	0	19	0	3	4	3	4	7	4
1996年	1	23	3	7	8	4	1	7	2
1997年	1	4	0	7	7	0	5	12	14
1998年	0	0	0	7	6	6	6	0	2
1999年	1	0	0	9	9	9	2	1	0
2000年	1	0	0	23	23	24	11	5	2
2001年	0	0	0	7	6	6	15	3	3
2002年	0	0	3	10	10	10	17	2	4
2003年	0	0	0	6	7	6	5	10	7
2004年	0	0	0	1	1	1	4	2	2

资料来源：罗震东. 改革开放以来中国城市行政区划变更特征及趋势［J］. 城市问题，2008（6）：77-82.

（三）工业化与城镇化相互促进，相辅相成

现有研究表明，改革开放后，工业化与城镇化存在长期的协同发展关系。李国平（2008）的研究表明，近年来虽然东北三省有类似过度城镇化的倾向，但我国大部分地区的城镇化速度与工业发展水平基本协调。孔凡文等（2006）在研究城镇化与工业化的协调关系时发现，改革开放后我国的城镇化趋向于与工业化相适应或协调。王贝（2011）对我国1995～2009年工业化和城镇化的动态关系研究后表明，二者存在长期的协整关系，工业化与城镇化发展的步调相一致。

改革开放之后，尤其随着我国工业化进程的纵深发展以及我国工业体系的日渐完善，工业化发展对人口和资本的集聚、基础设施的建设、科技创新等方面的带动作用，使得其对城镇化进程的推动作用也日益显现。工业化对城镇化的带动作用主要体现在提供充分的产业支持、提升中小城镇吸纳农村剩余人口的能力和为城镇规模的发展提供必要的财力支持三个方面（夏春萍，2010）。实践证明，工业化进程的发展带动城镇的发展与城镇化进程的推进。工业化带来的要素与人的聚集，在不断改变农村城镇化实现形式的过程中促进了农村人口向城市的流动。

一方面，工业化对城镇化的发展有明显的促进作用。另一方面，城镇化又对工业化起着推进作用。城镇化是工业化的保障。城镇的集聚效应、服务功能和载体功能，都为工业化的进程产生了促进作用。随着城镇功能的完善、辐射能力的提升和集聚效应的扩大，会不断地将工业化进程推向新的阶段。

（四）城镇化水平分布不均衡，东高西低

改革开放后，由于各省所在区位不同以及政策上的差异，导致了城镇化水平分布的不均衡。东部沿海地区凭借其政策、区位优势和良好的经济发展条件，吸收了一大批中西部地区的就业人口，成为我国城镇化率最高的地区。丁金宏（1994）认为我国人口净迁入的省份六成以上分布于沿海地区。王桂新等（2013）通过第六次人口普查的数据分析得出，我国的总流出人口主要分布在经济发展相对落后的中西部地区，总流入人口主要分布在经济较为发达的东部地区。张车伟等（2012）认为，中国区域间城镇化水平存在着明显梯度差，自东向西依次降低。从城镇化的发展趋势上看，东北部地区发展最慢，东部地区发展最快，中西部地区次于东部。发展趋势的不均衡，会进一步加剧各地区城镇化水平的差异（图3-2）。

（五）土地城镇化与人口城镇化的失衡

城镇化本身既包括人口城镇化，也包括土地城镇化，城镇的发展必然会引起建设用

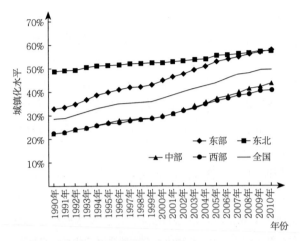

图3-2　1990～2010年分区域城镇化水平变化
（资料来源：张车伟，蔡翼飞. 中国城镇化格局变动与人口合理
分布［J］. 中国人口科学，2012（6）：44-57，111-112）

地的面积扩大。在对OECD组织[①]进行的相关研究中发现，OECD国家中城区面积的增长速度与人口数量的增长速度是相类似的（UNESA，2008）。

然而，我国的实际情况与国际经验并不一致。改革开放后，我国的土地城镇化水平与人口城镇化水平之间存在着失衡关系。陈凤贵等（2010）研究我国1995～2007年的人口城镇化与土地城镇化的协同关系后发现，1995～2001年土地城镇化指数明显低于人口城镇化指数，在2002年以后，土地城镇化指数增幅明显加大，并在2007年高于人口城镇化指数。伊宏玲等（2013）对我国2006～2010年的城镇化水平进行研究后发现，在快速城镇化进程中，我国多数城市土地城镇化速度远超人口城镇化，呈现不协调的发展态势。根据城镇建成面积与人口增长率的比较，可以发现，1980～2010年的30年间，全国城市建成区面积由1981年的7438km²增加到2010年的40058km²，年平均拓展速度为6.3%，远高于同期城镇人口的年增长速度4.21%和城镇化的年增长率3.11%（田莉，2013）。造成土地城镇化快于人口城镇化的主要原因在于"土地财政"。由于地方政府享有自主进行土地开发和出让的权力，土地经营成为地方政府财政收入的主要来源，催生所谓的"土地财政"，导致有些地区的领导盲目追求增加城镇数量和扩大城区建设用地面积，从而人为加剧了土地城镇化的进程。

二、我国城镇化发展面临的困境

改革开放以来，中国经济的高速发展以及城镇人口的快速增长，表明我国的城镇化进入了快速发展轨道。然而，高速发展的背后也面临着许多的问题。由于中国的城镇化进程发展太快，城市新增人口超过基础设施的容纳能力，再加上体制机制方面的原因，

---

① OECD：指经济合作与发展组织，简称经合组织，是由35个市场经济国家组成的政府间国际经济组织，旨在共同应对全球化带来的经济、社会和政府治理等方面的挑战，并把握全球化带来的机遇。该组织成立于1961年，目前成员国总数35个，总部设在巴黎。

我国的城镇化面临着诸多困境，可以将其归纳为三大方面：城镇化的快速发展与资源压力、"二元结构"城乡关系的割裂以及城镇化过程中的生态环境破坏。

（一）快速城镇化所带来的土地资源与能源压力

1. 建设用地过度蔓延与耕地减少

通常来说，城市化的特点是资源集中，尤其是人的集中，从而产生更大的需求，刺激服务业的发展容纳更多的就业。但是，我国的"土地城镇化"速度快过"人口城镇化"，城市建设用地明显呈现出"摊大饼"式的发展模式，这也使得城市单位面积的人口密度逐年下降（李立行，2010）（图3-3）。这与城镇化致使产业集聚、人口集中的经验不符。建设用地的过度蔓延还会造成土地产出率过低，投资效益差；乡镇大量批租土地，导致投资密度过低；土地资源开发利用极不合理，资源浪费极大等问题（姚士谋等，2014）。

快速的城镇化还会对耕地保护带来巨大压力。城镇化造成大量的耕地减少，影响着国家粮食的自给能力（封志明等，2000）。此外，大城市的扩张被指责为耕地减少的主要源头之一（Lin等，2003）。也有学者认为，小城镇发展规模小而分散，缺乏重点，遍地开花，占地过多对耕地的影响很大（季建林，2001）。总而言之，城镇化对耕地数量的影响不容忽视。

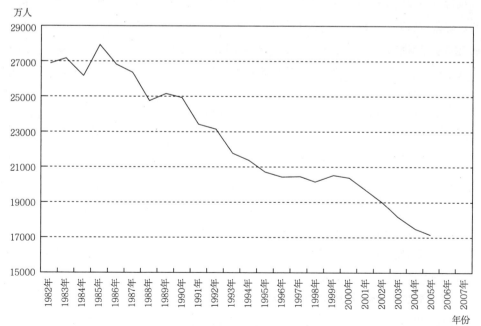

图3-3 城市人口密度变化的时间趋势（1982~2007年）
（资料来源：李力行. 中国的城市化水平：现状、挑战和应对［J］. 浙江社会科学，2010（12）：27-34, 42, 125）

2. 快速城镇化带来的资源与能源压力

资源问题是快速城镇化发展带来的另一个问题。我国大部分城镇存在"缺水"问题。根据世界权威机构研究，中国水资源量在世界排第11位，已经被联合国列为15个贫水国家之一（姜文来，1998）。有些城市盲目扩张规模，往往不顾水资源的制约，指望国家来解决燃眉之急，这往往是一种只顾局部，罔顾全局，不计成本，不利于可持续发展的片面观点（邹德慈，2004）。此外，我国的能源问题也十分严峻。快速城镇化使得我国对煤、电和石油等能源的依赖程度越来越高。据2012年国家能源局的统计数据显示，2002～2011年我国城镇化率每增长1个百分点，会使能源消费增加8000万吨标准煤。其部分原因在于我国城镇化与工业化的同步发展。而我国城镇化进程中工业化特征体现为高能耗产业的迅速发展，这也意味着能源的消费增长速度过快（林伯强，2010）。此外，城镇建设用地的过度扩张，会增加对小汽车的依赖，使得能源消耗进一步增大。

（二）快速城镇化带来的生态环境污染

大气污染是城镇化导致的最严重的环境问题之一。根据国际能源署（IEA，2009）发布的数据，2007年中国二氧化碳排放量已经占世界总量的21.0%，并且单位GDP的二氧化碳排放强度已经达到世界平均水平的3.16倍，是OECD国家的5.37倍。大量二氧化碳的排放会造成温室效应。有研究显示，随着二氧化碳等温室气体的排放，我国的城市变得温暖化，高温日数量越来越多（姜乃力，1999）。近年来，全国大范围出现雾霾现象，PM2.5指标不容乐观，尤以北京为甚。这主要与城镇工业生产、交通运输与居民生活排出大量的一氧化碳、二氧化硫以及有害颗粒物质等污染物进行光化学反应后形成的光化污染有关（荣宏庆，2013）。

快速城镇化进程还会造成水污染。城镇化进程中，随着工业的发展与城镇人口数量的增多，工业废水与生活污水的排放量日益增大。但是城镇的排水设施相对匮乏，导致了部分工业废水与生活污水不经处理便排入河流、渗透地下，污染了水源，对城镇的健康用水造成了巨大的威胁。例如，2007年的太湖蓝藻事件，其根源在于工业、农业和生活污水的排放造成了水体中氮磷超标，从而使得占无锡全市供水70%的水厂水质均被污染。此外，城镇化还导致土地利用性质的改变，大量的硬质铺地取代了可吸纳雨水的土壤，加上城市雨水排水管网建设的不足，一旦发生暴雨，会有大量的地面污染被冲刷至江河、湖泊之中，进一步加剧水体污染。

（三）快速城镇化所带来的社会挑战

城乡"二元结构"是我国城镇化发展的特有之处。在"二元体制"之下，城乡居民存在两种身份制，城乡分割，形成两种社会形态和两大利益集团。在改革开放之后，我国的户口管理与劳动就业制度有所松动，但是进城农民与城乡居民在身份和待遇方面仍然存在着巨大的不平等性（吴楚材等，1997）。这种不平等性会对我国的城乡发展造成一系列的负面影响。

1. "二元结构"下城乡发展的不平等问题

城乡"二元结构"的主要危害之一，是阻碍国民经济的协调发展，阻碍农村经济的结构性转换。其结果是引起国民经济比例失调，农业经济发展受阻，形成所谓"工业国家"、"农业社会"扭曲的社会结构（张建伟等，1994）。此外，"二元结构"会加剧城乡收入的差距。陆铭等（2004）的研究发现，一些地方实行的户籍"准入政策"实际上是让富有的人成为城市居民，却并没有考虑让农村居民享受城镇化带来的福利。在此背景下，城镇化进程难以缩小城乡收入的差距，反而有扩大的趋势。城乡经济发展的不均衡，还会导致公共服务设施配套的不公平问题。在"二元体制"下，公共服务设施的空间配置对于弱势群体缺乏一定的公平性，不少地区城市里的奢侈豪华与农村中的贫困落后形成鲜明对照（姚士谋等，2012）。

2. 不完全的城镇化

不完全的城镇化，也是城乡"二元制度"下一个很重要的问题。在我国，大规模的乡城移民是中国城镇化发展的主要推动力。但是在现有户籍制度的约束下，这些移民实际上并不能与本地城市居民享受同等的公共服务和社会保障，也难以在城市永久定居，成为真正的城市"市民"，故而被称为城市的"流动人口"。据统计，现有的城市"流动人口"数量有逐渐扩大的趋势。这种不完全的城镇化现象，会阻碍中国城乡间和地区间的劳动力流动（蔡昉，2001），同时也会产生社会排斥现象（王春光，2006），这对我国城镇化进程的健康发展与社会结构的转型和变迁是相当不利的。

3. 城镇人口增长与就业压力

当今与今后一段时期，影响我国城镇化进程的主要"瓶颈"，排在首位的是"就业"问题（邹德慈，2004）。我国的就业形势一直比较严峻。据统计，我国每年新增的劳动力数量在年均800万至1000万之间，若按照劳动参与率85%计算，每年净增加至少680万劳动力供给。相对如此庞大的劳动力资源，劳动力需求小于供给的现状一直没能得到缓解（刘伟德，2001）。据统计，2015年全国城镇新增就业人口为1312万人，而全国城镇新增长劳动力人口数为1500万人，其中有188万人的就业缺口。此外，1995年全国失业登记率为2.5%，而2014年升至4.09%。有学者认为，制造业随着产业升级所能吸纳的劳动力十分有限，我国今后新增的劳动力需要借助第三产业来消化（杨宜勇，2005）。但是目前在我国的国民经济体系中，第三产业的比例还是偏低，整体上难以吸纳庞大的劳动力需求，从而引发就业压力（表3-3、图3-4）。

全国城镇失业人口统计数据一览表（2014～2008年）   表3-3

指标 ＼ 年份	2014年	2013年	2012年	2011年	2010年	2009年	2008年
城镇登记失业人数(万人)	952	926	917	900	908	921	886
城镇登记失业率（%）	4.09	4.05	4.1	4.1	4.1	4.1	4.2

资料来源：中国统计年鉴，2015～2013。

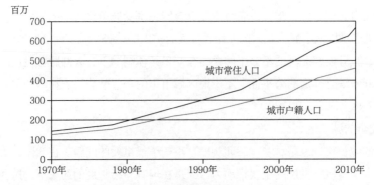

图3-4　1970～2010年城市常住人口及户籍人口的变化
（资料来源：Chan K.W.Eurasian Geography and Economics，2012，53（1）：63‑86）

第二节　城镇化进程中我国公共健康面临的挑战

改革开放以来，我国经历的快速城镇化进程正在快速改变居民的生活方式。由营养选择与生活方式的改变而造成的慢性病（肥胖、心血管疾病等）及环境污染对居民身心健康的影响已经成为重要的公共卫生挑战之一（Gong，et al，2012）。Haynes（1986）在研究了中国1973～1975年的14种癌症分布特点后发现，城镇化水平越高的省份登记癌症致死率普遍更高，这可能与城镇化带来的饮食、环境、生活方式等的改变有关。

一、工业化驱动下的城镇化对公共健康的挑战

如前文所述，工业化驱动的城镇化是我国城镇化进程的主要特点。一方面，工业化推进了城镇化进程；另一方面，工业化带来的如空气、水环境、土壤污染等不容忽视。

研究表明，环境污染，尤其是空气污染和水污染，一直以来都是严重威胁中国公民健康的根源之一（Zhang J., et al, 2010）。此外，在工业化的驱动之下，大量人口涌入城市。由于基础卫生设施不够完善，加之全球气候的变化、生态学的改变等原因，一些传染病的爆发与流行的概率也会随之增长。下文将会从空气污染、水环境问题和人口压力三个方面对工业化带来的公共健康挑战进行详细阐述。

（一）空气污染对公共健康的挑战

同其他发展中国家一样，工业化驱动下的城镇化会带来许多环境问题，与日俱增的空气污染便是其中之一。空气污染的污染源可以来自室内，也可以来自室外，而二氧化碳、二氧化硫等工业废气的排放，是室外空气污染的主要源头之一。从图3-5中可以发现，我国的工业废气排放总量由2000年的138145亿m^3上升至2015年的694190亿m^3，年均增长率达到11.36%。图3-6表示的是我国近15年来二氧化硫的排放量，基本保持较为稳定的排放水平。图3-7显示的是我国1998～2013年的二氧化碳排放量，可以发现2013年二氧化碳的排放量较1998年提升了2倍多。如此大规模的废气排放，对我国居民的公共健康产生了不可忽视的负面影响。

在发展中国家，大气污染是高发病率与致死率的主要原因之一，而且城市是空气污染的重灾区（Moore, et al, 2003）。慢性阻塞性肺疾病、铅和铍中毒等都与日益加剧的空气污染有关。有研究表明，空气污染是导致人群患有急性呼吸道感染的主要危险因素之一，尤其是对1～5岁的婴幼儿来说，这种威胁是致命的（Bruce, et al, 2000）。此

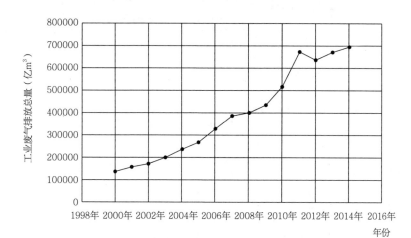

图3-5　我国近15年工业废气排放总量示意图
（资料来源：中国环境统计年鉴，2015）

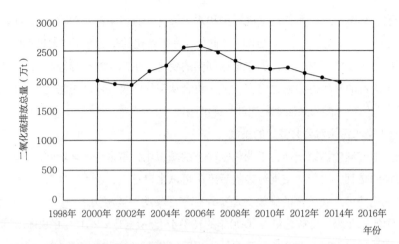

图3-6　我国近15年二氧化硫排放总量示意图
（资料来源：中国环境统计年鉴，2015）

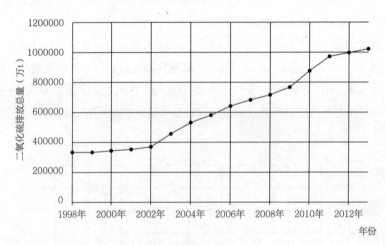

图3-7　我国1998～2013年二氧化碳排放总量示意图
（资料来源：World Bank Database. http：//data.worldbank.org/）

外，过度地暴露在空气污染中，会致使儿童和成人患上哮喘，并加重成年人的哮喘病症状（Gehring, et al, 2010）。

　　近年来，我国的空气质量不容乐观，许多城市的空气污染水平已经超过了人们可以承受的标准。以北京市为例，图3-8表示的是2013年1月份北京市若干监测点的空气质量检测结果，从结果中可以发现，北京市在该监测周期中有大约1/4的时间内的空气质量指

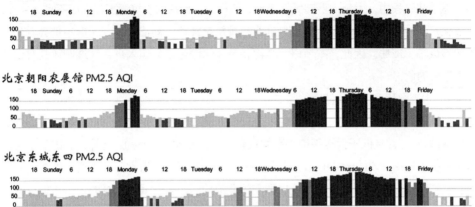

图3-8 北京2013年1月若干监测点的空气质量检测结果
（资料来源：aqicn.org. http：//aqicn.org/faq/2013-01-11/beijing-pm25-main-aqi-update-comparative-pm25-data-for-3-measurement-stations-in-beijing/cn/）

空气质量指数	空气质量指数级别（状况）及表示颜色	对健康影响情况	建议采取的措施
0 ~ 50	一级（优）	空气质量令人满意，基本无空气污染	各类人群可正常活动
51 ~ 100	二级（良）	空气质量可接受，但某些污染物可能对极少数异常敏感人群健康有较弱影响	极少数异常敏感人群应减少户外活动
101 ~ 150	三级（轻度污染）	易感人群症状有轻度加剧，健康人群出现刺激症状	儿童、老年人及心脏病、呼吸系统疾病患者应减少长时间、高强度的户外锻炼
151 ~ 200	四级（中度污染）	进一步加剧易感人群症状，可能对健康人群心脏、呼吸系统有影响	儿童、老年人及心脏病、呼吸系统疾病患者避免长时间、高强度的户外锻炼，一般人群适量减少户外运动
201 ~ 300	五级（重度污染）	心脏病和肺病患者症状显著加剧，运动耐受力降低，健康人群普遍出现症状	儿童、老年人及心脏病、肺病患者应停留在室内，停止户外运动，一般人群减少户外运动
300+	六级（严重污染）	健康人群活动耐受力降低，有明显强烈症状，提前出现某些疾病	儿童、老年人和病人应停留在室内，避免体力消耗，一般人群避免户外活动

图3-9 空气质量指数对健康的影响
（资料来源：Air Quality Index（AQI）Basics. https：//www.airnow.gov/index.cfm？action=aqibasics.aqi）

数（AQI）处于四级（中度污染）。根据国际空气污染监测机构AirNow提供的空气质量对健康的影响资料，我们可以知道在这一时间内可能会对健康人群的心脏、呼吸系统有影响（图3-9）。此外，该组织建议在空气质量较差的时段内，老年人、儿童以及心脏病、呼吸系统疾病患者还应避免长时间高强度的户外锻炼。此外，由工业化带来的大量温室气体的排放，也会通过影响气温和降雨量，对我国居民的公共健康造成不可避免的压力（Zhang, et al, 2010）。

（二）水环境问题对公共健康的挑战

城镇化进程中，大量人群向城镇集聚，使得原本稀缺的水资源更加供应不足。此外，工业化产生的大量污水、废水未经处理直接排放至江河、湖泊之中，无形中也会对公共健康造成不少威胁。因此，本节以水资源稀缺和水源污染为切入点，详细阐述其对公共健康造成的危害。

1. 水资源稀缺对公共健康的影响

我国的水资源尤为稀缺，平均每人拥有量少于2156m^3，这个数据只有美国人均水资源指标的1/5，并且低于世界平均水平的1/4（Xie，et al，2009）。此外，我国的水资源分布极为不均衡。Zhang等（2010）的研究发现，我国的可用水资源主要集中在黄河流域、长江流域和珠江流域。而在人口稠密的北部地区，有着我国44%的人口和65%的耕地面积，但是水资源供应量只有全国的13%，甚至远低于通常所说的"水资源稀缺"的标准。

研究表明，水资源的相对稀缺可能会导致城镇过多地依赖被污染的水源，这不仅会增加水处理成本，还会引发食管癌等疾病（Wu，et al，2008）。在2006年，一项针对56个给水企业的调查表明，超过1/4的政府饮用水计划和超过1/2的私人饮用水计划未能达到水质监管的要求（Qian，et al，2012）。此外，随着工业、农业和城市用水的争夺越来越激烈，对污染水源的依赖度会逐渐提升，对公众健康的危害会越来越严重。水资源的稀缺，还会造成供水管道间歇式的供水，这会为管道内细菌的繁殖提供条件，进而影响公众健康（Moore，et al，2003）。

2. 水污染对公共健康的影响

据统计，我国每年排放的工业废水有80%未经任何处理就直接排入自然水系中，造成水质的严重污染（程鑫，2000）。对全国164个城市的1530个水质监测点进行分析，发现22.1%的有机污染物超标，20%的理化指标超标，总而言之我国的水污染情况不容乐观。世界银行（World Bank）的一项研究表明，我国全国范围内超过3亿人依赖于危险的饮用水源，由此造成的损失粗略估计占农村GDP的2%左右。

水体的污染会带来一系列健康问题。中国法定传染病报告系统（National Notifiable Infectious Disease Reporting system）中提及七种与水污染相关的疾病，它们是：甲型肝炎、霍乱、痢疾、伤寒、副伤寒、其他感染性腹泻和血吸虫病。此外，长期接触污染水体的居民，相比未接触该类污染水源的居民而言，患有癌症的风险更高。有研究发现，长期饮用水中如果硝酸盐/亚硝酸盐和铬的量超标，会使得患有消化系统癌症（胃癌、肝癌、食管癌和大肠癌）的风险大大提高（Zhang，et al，2010）。除了直接饮用造成健康影响之外，污染水体还会成为病原体和传播媒介滋生的温床，间接影响公共健康。例如，被污染的水源容易滋生蚊子、白蛉等生物，为传染病的扩散提供载体（Moore, et al, 2003）。

（三）城镇人口大规模增长对公共健康带来的压力

随着城镇化进程的加速，我国的城镇人口快速增长，也会对公众健康带来一定的压力。这种压力主要体现在两个方面：人口聚集和传染病的传播、乡城"流动人口"及其后代的健康问题。下文中，将会对这两个方面进行详细阐述。

1. 城镇人口的聚集带来的健康卫生问题

我国的城镇化仍处于加速发展时期，每年都有大量农村人口向城镇聚集。人口的聚集会使得农村中低密度的居住形式转变为城镇中成组成片的、较高密度的居住形式。因此，城镇的居住生活空间较村庄而言更为"拥挤"。而这一种"拥挤"的生活状态，会对公共健康造成一定的损害。有研究表明，生活在拥挤环境下的城市人，由于高度紧张和过快的生活节奏，患高血压、心脏病和神经衰弱等疾病的比例较高，称为"拥挤综合征"（罗勇，2010）。

大量人口涌入城镇，加之气候、环境的变化和基础卫生设备不够等问题，还会引起一些传染性疾病的爆发与流行。近年来，新的传染性疾病不断出现，例如艾滋病（HIV）、结核病、性病等。有研究表明，截至2000年我国的艾滋病病毒感染人数约100万，梅毒、淋病这两种性病的发病数将超过甲、乙两类传染病[①]的50%（程鑫，2000）。因此，玄泽亮等（2003）认为，虽然人类的疾病谱从传染病转变为慢性非传染病，但是快速的城镇化进程使第一次卫生革命[②]的完成仍面临着严峻的挑战。

2. 乡城"流动人口"的健康问题

"不完全的城镇化"现象在我国的表现显著，大规模向城镇迁移的"流动人口"对我国的公共健康造成了不少挑战。在我国大规模城镇化进程的早期，对农村移民的健康关注点被限制在移民带来的威胁和农村传染性疾病向城镇蔓延上。而现在，更多地会关注移民本身的健康问题。就目前而言，有相当数量的"流动人口"不能享受城镇甚至村庄的公共健康服务，这使得他们存在短期和长期健康风险的概率大大提升。一个关于深圳（我国最大的"流动人口"聚集地之一）的研究表明，55%的"流动人口"没有健康保险，而62%的打工者生病不会选择去看医生（Jin, et al, 2014）。而在北京，2006年仅有

① 甲类传染病是指：鼠疫、霍乱；乙类传染病包括：传染性非典型肺炎、艾滋病、病毒性肝炎、脊髓灰质炎、麻疹、肺结核、淋病、梅毒、百日咳、新生儿破伤风等25种疾病。

② 第一次卫生革命：是指针对严重危害人类健康的传染性疾病和寄生虫病展开的一次卫生革命。该革命于19世纪后半叶从欧洲开始，希望通过控制传染源、预防接种、改善环境等措施，以控制传染病的流行。

28%的人口能享受基本健康保障服务，正是因为这一项服务没有包括所谓的"流动人口"（Hu，et al，2008）。

近20年来，大规模的乡城移民还会对他们后代的健康状况造成困扰。研究发现，"流动人群"的后代接种疫苗的概率小于他们在城镇和农村的同龄儿童。例如，在广东省珠江流域，外来务工人员的子女在结核病、白喉、百日咳、破伤风、脊髓灰质炎、麻疹和乙肝等流行病上接种疫苗的平均全剂量覆盖率不高于60%（Lin，et al，2007）。低疫苗覆盖率意味着高健康风险。李桂娇等（2002）的研究发现，广东省中山市在1998～2001年间流动人口中新生儿破伤风、百日咳、麻疹、痢疾等疾病占全市该病发总数的50%以上。而在欠发达地区，疫苗覆盖率更低。在广西贵港市，大部分外来务工人员子女的全剂量疫苗覆盖率不到20%（Sun，et al，2010）。因此，扩大对乡城"流动人口"的健康服务，是未来中国公共健康事业发展中亟须解决的重要问题。

二、城市建设用地的无序蔓延对公共健康的挑战

随着城镇建设用地的快速扩张，城镇外围的森林与植被遭到破坏，使得城镇环境与野生环境相互接触的可能性大大提高，为疾病传播创造了条件（Moore，et al，2003）。森林与植被的破坏还会导致土地沙漠化、水土流失等现象，间接对公共健康造成威胁。伴随着建设用地无序扩张的还有对机动车，尤其是小汽车的过度依赖。相关研究表明，建成区密度越低，小汽车出行的依赖度越高（Haque M.B.，2013）。John等（2010）在对美国洛杉矶、旧金山和芝加哥三个城市的研究中也发现，在一定范围内随着住宅密度的降低，各家庭的车辆行驶里程会急剧上升（图3-10）。对小汽车的过度依赖会加剧空气污染，增加机动车辆与行人交通事故的概率，其对公共健康的影响不容忽视。最后，城市的蔓延还会导致压抑、路怒症等心理问题（Frumkin H.，2002）。

（一）森林与植被破坏对公共健康的影响

城市建设用地的无序蔓延，会对森林和植被造成破坏。城市蔓延的直接成本，即大量的生态用地被钢筋、水泥、混凝土永久地转变为城镇建设用地，使得硬化面积增加，从而造成森林、湿地、耕地等自然生态用地面积的减少和分布的碎片化。

我国现有的森林面积为$13370 \times 10^4 hm^2$，森林覆盖率较1980年代虽有一定的增长，但是这种增加主要表现为疏林、灌木林和人工林，而天然林则呈逐渐下降趋势（刘国华等，2000）。事实上，人工林的土壤饱和持水量、土壤肥力都比天然林低，而土壤侵蚀量则大于天然林（彭少麟，1996）。两相比较，我国森林生态系统的整体发展呈退化趋势。刘国华等（2000）认为城市建设等一系列人类活动会加速森林生态系统的退化，

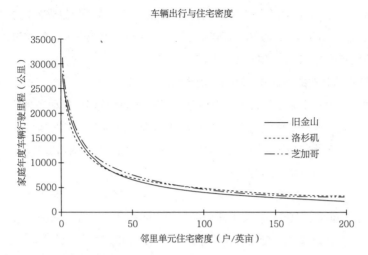

图3-10　美国三城市邻里单元住宅密度与家庭年度车辆行驶里程

（资料来源：John Holtzclaw, Robert Clear, Hank Dittmar, et al. Location Efficiency：Neighborhood and Socio-Economic Characteristics Determine Auto Ownership and Use – Studies in Chicago, Los Angeles and San Francisco［J］. Transportation Planning & Technology, 2010, 25（1）：1-27）

并促进森林生态系统的破碎化。周一星（1998）认为城市建设用地过度蔓延会造成外围绿化隔离带的破坏。此外，耕地与湿地的减少，也与城市建设用地的无序蔓延有关。孙群郎（2006）和王加庭等（2014）认为城市蔓延会对湿地和沼泽等天然生态系统造成破坏。

　　森林和植被破坏对公共健康的影响是多方面的。首先，森林的退化可以为疾病提供新的载体与生长环境。城镇建成环境的快速蔓延，会大大提高城市环境与自然生态环境的接触边界，这为传染性疾病的传播，尤其是以节肢动物为载体传播的疾病和人畜共患的疾病的传播提供了条件（Myers, et al, 2014）。常见的类似疾病有疟疾和莱姆病[1]等。其次，森林与植被的破坏，还会影响空气环境。城市的绿色开敞空间好比人的呼吸系统，对空气的进化有着重要作用。而城市建设用地的无序蔓延，破坏了原有的城市绿化隔离带，使得其对空气的净化作用大大降低，从而加剧空气污染程度。如上文所述，空气污染对我国的公共健康有不可忽视的影响。最后，森林与植被在涵养水源、调节气候等方面有着重要的作用，过度的破坏会导致更快的径流，还会影响水质。此外，森林与植被的破坏还会引起洪水、山洪滑坡等自然灾害，并且增加水传播疾病的发病率（Myers, et

————————

① 莱姆病是一种以蜱为媒介的螺旋体感染性疾病，是由伯氏疏螺旋体所致的自然疫源性疾病。我国于1985年首次在黑龙江省林区发现本病病例，以神经系统损害为该病最主要的临床表现。

al，2014）。在1998年的黄河水灾中，森林与植被的破坏是重要的促成因素之一。这次灾难的死亡人数超过3500人，破坏了700万套住宅，淹没了2500万hm²的农田，造成了30万亿美元的经济损失（Bank AD，2001）。

（二）依赖机动车的出行方式对公共健康的挑战

城市建设用地的无序蔓延，还会加剧对小汽车交通的依赖。机动车会产生大量的尾气，其中的二氧化碳、二氧化硫等气体会对居民的健康产生较大的危害。此外，机动车使用频率的上升还会提高交通事故发生的概率，对人们的生命健康造成威胁。

1. 尾气污染带来的健康问题

城市建设用地的无序蔓延通常会伴随低密度的建成环境，这会增加人们对机动车的依赖（Frank，et al，1995）。改革开放后，我国的机动车保有量增长迅速。自1983年到2012年，我国机动车保有量由223万辆增加到了10933万辆，年均增幅为13.86%（图3-11）。人们在享受机动车带来的诸多便利的同时，也不得不面对其带来的尾气暴露与健康风险。虽然近年来在机动车节能减排上有了长足的进步，但是大量地使用机动车仍然会向空气中排放出苯、一氧化碳、二氧化碳、颗粒物、氮氧化物和碳氢化合物（Easa，et al，1998）。此外，机动车排放的许多尾气还有很强的生物活性，包括一般毒性以及致突变和致癌等特殊毒性（郭新彪，2009）。

汽车尾气成分复杂，对公共健康的影响也是多方面的。其中，尾气中的芳烃、烷烃等成分能和紫外线发生反应，形成光化学烟雾，对人们的眼、鼻、喉黏膜造成损伤；尾气排放的氮氧化物，如一氧化氮、二氧化氮等，会损害人们的呼吸道系统；尾气中的铅通过呼吸道被人体吸收后，会先被肝、肾、脾、脑和胆等器官吸收，几周后转向骨骼进

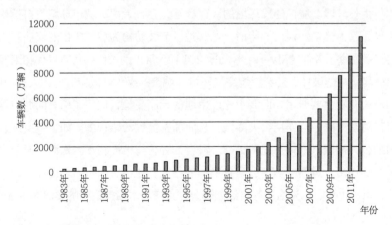

图3-11　我国1983~2012年全国民用车拥有量
（资料来源：中国汽车工业年鉴，2013）

行沉淀。当人体发生感染、外伤或者酗酒时，骨骼中的铅会转移到血液，引发铅中毒（华爱红等，2007）；此外，尾气中的苯类物质和碳烟还具有致癌作用。

除了对健康的直接影响外，汽车尾气还会通过影响气候、环境，间接地影响公共健康。例如，尾气中的二氧化碳等温室气体会加剧全球的升温；氮氧化物雨水会形成酸雨，污染水质等。因此，汽车尾气带来的健康问题，是我国未来公共健康事业发展需要关注的焦点之一。

2. 交通事故与健康伤害

城市快速蔓延与机动车交通事故的关系十分复杂。简单来说，更多地使用机动车意味着人们接触交通危险的可能性更高，从而导致更高的交通事故率（Lourens，et al，1999）。在城市地区，日益拥挤的道路中充斥着各类机动车、非机动车与行人，而交通事故与伤害一直都是我国由伤害导致死亡的高发原因之一（Wang，et al，2008）。

由《中国卫生与计划生育统计年鉴》中的数据可知，我国的机动车交通事故率整体为上升趋势。图3-12所示为我国2005～2014年的机动车交通事故率。由图中可知，在十年间，交通事故的发生概率上涨了将近一倍。其中，行人和非机动车使用者面临的风险更高，占交通相关事故死亡人数的60%（John，et al，2007）。当然，行人与非机动车的安全事故也与城市建成环境关系密切，这一内容会在下一节中详细阐述。此外，交通事故率与年龄结构也有关系。图3-13所示为我国2010～2014年各年龄段的机动车辆交通事故率，不难发现，年龄越大的人群面临的交通风险越高。这与老年人的身体机能逐渐衰弱，行动迟缓，反应相对较慢有关。

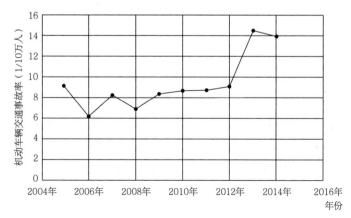

图3-12　我国2005～2014年的机动车辆交通事故率
（资料来源：中国卫生与计划生育统计年鉴，2006～2015）

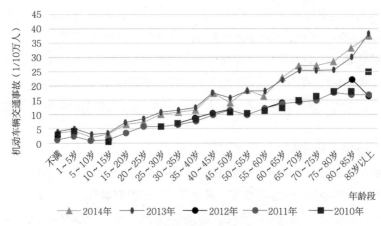

图3-13   2010~2014年间各年龄段机动车辆交通事故率
（资料来源：中国卫生与计划生育统计年鉴，2011~2015）

（三）城市蔓延对心理健康的影响

人们移民郊区的原始动机之一，便是郊区有着更多接触自然的机会。人们喜欢花鸟、植物等富有生气的事物，而郊区则给人们提供更多接触它们的可能性。Frumkin（2001）的研究发现，常常接触自然有助于身心的健康发展。此外，远离城镇的喧嚣，享受"世外桃源"的宁静，对于某些人来说可以舒缓压力，重拾心情。而城市建设用地的快速蔓延，使得郊区的自然环境被钢筋混凝土所取代，人们能够接触自然的概率越来越少。

从另一角度来看，城市蔓延延长了通勤交通的出行时间，这对人们的心理健康也会造成影响。有研究表明，过长的通勤交通会加剧背部疼痛和心血管疾病的发生概率，并且会让人感觉到压力（Koslowsky，et al，1995）。这种压力的具体表现之一，便是"路怒症"[①]。医学界把路怒症归结于阵发性暴怒障碍，指多重的怒火爆发出来，猛烈程度叫人大感意外。路怒症发作的人经常会出口威胁、动粗甚至威胁他人安全。造成路怒症的原因是多样的。家庭或者工作中的压力可能会在车辆驾驶过程中爆发出来（Hartley，et al，1996）。针对澳大利亚（Harding，et al，1998）和欧洲（Parker，et al，2002）的研究发现，交通容量和出行距离是影响路怒症发病的重要因子之一。此外，司机们的愤怒和挫折不仅仅局限于他们的车辆。如果这种通勤压力开始影响人们的社会关系和幸福感，并且因为长时间地堵在马路上而使得压力越来越大时，城市蔓延就会开始威胁到人

---

① 路怒症：指汽车或其他机动车的驾驶人员有攻击性或愤怒的行为。

们的心理健康（Frumkin，2002）。

城市蔓延还会影响社会资本。Putnam（2000）曾经提到，城市蔓延导致过长的通勤时间，这意味着人们陪伴家人、朋友以及参加各种社会活动的时间更少。此外，伴随着城市蔓延和郊区化进程的，还有社会的分化。不同区位的邻里单元因其售价的差异，会吸引不同的收入群体，这可能会加剧整个城市地区的社会不平等现象（Frumkin，2002）。美国（Kennedy，et al，1996）和英国（Stanistreet，et al，1999）的部分研究表明，社会分化，尤其是收入不平等，会导致更高的全因死亡率[①]、婴儿死亡率和其他各种具体的疾病死亡率。因此，在社会分化与减少社会资本的语境下，城市蔓延也会对心理健康产生负面影响。

三、城市建成环境对公共健康的挑战

在21世纪初，"慢性病"对公共健康的威胁会越来越严重。而诸如心脏病、糖尿病、肥胖、哮喘、压抑等慢性病，都与建成环境关系紧密。许多证据可以表明，身体与心理方面的健康疾病与住房、学校、工作空间、公园、工业区、农场、道路等城市建成环境关系密切。正如美国卫生与公众服务部（HHS）在《Healthy People》（2010）所说，"从广义上看，环境健康包括人类健康、疾病和损伤等多个方面的内容，这些方面是由环境因素决定或影响的。这不仅包括各种物理、化学的直接致病环境，还包括住房、城市发展、土地利用、交通等建成环境"。而本节旨在系统地阐述城市建成环境对公共健康的影响。

（一）住房问题对公共健康的挑战

学术界认为，低质量的住房与健康状况存在联系（Hilary，et al，2001）。近期的研究表明，焦虑、沮丧、注意力涣散、药物滥用、攻击性行为、哮喘、心脏病和肥胖等身心健康问题均与建成环境，尤其是不充足的住房有关（Raffestin，et al，1990）。不充足的住房，可能暗示居民在身体和精神方面承受着巨大的压力（Sharfstein，et al，2001）。

住房对健康的影响是多方面的。Shaw（2004）认为，住房主要通过两种路径来影响健康。首先，住房的建成质量会对人民的身体健康造成影响。例如，穷人的住房年久失修，会让他们更多地暴露在铅中毒、空气污染、害虫等的威胁之中，并且存在更高的社会风险（Sharfstein，et al，2001）。而残破的住房，如水管漏水、油漆脱落或残破的顶棚等，可能会对居民的免疫系统造成影响（Lehmann，et al，2002）。此外，住房还会

---

① 全因死亡率：指一定时期内各种原因导致的总死亡人数与该人群同期平均人口数之比。

与家庭安全、福祉和社会地位等联系起来，从而对健康造成影响。例如，住房可以通过区位条件、活动组织以及接触当地服务、文化和社会资本的便利程度对公共健康造成影响（Susan, et al, 2003；Hartig, et al, 2003）。而对于低收入群体等社会弱势群体而言，房屋债务、住房条件差以及居住在贫困地区等因素，可以从上述两个方面对身体健康造成影响（Susan, et al, 2003）（图3-14）。

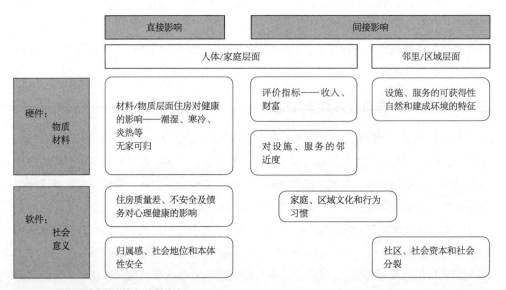

图3-14　住房对健康的直接/间接影响途径
（资料来源：Shaw M. Housing and Public Health [J]. Annual Review of Public Health, 2004, 25（25）：397-418）

在我国，流动人口的住房问题尤其值得关注。2015年年末全国范围内的农民工总量达到27747万人，占全国城镇人口的35.98%左右。黄卓宁（2007）和王凯等（2010）发现，城市外来务工人员居住的外部环境质量、建筑密度很大，缺乏物业管理，绿地与开敞空间不足，公共卫生状况堪忧，"脏、乱、差"现象突出，有的住房还存在消防隐患。低劣的居住环境质量会对以农民工为代表的低收入弱势群体的健康状况造成不可忽视的负面影响。

（二）孤立的社区与久坐不动的生活方式

大量证据表明，孤立的社区和久坐不动的生活方式会对社会、健康和经济发展产生影响（Wang, et al, 2002）。不幸的是，目前城市建成环境的物质属性与社会属性进一步促进了社区间的孤立（Bashir, 2002）。人们的时间大量被看电视、上网等行为取代，邻里间的疏离以及地理上的隔离造就了孤立的社区（Goran，et al，2001）。这种孤立可能会导致社交网络的缺失、社会资本的减少，能提升肥胖、心血管疾病、心理疾病等的发病率与死亡率（Fullilove，1998；Kawachi，et al，1999）。

经常参加运动的人会拥有更好的健康条件。但是，现今许多的城市建设都鼓励久坐不动的生活方式。例如，停车场尽可能靠近建筑物，以提高驾驶者的方便性与安全性。此外，大多数的新建住宅以方便的车行交通为主要的考虑目的（Jackson，et al，2002）。而且，随着城市建设的无序蔓延，人们对机动车的依赖程度也越来越高，步行的机会也大大减少。

久坐不动的生活方式已经确定是造成心血管、中风等疾病的危险因素之一（Pate，et al，1995），而经常运动则会减少这一风险（Lee，et al，2000）。Wei等（1999）的研究发现，在男性群体中，身体素质排名后20%的那部分人患心血管疾病的概率比经常运动的群体高出3~5倍。而在关于女性群体的研究中发现，每天走10个以上街区可以使得患心血管疾病的风险降低33%（Sesso，et al，1999）。缺乏运动带来的健康风险，有时甚至比高血压、高胆固醇乃至吸烟带来的危险更高（Wei，et al，1999）。

除了直接的健康影响之外，久坐不动的生活方式还会导致肥胖，间接对公共健康造成影响。就我国而言，在《2002年居民营养与健康状况调查报告》中写道，我国成人超重率为22.8%，肥胖率为7.1%（估计人数分别为2.0亿和6000多万），与1992年相比，成人超重率上升39%，肥胖率上升97%，预计未来肥胖病患者将有大幅提升。此外，大城市成人超重率与肥胖现患率分别高达30.0%和12.3%，儿童肥胖率已达8.1%，应引起高度重视。肥胖会导致一系列健康问题，包括：缺血性心脏病、高血压、中风、血脂异常、骨关节炎以及一些癌症（Frumkin H.，2002）。肥胖病患者的死亡概率比正常群体高出2.5倍（Wannamethee，et al，1998；Blair，et al，1996），并且会使2型糖尿病的患病风险提高5倍。因此，肥胖会是未来影响公共健康的危险因素之一。

（三）建成环境与行人、非机动车交通事故

城市建成环境有可能会提高行人、非机动车的交通事故发生概率（Jackson，et al，2002）。城市建成环境中，各类交通方式间的联系不足、高速公路的大量修建以及反步行的道路设计等均会威胁行人与非机动车交通的安全。在城市中，最危险的道路莫过于那些行驶速度快、通道多、没有步行道、与交叉口间距长以及联系大型商业区或者居住区的道路（HHS，1999）。而对印度的研究表明，道路狭窄拥挤、路边随意停车以及缺乏步行系统等也会导致更高的行人和非机动车事故率（John，et al，2007）。虽然我国的道路建设相比印度等发展中国家更好，但行人与非机动车交通事故的发生概率依然不容乐观。

John等（2007）的研究发现，我国2002年行人交通事故率占总体交通事故率的25%。而上文也曾提到，在我国机动车交通事故中，行人和非机动车使用者面临的风险更高，占交通相关事故死亡人数的60%。

对于儿童步行者而言，机动车交通为主导的空间布局、缺乏管制的路边停车以及缺少步行交通的道路均会对其健康造成较为严重的负面危害。一项关于新西兰的研究发现，高车行交通量会对儿童造成更大的威胁。该研究表明，生活在高密度社区的儿童，遭受交通事故的概率是生活在低密度社区中儿童的13倍（Roberts, et al, 1995）。此外，在特定的交叉路口限制路边停车也是减少儿童遭受交通事故的有效措施。而美国的经验表明，缺乏步行、自行车通道的城市建成区中，儿童选择步行或骑行上学的概率会减少，而这可能会进一步提升儿童患肥胖症的概率，从而对其身体健康造成威胁（Goran, et al, 2001）。

（四）棕地对公共健康的影响

"棕地"（Brownfield）的概念，早在1980年美国的《环境应对、赔偿和责任综合法》（Comprehensive Environmental Response, Compensation and Liability Act, CERCLA）中就已经提出。在美国语境中，棕地指被遗弃、闲置或不再使用的前工业和商业用地及设施，这些地区的扩展或再开发会受到环境污染的影响。欧洲经济与棕地更新网络行动组（CAEBRNET）也有类似定义：棕地是那些由于之前土地使用者带来了不良影响，已经受到或将要受到污染的土地，包括被废弃或仍在使用的。英国对棕地的定义更广。在英国，棕地指曾经利用过的、后闲置的、遗弃的或者未充分利用的土地。虽然各国对棕地的定义有所差异，但现有的研究普遍认为棕地会对公共健康造成影响。

从毒理学的角度来看，棕地被公认为对公共健康具有潜在的威胁（Dixon, et al, 2007）。棕地对健康的威胁很大程度上是由土地污染造成的。污染物包括有毒元素（如铅、砷等）、无机化学污染物（如石棉等）、有机化合物（如石油烃等），部分土地还可能会含有放射性物质（Cardiff, et al, 2010）。这些污染物会对公众健康造成一系列的负面影响。以慢性铅暴露为例，长期暴露在含铅量高的土壤环境中，会导致神经紊乱、贫血、厌食、呕吐、疲倦等症状，严重者会导致肾功能衰竭（Lin, et al, 2003; Prasad, et al, 2000）。孕妇暴露在铅环境中会导致流产、胎儿畸变和早产等问题（Gardella, 2001）。此外，Litt等（2002）在针对美国巴尔的摩45岁以上人群的研究中发现，居住在棕地数量较多的区域的那部分人群中，患癌症、肺癌和呼吸系统疾病的死亡率较其他区域分别高出27%、33%和39%。

除了污染物对健康的直接影响之外，低质量、建成时间较为久远的公共空间（无论是否有污染）还会通过社会心理运作机制对社区的健康造成负面影响（Mitchell, et al, 2007）。居民对他们所生活区域的印象会影响他们的健康（Bambra, et al, 2014）。Bush等（2001）发现，一个地方会因为空气污染、脏乱等糟糕的环境而被烙印上不好的名声。而居住在这里的居民，也会因为其不好的名誉而蒙羞。Cattell（2001）和Airey（2003）的研究发现，这种基于环境的污名可能导致心理压力（与相关的疾病）和羞耻感。棕地通常建设质量都很差，并且给人一种脏乱、破败的感觉，因此也会给人心理上的压力。

根据世界银行的研究，我国2005年棕地数量至少在5000个以上，并且该数目还有急速上升的趋势（World Bank, 2005）。即便如此，我国对棕地的危害重视程度仍然不够。目前为止，我国棕地的实际数目仍无权威数据，而业主对入住小区土地的历史数据，也大多一无所知。更让人担忧的是，大量污染企业搬出城区后，遗留的"棕地"被一些地方政府、地产商视为"摇钱树"，未经"消毒"即建成经济适用房或商品房。据不完全统计，截至2008年，北京、江苏、浙江等地搬迁污染企业数千家，已置换2万余公顷工业用地。

（五）城市建成环境中的健康分异

对于不同类型的群体，城市建成环境的健康影响会有所差异。对于弱势群体而言，由于其身体因素、社会经济因素等的原因，会比其他的社会群体承受更多的健康威胁。下面主要从低收入群体的健康分异与老年人、残疾人面临的环境阻碍两方面进行阐述。

1. 低收入群体的健康分异

在探究建成环境对公共健康的影响时，Kawachi（1999）发现少数群体（Minority group）、低收入人群的健康风险更高。社会经济地位较低的群体通常难以获得高品质的住房，不得不选择建设质量较差、缺乏户外运动设施的居住环境（King, et al, 2000）。因此，该类群体患呼吸系统疾病、发育障碍、肥胖、慢性病和心理疾病的风险更高（Srinivasan, et al, 2003）。此外，研究还发现恶劣的居住环境与高犯罪率关系密切，这会使得社区缺乏安全性，还会导致严重的社会隔离（Taylor, et al, 1996）。因此，了解社会经济发展的不平等与公共健康之间的关系，有助于减少低收入群体所面临的健康风险与威胁。

2. 老年人与残疾人面临的环境阻碍

除低收入群体外，城市建成环境对老年人与残疾人的健康阻碍也值得我们关注。刘敏等（2000）的研究发现，到2030年我国60岁以上的老年人将达到4亿，其中有3000万人超过80岁。此外，我们残疾人的人口基数也越来越大。据第二次全国残疾人抽样调查主要数据显示，截至2007年，我国残疾人总数为8296万人，有残疾人的家庭户的总人口占全国总人口的19.98%。因此，关注环境阻碍对老年人与残疾人的健康影响具有重要的社会意义。

环境阻碍，通常被定义为"建构筑物、设施和社区的物质属性，它们的存在、缺失或者设计会阻碍人们抵达目的地或自由流动的进程，或者为其提供不安全的外部环境"（Jackson，et al，2002）。环境阻碍对老年人和残疾人的影响尤为明显。这些物质属性包括陡峭的步行通道、轮椅坡道的缺失、过窄的坡道以至于不能容纳辅助装置、非电梯房过多的台阶以及与公共交通站路途较远等。这一些环境阻碍会使得老年人与残疾人难以进行身体活动，久而久之会引发肥胖、心血管疾病、糖尿病等一系列健康问题。此外，还有研究发现，高密度的混合社区会减少老年人的休闲性身体活动水平（Sarkar，et al，2013），而当住宅附近有安全设施、靠近公园、环境优美并且步行方便时，老年人会增加至少一小时的步行活动时间（Tsunoda，et al，2012）。因此，关注建成环境，人为减少环境阻碍对老年人与残疾人的健康影响，需要规划工作者的共同努力。

第三节   "健康中国"战略及其对城乡发展的影响

党的十八大报告指出，"健康是促进人的全面发展的必然要求"。诚然，健康是国家富强、人民幸福的重要前提，同时也是人们实现个人价值的坚实基础。习近平总书记曾深刻指出："没有全民健康，就没有全面小康"。因此，健康对于国家发展、人民幸福十分重要。从国际经验上看，联合国在"千年发展目标"中提出的八大总目标中，就有三个与健康相关，而WHO则对"健康城市"作出了全面阐述，并把健康城市作为全球计划进行推广（李丽萍，2003）。基于健康对国民经济与社会发展的重要性，我国提出了"健康中国"战略。李克强总理于2015年2月在政府工作报告中首次提出"打造健康中国"，而在"十三五规划"（2016～2020年）中，"健康中国"开始上升至国家战略高度。

城市建设的水平与实现"健康中国"密切相关。本节首先对"健康中国"战略进行详细解读，界定其与城乡发展的关系，以便更好地将健康理念与可持续发展相结合，并促进城市的环境、社会和公共健康协调可持续发展。

一、"健康中国"战略的背景

（一）改革开放后我国健康事业取得的成就

自改革开放以来，我国的健康事业取得了惊人的成就，人们的身体健康水平有了较大的提升。这些成就主要包括：健康状况得到改善、疾病预防工作显著进展和医疗卫生服务体系基本建成三个方面。

1. 人民的健康状况得到改善

改革开放以来，中国人民的健康状况得到了极大的改善。"十二五"期间，我国人均寿命提高了1岁左右；婴儿死亡率由13.1‰下降至8.9‰；孕产妇死亡率由30/10万下降至20.1/10万，均实现了"十二五"规划对公共卫生的目标与要求。从国际上看，中国作为全球人口基数最大的国家，用了较低的卫生费用，使得其居民的健康水平达到中高收入国家行列（表3-4）。

2013年中国卫生状况及卫生费用的全球排位情况　　　　表 3-4

项目	中国	排位	中高等收入国家平均水平
人均预期寿命（岁）	75.40	72.00	74.30
卫生总费用占 GDP 比例（%）	5.60	123.00	5.80
人均卫生总费用（美元汇率）	375.79	97.00	408.00
人均 GDP（美元汇率）	6991.90	93.00	7719.60

资料来源：李滔，王秀峰. 健康中国的内涵与实现路径［J］. 卫生经济研究，2016（1）：4-10.

2. 疾病防治工作显著提升

同时，我国的疾病预防工作也取得了显著进展。中国政府一直重视疾病的预防工作，并制定了一系列的疾病防控策略。例如，针对传染病的免疫防治策略；针对孕产妇、新生儿及儿童的健康保护策略；针对结核病、肠道传染病等的防控策略等。此外，国家免疫规划的范围也有了较大的提升。韩启德（2009）的研究发现，我国免费接种疫苗的种类由6种扩大到了14种，预防的传染病由7种增加至15种。随着健康工作的推广，我国对社区居民进行的慢性病风险评估与分类指导工作也逐步展开，并且逐渐由城市向农村推广。

3. 医疗卫生服务体系基本建成

改革开放后，中国政府采取了有效的措施，医疗服务体系逐步完善，质量也不断提升。1980～2014年间，全国医疗卫生机构数年均增长率为5.11%、床位数和卫生工作人员年均增长率分别为3.31%和2.98%（表3-5）。截至20世纪90年代中后期，我国大部分地区基本摆脱了医疗资源短缺的困境，城市与大部分农村地区的医疗机构在服务质量上有了显著提升。到目前为止，我国城镇地区形成了由社区卫生机构与各级各类医院共同组成的医疗服务网络，而在农村地区，医疗服务网络则由村卫生室、乡镇卫生院组成。

1980—2015 年我国医疗资源增长情况　　　　　表 3-5

项目	1980 年	2014 年	年均增长率（%）
医疗卫生机构数（个）	180553	981432	5.11%
卫生机构床位数（万张）	218.44	660.12	3.31%
卫生技术人员数（个）	2798241	7589790	2.98%
执业（助理）医师（人）	1153234	2892518	2.74%

资料来源：中国卫生与计划生育统计年鉴，2015。

（二）健康事业面临的挑战

虽然我国的健康工作取得了显著成就，但是在快速城镇化的发展背景之下，公共健康事业仍然面临着严峻的挑战。这些挑战主要包括：我国正面临第一、二次卫生革命的双重挑战，复杂的健康威胁因素亟须控制，卫生资源与居民需求的不匹配和体制机制问题日益凸显四个方面。

1. 第一、二次卫生革命的双重挑战

虽然我国在疾病预防工作中取得了显著的进展，但是我国的传染病情况尚未得到完全遏制，诸如肺结核、疟疾、乙肝等传染病流行情况依然不容乐观。此外，艾滋病、非典型性肺炎、人感染高致病性禽流感等新型传染病不断出现，对公众健康构成了新的威胁。因此，针对感染性疾病开展防治工作的第一次卫生革命依然需要继续。此外，21世纪慢性病对公共健康的影响会越来越严重。根据《中国居民营养与慢性病状况报告（2015）》的资料显示，2012年全国居民慢性病死亡率为533/10万，占总死亡人数的86.6%，心脏病、癌症和慢性呼吸系统疾病为主要死因，占总死亡人数的79.4%。此外，与2002年相比，我国患糖尿病、乳腺癌和慢性阻塞性肺病的发病率均有较大幅度的提升。总体而言，我国慢性病的总体防控形势依然严峻，针对慢性病的第二次卫生革命仍然面临着巨大的挑战。

总之，我国既面临着发展中国家的传统健康问题（传染病），又需要解决发达国家的健康问题（慢性病）。双重疾病负担给我国的疾病控制带来严峻的挑战，需要我们慎重对待。

2. 复杂的健康威胁因素亟须控制

经济、社会和环境中仍然存在着不利于健康的诸多威胁。就目前而言，有利于公众健康的社会经济发展模式仍未建立，各社会机构对公共健康的关注程度仍有待提高，健康危险因素亟须控制。

经世界卫生组织研究显示，影响个人健康和寿命的因素包括：遗传与心理因素、环境因素、保健设施因素和生活方式四个方面，而随着社会与经济的发展，越来越多的外部作用力可以通过这四个方面对健康造成威胁。以城镇化为例，城镇化进程可以从以上四个方面对健康造成威胁。从遗传与心理因素的角度来看，城镇用地的无序蔓延与隔离的社区会对公众的心理健康和社会资本造成负面影响；从环境因素的角度来看，工业化驱动下的城镇化和依赖小汽车的出行方式会对空气、水资源造成污染，提高公众患呼吸系统疾病、消化系统疾病和疟疾、霍乱等水传播疾病的概率；从保健设施因素的角度来看，城市建成环境中公园、开敞空间的缺失与配置失衡、城镇流动人口的健康保障问题、建成环境中对老年人和残疾人的环境阻碍等，均会产生消极的健康效应；从生活方式的角度来看，许多的城市建设均鼓励久坐不动的生活方式，从而使得中风、心血管疾病的患病率大大提高。

此外，经济发展的不均衡，还会导致健康的不公平等问题。这一社会问题主要体现为城乡和地区之间的不公平。城市居民的人均收入明显高于农村居民，我国东部地区居民的人均收入也明显高于其他地区。不同的经济发展条件会导致医疗设施和医疗服务水平上的差异。张敏等（2010）的研究发现，我国的人口健康存在不平等的问题，这种不平等主要表现为中西部地区与沿海地区的差异。而从《中国卫生和计划生育统计年鉴》（2015）中可以发现，2014年全国城镇千人卫生技术人员数为9.7，乡村千人卫生技术人员数为3.77，仅为城镇的2/5（表3-6）。此外，东部地区的卫生技术人员数、执业（助理）医师数与医疗机构床位数也远超中、西部地区（表3-7）。

2014年我国千人卫生技术人员数　　　　表3-6

地区	卫生技术人员			执业（助理）医师			注册护士		
	合计	城市	农村	合计	城市	农村	合计	城市	农村
东部	5.92	10.63	4.11	2.3	3.93	1.7	2.37	4.61	1.44
中部	5.17	9.01	3.44	2.01	3.25	1.42	2.06	4.16	1.18
西部	5.48	8.73	3.8	1.99	3.13	1.39	2.12	3.85	1.31
总计	5.56	9.7	3.77	2.12	3.54	1.51	2.2	4.3	1.31

资料来源：中国卫生和计划生育统计年鉴，2015。

2014 年我国医疗机构床位数　　　　　　　表 3-7

地区	医疗卫生机构床位数（张）			每千人口医疗卫生机构床位数（张）		
	合计	城市	农村	合计	城市	农村
东部	2610290	1485296	1124994	4.62	7.83	3.47
中部	2090868	936733	1154135	4.88	8.32	3.31
西部	1900056	747851	1152205	5.16	7.33	3.89
合计	6601214	3169880	3431334	14.66	23.48	10.67

资料来源：中国卫生统计年鉴，2015。

3. 卫生服务资源与居民需求不匹配

我国的卫生服务资源与居民的需求之间仍然存在较大的差距，而这种差距主要体现在两个方面。首先，我国的医疗卫生供需矛盾依然突出。据统计，2004~2013年间，入院人数由0.67亿增长至1.92亿，增长了187%；年诊疗人次则由39.91亿人次增长到了73.14亿人次，增长幅度为83.26%（李韬等，2016）。但是现阶段医疗服务供给能力因优质人员匮乏和体系结构不合理等问题而严重滞后。据《中国卫生和计划生育统计年鉴》（2014）的数据显示，同年间卫生技术人员只增加了60.74%，执业（助理）医师数目仅增加了39.82%，远远不能满足需求。随着社会经济的发展，未来群众多样化的健康需求将会得到进一步释放，而医疗卫生资源短缺问题将会进一步凸显。

我国卫生服务资源与居民需求间的差距还体现在卫生发展和服务模式上。基层医疗卫生机构能力不足、高层级医疗服务机构资源短缺、功能不明确等问题，在现阶段我国医疗体系的发展中表现突出。一方面，高层级医疗服务机构因其先进的医疗技术和服务水平，吸引了大量的服务。另一方面，基层医疗机构由于专业性不足等问题，难以吸引病人就医。这种情况在农村地区尤为明显，基层卫生人力队伍"青黄不接"。据《中国卫生和计划生育统计年鉴》的数据显示，从2009年至2013年，医院入院人数占比由64.03%增长到72.9%，而同期基层卫生服务机构的入院人数占比则下降了8.63%。

4. 体制机制问题日益凸显

普遍的观点认为，中国医疗体制问题主要表现为"看病难"和"看病贵"（余绪鹏等，2007；顾昕，2005）。这两大现象又说明我国存在医疗资源配置不合理、医疗费用过高和医疗保障制度不完善等问题。与2003年第三次中国卫生服务调查研究的结果相比，第四次卫生服务调查研究发现，2008年城镇居民医疗保险覆盖人口的住院费用有了一定的增长。在两周内的就诊病例中，41.1%的病例就诊费用由个人账户支付，且仍有26.3%的就诊病例门诊费用全部由自己支付。此外，调查人群中有70.3%的人因为经济原因在应该住院的情况下放弃住院机会。

由价格机制、医疗保障机制、资源分配机制等不合理而造成的体制机制问题会对公共健康水平的提升产生一系列的不良影响。首先，体制机制的不合理会导致医疗服务资源使用的公平性问题。患者过多地依赖高层级的医疗服务资源，基本医疗服务的公平性与可获得性有待改善。其次，体制机制的不合理还会造成医疗服务体系的效率变低，从而对宏观的健康绩效造成影响。最后，体制机制问题还会加快医疗服务费用的提升，使得"看病贵"的问题进一步严重化（赵明杰，2005）。

（三）"健康中国"战略的必要性

经历了改革开放后，中国特色社会主义已经进入了"经济—社会—政治—文化—生态"五位一体全面发展的新阶段。我们不只注重经济发展，还要平衡发展。正如十八大报告中所说，"健康是促进人的全面发展的必然要求"。习近平总书记也曾提到，"没有全民健康，就没有全面小康"。可见，健康是发展的基本目标，也是实现可持续发展的基本动力。

为应对未来复杂的健康威胁，党中央提出了"健康中国"战略，并且在十三五规划（2016~2020年）中，将"健康中国"与"平安中国"、"美丽中国"一起定位为国家战略，旨在提高全民的健康素质，应对未来复杂多样的健康挑战，为全面实现小康社会奠定坚实的基础。

二、"健康中国"战略的解读

2012年8月17日，卫生部发布了《"健康中国2020"战略研究报告》，旨在推进我国公共健康事业，改善城乡居民的健康状况。在十三五规划中"健康中国"上升为国家战略之后，党中央又提出了"健康中国2030"发展战略，并于2016年8月26日审议通过了《中医药发展战略规划纲要（2016—2030）》（简称"健康中国2030"规划纲要），强调在今后的发展过程中应完善健康服务体系，满足人民群众的健康需求，并大力推广我国中医药产业的发展，将中国的精粹发扬光大。

（一）"健康中国"战略的内涵

"健康中国"战略是一项旨在全面提高全民健康水平的国家战略，是在准确判断世界和中国卫生改革发展大势的基础上，在深化医药卫生体制改革实践中形成的一项需求牵引型的国民健康发展战略（陈竺，2012）。"健康中国"还是一个以"健康优先"为核心的创新型发展理念，凝聚着政府、社会和全体国人的共同愿望。从发展的角度来看，"健康中国"战略思想是科学发展观在公共健康领域的具体体现，是我国探索具有中国特色卫生事业改革发展道路的重要一环，同时也是全面实现小康社会的重中之重。"健康中国"战略的提出，为深化改革我国公共卫生事业提供了明确的方向，为解决我国居民的健康问题提供了新的思路。

（二）"健康中国2020"战略的解读

1. "健康中国2020"战略的基本介绍

"健康中国2020"战略是以全面增进和维护公众健康、提高全民健康水平，实现社会经济与公共健康共同发展为目标，以公共政策为切入点，以重要任务为载体的国家战略。"健康中国2020"战略的实施，意味着我国构建和谐社会的进程达到了全新高度。这有利于我国公共健康水平的提升，有助于促进经济方式的转变，保证医改成果为全民共享，具有重要的社会实践意义。

2. "健康中国2020"战略的发展目标

为实现国民健康事业的发展，《"健康中国2020"战略研究报告》构建了一个体现科学发展观的卫生发展综合目标体系，并将总体目标分解为可落实、可衡量的十大具体目标。这十大目标涵盖了维护和提升国民健康水平的支撑体系与服务要求，具体包括：

（1）截至2020年，实现人均寿命达到77岁、5岁以下儿童死亡率降至13‰、孕产妇死亡率不超过20/10万的目标，并努力缩短各地区间的健康差异；

（2）控制、扭转和减少慢性病的蔓延与健康危害；

（3）强化传染病和地方病的防控工作，降低感染性疾病的危害；

（4）健全医疗保健制度，提高医疗保险覆盖率，缓解"看病贵"的问题；

（5）努力提升卫生服务的可获得性与公平性，缓解"看病难"的问题；

（6）发扬中医药技术在保障我国公共健康中的作用；

（7）依靠科技水平的进步，适应医学模式的转变；

（8）加强食品检测力度，保障食品医药安全；

（9）明确政府职责，加大健康事业建设的投入力度；

（10）发展健康产业，满足多元化的健康需求。

3. "健康中国2020"战略的重点任务

"健康中国2020"战略根据对公共健康造成危害的严重性、影响的广泛性程度不同，秉承公平性与前瞻性的原则，确定未来健康事业发展的重点任务。确定重点任务的原则主要包括以下几个方面：①我国居民的主要健康问题与威胁健康的主要因素；②对主要健康问题与危害因素的可干预程度；③干预行为的成本与效用；④社会与政府可承受的水平等。

在此原则的基础上，"健康中国2020"战略筛选出了针对重大疾病、重点人群和可控健康危险因素的三大重点任务，并且细分为21项行动计划（陈竺，2012），其具体内容包括以下几点。

（1）针对重点人群的任务：母婴健康行动计划、职业健康行动计划、改善贫困地区健康水平行动计划。

（2）针对重大疾病的任务：重点慢性病防控计划、重点传染性疾病防控计划、伤害监测与干预计划。

（3）针对可控健康危险因素的任务：食品安全行动计划、全民健康生活方式行动计划、环境与健康行动计划、减少烟草危害行动计划、加强基本医疗保险行动计划、促进医疗卫生服务体系建设行动计划、卫生人力资源建设行动计划、合理用药行动计划、保证医疗安全行动计划、中医药发展行动计划、提高医疗卫生服务效率行动计划、公共安全和卫生应急行动计划、推动科技创新计划、国家健康系统建设计划和发展健康产业行动计划。

从上述三大重点任务中可以发现，在强调对重大疾病和重点人群的健康防护之外，建立健全健康保障体制，提高对健康危险因素的控制能力对未来公共健康事业发展的影响会越来越重要。

4. "健康中国2020"战略的实施路径

科学地制定实施路径，是确保"健康中国2020"战略得以惠及于民的关键。为推动"健康中国"的建设，应秉承创新发展、开放发展、协调发展、生态发展、共享发展五大理念（李韬等，2016），以全民健康水平为目标，结合我国现有医疗与卫生发展水平共同制定实施路径。

据研究，"健康中国2020"战略的实施路径主要包括以下内容：

（1）以改革为动力，建立健全医疗保障的体制机制，为实现健康中国提供制度保障；

（2）以信息化和科技创新为基础，建立健全医疗卫生服务体系，使其与居民的健康需求相匹配；

（3）建立"健康影响评价"制度，将健康目标融入所有政策中，建立健康友好型社会；

（4）推动城乡协同发展，改善城乡基础设施与生态环境建设，加强食品药品的监管，推进全民健身；

（5）完善基本医疗保障制度，实现全民健康全覆盖，并根据老年人、妇女儿童、流动人口、职业人群等的特点推行具有针对性的健康行动计划；

（6）积极调动社会力量，促进国内健康服务业的发展，满足多元化需求；

（7）推进健康领域的对外开放合作，制定实施全球卫生战略，提升我国在健康领域的国际影响力。

（三）"健康中国2030"战略的解读

1."健康中国2030"战略的基本介绍

为进一步完善健康服务、促进中医药产业发展而提出的"健康中国2030"规划纲要，是在原有战略基础上的升华。"健康中国2030"规划纲要以全面提升人民群众健康为目标，拓展中医药服务领域，并以满足人民群众中医药健康需求为出发点和落脚点，坚持中医药发展的成果惠及人民，从而为深化医药卫生体制改革、推进"健康中国"战略的实施提供新的路径。该战略的实施，是我国从健康发展的角度对全面建成小康社会，实现"两个一百年"的奋斗目标作出的积极努力。

2."健康中国2030"战略的发展目标

2016年8月19至20日召开的全国卫生与健康大会中，习近平总书记指出，未来发展健康事业应该明确以下四大发展方向：首先，是要加快把党的十八届三中全会确定的医药卫生体制改革任务落到实处；其次，要着力推进基本医疗卫生制度建设，努力在分级诊疗制度、现代医院管理制度、全民医保制度、药品供应保障制度、综合监管制度五项基本医疗卫生制度建设上取得突破；再次，要把医药卫生体制改革纳入全面深化改革中共同部署；最后，要完善人口健康信息服务体系建设，推进健康医疗大数据应用。而"健康中国2030"规划纲要则对未来健康事业的发展目标提出了更加具体的要求。在未来15年的发展中，我国健康事业的发展应实现以下两大目标：

（1）截至2020年，实现人人基本享有中医药服务，中医医疗、保健、教育、产业、文化等各个领域得到全面发展。中医药健康服务能力得到明显提升，每千人公立中医类医院床位数达0.55张；每千人卫生机构中医执业类（助理类）医师数量达到0.4人；中药工业总产值占医药类工业总产值的30%以上，中医药产业成为国民经济发展的支柱产业之一。

（2）截至2030年，中医药治理能力和治理体系的现代化水平有明显提升，并实现全国范围内中医药服务领域的全面覆盖。实现中医药在治未病中的主导作用、在重大疾病治疗中的协同作用、在疾病康复过程中的核心作用，并建设完善以高端中医人才引领的中医药人才队伍，为健康中国建设奠定坚实的基础。

3."健康中国2030"战略的重点任务

为满足人民群众对中医药健康的需求，促进中医药产业的全面发展，"健康中国2030"规划纲要指出，应该从医疗服务、文化传承与发扬、技术创新、养生保健、海外推广和中药产业六个角度出发，明确未来公共健康事业的重点发展任务。其具体内容包括：

（1）提升中医医疗服务能力。其具体任务包括：建设并完善覆盖城乡的中医医疗服务网络；提升中医防病治病能力；放宽中医药服务准入制度；促进民族医药发展和促进中西医结合。

（2）加强中医药的文化传承。其具体任务包括：加强中医药理论方法继承；强化中医药师承教育；加强中医药传统知识的保护与技术推广；发展中医药文化产业。

（3）推进中医药的创新。其具体任务包括：健全中医药协同创新体系；完善中医药科研评价体系；加强中医药科学研究的投入。

（4）发展中医养生保健服务。其具体任务包括：提升中医养生保健服务能力；完善中医养生保健服务体系；发展中医养老服务；发展以中医药为背景的健康旅游服务。

（5）积极推动中医药的海外发展。其具体任务包括：加强中医药对外的交流合作；扩大中医药产业的国际贸易水平。

（6）促进中药产业的发展。其具体任务包括：加强中药资源的保护利用；推进中药材规范化种植；促进中药产业转型升级。

4. "健康中国2030"战略的实施路径

"健康中国2030"旨在提升人民的健康水平，并且促进中医药产业的发展，对我国未来的社会、经济、文化发展具有重大的现实意义。为确保"健康中国2030"战略目标的实现，"健康中国2030"规划纲要对其实施路径作出了一定的要求。据笔者的整理，大致可以分为以下三大部分：

（1）加强规划组织与实施工作。其具体内容包括：完善国家中医药工作部际联席会议制度，以统筹协调各项发展工作；规划建设一批国家中医药综合改革试验区，以确保政策的实施；将中医药工作纳入地方社会经济发展规划中，地方政府应结合具体情况制定具体的实施方案，完善考核评估与监督检查机制。

（2）建立健全中医药管理体制。其具体内容包括：建立健全"国家—省—市—县"四级中医药管理体系，使中医药治理体系与治理能力符合现代化的要求；各级各类部门要在职责范围内协调沟通，共同推进中医药发展工作。

（3）营造良好的社会气氛。其具体内容包括：运用多种媒体渠道，如广播电视、移动终端等，大力传播中医药文化，强调中医药文化在社会经济发展中的重要性；推动中医药进校园、进社区和进家庭工作，促进中医药与居民生活之间的相互融合；将中医药知识纳入中小学传统文化教育中，形成全社会"信中医、爱中医、用中医"的良好氛围。

三、"健康中国"战略对城乡发展的新要求

改革开放30多年来的发展中，城乡规划扮演着重要的角色。虽然城乡规划本身对公共健康没有直接的影响，但是规划的结果对空气、水资源、土壤环境及人群行为能产生重要的影响，而这些恰恰是决定公共健康的根本要素（田莉等，2016）。而随着"健康中国"战略的推广，如何全面提升我国公共健康水平，探索城乡环境、社会和公共健康全面协调可持续的发展路径，成为我国城乡发展所面临的核心问题之一，也为未来的城乡建设与规划提出了新的要求。

（一）基于"健康视角"的区域一体化发展

现今，城乡、区域间公共健康发展的不平等是制约我国健康事业进一步发展，实现"健康中国"宏伟目标，以及全面建成小康社会的重要阻碍之一。因此，在"健康中国"的政策背景下，我们应该更多地关注基于"健康视角"的区域一体化发展，以实现公共卫生资源的最优化配置，实现共同健康。

1. 基于"健康视角"的城乡统筹

城乡间经济发展的差距，会造成城乡卫生资源配置的不平等。如表3-7所示，2014年我国城市的千人卫生机构床位数是农村的一倍以上，这与目前的城乡人口比例极不相称。此外，随着城镇化进程的推进，大量农村成为空心村，由此产生的留守儿童与老年人等弱势群体的健康需求也不容忽视。为此，我国城乡间的卫生资源的距离合理、公平的最优配置还有较大的上升空间。作为资源再分配的主要调控方式之一，城乡规划有责任关注城乡之间在卫生资源配置上的差异，并且在未来的规划中积极思考缩小差距的路径，实现城乡间公共卫生资源的均衡发展。

此外，我们还应关注乡城流动人口的健康问题。许多研究表明，流动人口的健康风险成为阻碍公共健康事业发展的一个重要的问题（杨德华等，2002；安琳等，2006）。因此，关注流动人口的健康问题，也是"健康中国"战略背景下城乡统筹发展中重要的议题之一。从城乡建设的角度来看，为解决乡城流动人口的健康问题，消除健康隐患，可以从提供保障性住宅、提高卫生服务设施和公共活动设施的可达性等角度入手，为其提供安全的住宅、可达性高的社会活动场所和卫生服务场所，以减少其面临健康威胁的可能性。

2. 基于"健康视角"的区域协同

许多传染类疾病（如艾滋病、乙肝等）的影响范围往往不会局限于一个地区，而是会随着流动人群蔓延到多个地区。在此背景下，地区间医疗卫生资源发展的不公平也会带来新的健康挑战。为此，在今后的城乡发展中，实现区域医疗健康水平的协同发展尤

为重要。虽然国务院在《关于城镇医药卫生体制改革的指导意见》中强调要加强卫生资源配置的宏观管理，积极推进区域卫生规划（任苒，2000），但都是以卫生部门为主导，城乡规划与建设领域对此的关注度尚有不足。因此，在未来的城乡发展中，规划领域应积极寻求与公共卫生领域的合作，从空间上落实区域卫生规划的相关政策与要求，以实现区域健康的协同发展。

为实现区域健康的协同发展，我们还可以积极探索建立完善健康城镇体系的渠道，做好危机管理工作。在城镇间各类要素往来日益频繁的情况下，如果周边城市的公共卫生状况趋于恶化，每个城镇都难以独善其身，因此，各城镇公共健康的建设和维护需要在整个健康城镇体系的基础上进行。没有城际间的合作，各城镇的公共健康状况就难以稳定。在形成健康城镇网络之后，还需要选取一个城市来行使统筹与管理功能，使其在网络中其他城市面临重大健康威胁时，能够承担起主要的救助工作，并有效抑制疾病的蔓延。这种模式在国外有一定的发展基础，例如美国的马萨诸塞州在"9·11"事件之后开展了名为MMS的计划，选择伍斯特作为危机处理中心建立健康城市网络，获得了许多有益的经验（李丽萍，2003）。而在我国，对于健康城镇体系和危机管理工作的研究起步较晚，在未来的发展中还有较大的拓展空间。

（二）提倡"健康导向"的建成环境

当前中国的建成环境普遍具有"不鼓励身体活动"的特征，其中大规模的城镇蔓延和机动车导向的发展模式，使得人们对步行和骑行的依赖程度大大降低。此外，建成环境中的污染问题、森林植被的破坏、城市绿地系统的缺失，均会对公共健康造成危害。在"健康中国"战略背景下，我们应该提倡"健康导向"的建成环境，提倡健康的交通方式，建立保障健康生活的环境系统，并且鼓励健康引导的生活单元，通过循证理念与多方合作途径进行建成环境的规划与设计，以空间为导向为"健康中国"战略目标的实现贡献应有之力。

1. 提倡健康的交通出行方式

依赖机动车出行方式，会对公共健康造成诸如环境污染、交通事故等一系列的威胁。为了提高人们的健康水平，改善健康素质，在未来的城乡发展中应将"人类健康"的价值取向与城市交通发展的相关政策与规划措施相结合，提倡健康导向的交通方式。经过多年的实践比较，有益于人类健康的交通方式应具有以下特点：减少意外伤害、增加体育锻炼，减少诱发心脏病和支气管疾病的空气污染，有助于社会不同阶层的人的出行，增进教育和就业的平等（周向红，2006）。在此基础上，交通方式应该以公共交通为主，辅助以必要的小汽车，并且鼓励自行车和步行出行。此外，城市建成环境的交通选择还应考虑公共健康的公平性，关注老年人、残疾人等弱势群体的出行偏好，为该类群体的健康出行创造条件。

2. 建设保障健康生活的环境系统

建成环境中的空气、水资源、土壤等，共同构成了人类生存与生活的物质基础。随着我国城镇化进程的推进，空气污染、水污染、土壤污染等问题愈发突出，对公共健康的威胁愈发严峻。董晶晶（2009）指出，我国1/3的地区降过酸雨，七大河流中有一半污染严重，1/4的居民没有清洁的饮用水源，1/3的城市人口不得不呼吸污浊的空气。

为减少污染带来的健康问题，我们需要建设能够保障健康生活的环境系统。对于城乡规划领域而言，完善绿色空间的建设是其中的关键一环。早在19世纪，"景观学之父"奥姆斯特德就提到"自然美是缓解产业革命之后城市环境拥挤状况的必要条件"（金经元，2002）。此外，绿色空间在促进公共体力活动、减少心理负担和促进康复等方面有着积极的作用（Tzoulas, et al, 2007）。我国在绿地系统的建设上，主要以人均绿地面积与绿地率等硬性指标为考核依据，对绿地的均匀分布、绿地与人的行为关系等方面的考虑尚显不足，绿色空间功能的发挥也因此受到限制。虽然我国的一些城市近年来也作了一些尝试，例如深圳市在开放空间量化评价系统中，对绿化空间的步行服务范围进行了划分，并对绿化空间的数量分布作出了评价，但就整体而言，该领域的发展还存在提升空间。因此，在未来的城乡发展中，可以综合考虑绿色空间与居民生理、心理需求之间的关系，研究不同类型绿化空间的分布特征及对公共健康的作用机制，将能更合理、有效地发挥绿化空间对公共健康的促进作用。

3. 鼓励引导健康行为的生活单元

久坐不动的生活方式引发的肥胖、心血管疾病、糖尿病等慢性病等的患病风险日益提升，而经常运动可以显著减少患心血管疾病、肥胖、中风等病症的风险。为此，社区作为最基本的生活单元，应该为鼓励运动等健康行为创造条件。

很早以前，西方发达国家就已经注意到"社区再造"对提升居民健康水平十分重要。而相对发达国家而言，我国的经济和社会发展属于"追赶型"形态（杨海艳，2014），长期以来只重视经济发展，忽视了社会层面（如人类发展、健康水平、生活质量等）的发展。因此，随着"健康中国"战略的提出，在未来的城乡发展中，鼓励引导健康行为的生活单元很有必要。

扬·盖尔（2002）曾将城市户外活动分为三类：由通勤、购物等日常出行构成的必要活动，以散步、慢跑等健身休闲活动为主的自发性活动，以及主要发生在前两类活动基础上的社会性活动。其中，通勤、购物等日常出行活动由于受经济、社会等客观因素的制约，行为主体的选择性相对较弱，但健身休闲活动在很大程度上是受行为主体支配的。因此，引导健康行为的生活单元的实施路径应该重点关注后一类活动。

4. 倡导规划设计中的循证理念与多方合作

循证理念脱胎于循证医学，指在设计过程中强调多方合作，共同认真、审慎地借鉴和分析现有的最可靠的科学研究依据，从而对设计问题作出正确的决策。在我国，城镇的规划建设与管理很大程度上孤立于公共卫生体系，尚未形成广泛合作机制。这主要表现在现有的城市规划与设计策略缺乏循证理念，策略的制定并未按照严谨的公共卫生研究结论进行，此外公共健康的研究者难以获取城市建设和管理人员对于建成环境影响研究的反馈（刘天媛等，2015）。因此，尽管众多城乡规划与设计将健康纳入为规划目标之一，但因其与公共健康领域研究的脱节，致使现有的规划设计方案难以达到"促进健康"的预期目标。

为此，我们可以借鉴国际上其他国家的先进实践经验，倡导规划设计与公共健康领域的多元合作，以期规划设计对居民的健康影响能达到预期目标。纽约市《公共健康空间设计导则》采取了循证理念，并鼓励城市规划部门、设计部门和公共健康部门与研究机构展开持续的合作，将公共健康领域的研究成果转换为可以在空间上予以落实的，操作性较高的实施策略，对我国未来实现规划设计与公共健康等多领域合作具有重要的借鉴意义（表3-8）。

纽约市《公共健康空间设计导则》规划理念与实施效果　　　表 3-8

相关策略	案例概况	所采取的理念	实施效果
1.促进积极生活的交通设计	① Ridges at 11th 房屋开发项目，位于西雅图，于2014年完工	通过宽阔的城市人行道、自行车道和绿色空间来促进步行活动与自行车使用	直接运用健康设计导则进行的城市设计规划项目；对沿街立面利用率较低的公共空间进行了更新使用，同时促进步行、骑行和公共交通的连通性与可达性，并且增加了公共艺术和自然空间要素
	② Mariposa 社区更新，位于丹佛，于2012年完工	利用原有城市交通空间，提供充足的公共自行车租赁和停放空间设计	通过超过 700 个自行车和 83 个自行车停放站的提供，丹佛的公共自行车租赁项目已经被广泛用于通勤、游览等出行，2014 年已有将近 38 万人的出行总数。与 2011 年相比，2013 年自行车出行比重已上升约 20%
	③芝加哥自行车总体规划，于 2012 年批准	通过提供自行车交通基础设施、专门的道路通行权和路面导引设计来促进自行车的使用	作为"十分之零"（Ten in Zero)项目的组成部分，芝加哥强调通过促进步行和骑行安全环境的设置来降低出行死亡率，并且积极推广步行和骑行的出行方式。出行死亡数由 2012 年的 8 人下降到了 2014 年的 2 人

相关策略	案例概况	所采取的理念	实施效果
2. 促进积极生活的建筑设计	① Gensler 总部办公室项目，位于加利福尼亚的纽波特比奇，于 2013 年完工	设计室内明显的、具有吸引力和连通性的阶梯步道系统，鼓励阶梯使用	该项目促进了 Gensler 员工室内步行的频率，鼓励员工在工作间隙步行及开展活动
	② 促进阶梯使用标示项目，位于纽约，起始于 2008 年	通过使用标语，鼓励阶梯使用	超过 30000 个阶梯使用标示已张贴在许多建筑内部，并且通过调查表明这类建筑中的阶梯使用比未张贴标示的建筑的中位数高 50% 左右
	③ Blue Cross Blue Shield 田纳西总部大楼设计，位于查塔努加，于 2009 年完工	提供就地健身器材和健身空间，提高雇员在工作之余的健身频次	2008 ~ 2011 年，雇员达到每周建议健身活动水平的比率由 2008 年的 44.7% 增长到 67.1%
3. 促进积极生活的健身娱乐设计	① Superkilen 项目，位于哥本哈根，于 2012 年完工	通过地面标示鼓励室外健身活动和游玩	有效地促进了人群在公共场所通行和活动的使用频次
	② New Settlement 社区校园，位于纽约市，于 2012 年完工	通过特别的地面活动区域的标示，促进儿童的户外空间活动频次	有效地提高了儿童的户外空间活动频次，有益于提高儿童的体力活动水平
	③ "游玩街道"项目，位于纽约，起始于 2010 年	通过限时道路封闭的措施将城市街道营造成为学生和社区其他成员的游玩空间	在低收入和少数族裔居住的户外娱乐活动不足的区域社区开展"游玩街道"的项目，平均每月每处"游玩街道"会有超过 600 名居民参加
4. 促进健康饮食的可达性	① "新鲜"项目，位于纽约，由 2011 年开始	与食物销售商和供应商合作，充分促进新鲜蔬菜和水果的销售网店在城市内的广泛布置	在超过 45 个社区内开展全品种食物销售的活动，尤其促进低收入社区的健康和新鲜食物的可达性
	② Via Verde 项目，位于纽约，于 2012 年完工	通过城市绿色屋顶的设计，将小规模的城市农业融入绿色建筑，并提供健康和新鲜的饮食	这项设计促进楼顶雨水收集回收，并且降低了雨洪影响，同时充分利用了屋顶空间进行绿化种植

资料来源：刘天媛，宋彦. 健康城市规划中的循证设计与多方合作——以纽约市《公共健康空间设计导则》的制定和实施为例 [J]. 规划师，2015（6）：27-33.

在新型城镇化背景下，我国的公共健康事业在取得显著成就的同时，也面临着全新的挑战。由工业化和城镇化带来的慢性疾病和环境污染等问题，无不与城乡建设与发展息息相关。显然，城乡规划与公共健康领域关系密切。但是，我国现阶段的城乡建设与管理往往孤立于公共健康领域，尚未形成有效的合作机制，虽然涉及有关"健康"的规划理念，但实施效果往往不显著。因此，为了应对未来复杂多样的健康挑战，城乡规划领域需要跳脱出传统的物质空间设计领地，切实地关注"人"的需求，探索城乡规划与公共健康领域的多元合作路径，使城乡规划可以在更广阔的范围内为我国的公共健康事业发展发挥应有的贡献。

参考文献

[1] Airey L. "Nae as Nice a Scheme as It Used to Be": Lay Accounts of Neighbourhood Incivilities and Well-Being [J]. Health & Place, 2003, 9 (9): 129-137.

[2] Bruce N., Perezpadilla R., Albalak R. Indoor Air Pollution in Developing Countries: A Major Environmental and Public Health Challenge [J]. Bulletin of the World Health Organisation, 2000, 78 (9): 1078-1092.

[3] Bank A. D. Novel Approach to Managing Floods on People's Republic of China's Yellow River [J].

[4] Bashir S. A. Home Is Where the Harm Is: Inadequate Housing as a Public Health Crisis [J]. American Journal of Public Health, 2002, 92 (5): 733-738.

[5] Blair S. N., Kampert J. B., Kohl H. W., et al. Influences of Cardiorespiratory Fitness and Other Precursors on Cardiovascular Disease and All-Cause Mortality in Men and Women [J]. Jama the Journal of the American Medical Association, 1996, 276 (3): 205-210.

[6] Bambra C., Robertson S., Kasim A., et al. Healthy Land? An Examination of the Area-Level Association between Brownfield Land and Morbidity and Mortality in England [J]. Environment & Planning A, 2014, 46 (46): 433-454.

[7] Bush J., Moffatt S., Dunn C. "Even the Birds Round Here Cough": Stigma, Air Pollution and Health in Teesside [J]. Health & Place, 2001, 7 (1): 47-56.

[8] Cardiff C., Agency H. P. An Introduction to Land Contamination for Public Health Professionals [J]., 2009.

[9] Cattell V. Poor People, Poor Places, and Poor Health: The Mediating Role of Social Networks and Social Capital [J]. Social Science & Medicine, 2001, 52 (52): 1501-1516.

[10] Department of Economic and Social Affairs Population Division, United Nations (UNESA). World Urbanization Prospects: The 2007 Revision, ESA/P/WP205 [Z]. United Nations, New York, 2008.

[11] Dixon T., Lerner D., Raco M., et al. Sustainable Brownfield Regeneration [J]. Wiley-Blackwell, 2007.

[12] Easa S., Samdahl D. Transportation, Land Use, and Air Quality: Making the Connection [J]. Reston Va American Society of Civil Engineers, 1998.

[13] East Asia Infrastructure Division of World Bank. China Waste Management: Problems and Suggestions [R]. World Bank Report No.9, 2005.

[14] Frumkin H. Urban Sprawl and Public Health [J]. Public Health Reports, 2002, 117 (117): 201-217.

[15] Frank L. D., Pivo G. Impacts of Mixed Use and Density on Utilization of Three Modes of Travel: Single-Occupant Vehicle, Transit, and Walking [J]. Transportation Res Rec1995, 1466: 44-52.

[16] Frumkin H. Beyond Toxicity: Human Health and the Natural Environment [J]. American Journal of Preventive Medicine, 2001, 20 (3): 234-240.

[17] Fullilove M. T. Promoting Social Cohesion to Improve Health [J]. Journal of the American Medical Womens

Association，1998，53（2）：72-76.

[18] Gong P., Liang S., Carlton E. J., et al. Urbanisation and Health in China [J]. Lancet, 2012, 379（9818）: 843-852.

[19] Goran M. I., Treuth M. S. Energy Expenditure, Physical Activity, And Obesity in Children [J]. Pediatric Clinics of North America, 2001, 48（4）: 931-953.

[20] Gardella C. Lead Exposure in Pregnancy: A Review of the Literature and Argument for Routine Prenatal Screening [J]. Obstetrical & Gynecological Survey, 2001, 56（56）: 231-238.

[21] Gehring U., Wijga A. H., Brauer M., et al. Traffic-Related Air Pollution and the Development of Asthma and Allergies during the First 8 Years of Life [J]. American Journal of Respiratory & Critical Care Medicine, 2010, 181（6）: 596-603.

[22] Hu S., Tang S., Liu Y., et al. Reform of How Health Care is Paid for in China: Challenges and Opportunities [J] . Lancet, 2008, 372（9652）: 1846-1853.

[23] Haque M. B. Impacts of Mixed Use and Density of Utilization of Three Modes of Travel: Single-Occupant Vehicle, Transit, and Walking [J], 2013.

[24] Hartley L. R., Hassani J. E. Stress, Violations and Accidents [J]. Applied Ergonomics, 1996, 25（4）: 221-230.

[25] Harding R., Morgan F., Indermaur D., et al. Road Rage and the Epidemiology of Violence: Something Old, Something New [J]. Bureau of Justice Statistics, 1998, 7（2）: 221-238.

[26] Hilary Thomson M. P. D. M. Health Effects of Housing Improvement: Systematic Review of Intervention Studies [J]. Bmj Clinical Research, 2001, 323（7306）: 187-190.

[27] Hartig T., Johansson G., Kylin C. Residence in the Social Ecology of Stress and Restoration [J]. Journal of Social Issues, 2003, 59（3）: 611-636.

[28] Jin M., Cheng J., Dan Z., et al. Health Care Utilisation amongst Shenzhen Migrant Workers: Does Being Insured Make a Difference [J]? Bmc Health Services Research, 2014, 9（10）: 1-9.

[29] John Pucher, Zhongren Peng, Neha Mittal, et al. Urban Transport Trends and Policies in China and India: Impacts of Rapid Economic Growth [J]. Transport Reviews, 2007, 27（4）: 379-410.

[30] Jackson R.J., Kochtitzky C. Environment: The Impact of the Built Environment on Public Health [J]. American Journal of Public Health, 2002, 93（9）: 1382-1384.

[31] Koslowsky M., Kluger A .N., Reich M. Commuting Stress: Causes, Effects, and Methods of Coping [M] // Commuting Stress: Causes, Effects, and Methods of Coping. Plenum Press, 1995.

[32] Kennedy B.P., Kawachi I., Prothrowstith D. Income Distribution and Mortality: Cross Sectional Ecological Study of the Robin Hood Index in the United States [J]. Bmj Clinical Research, 1996, 312（7037）: 1004-1007.

[33] Kawachi I. Social Capital and Community Effects on Population and Individual Health [J]. Annals of the New York Academy of Sciences, 1999, 896（896）: 120-130.

[34] King A. C., Castro C., Wilcox S., et al. Personal and Eenvironmental Factors Associated with Physical Inactivity among Different Racial-Ethnic Groups of U.S. Middle-Aged and Older-Aged Women [J]. Health Psychology Official Journal of the Division of Health Psychology American Psychological Association, 2000, 19（4）: 354-364.

[35] Lin G. C. S, Ho S. P. S. China's Land Resources and Land-Use Change: Insights from the 1996 Land

Survey [J]. Land Use Policy, 2003, 20 (2): 87-107.

[36] Lin Y. J., Lei R. Y., Luo Y. X. Analysis of Immunization Coverage Rate and Its Affecting Factor of Floating Children in Zhujiang Delta River Area of Guangdong Province [J]. Chinese Journal of Vaccines & Immunization, 2007.

[37] Lourens P.F., Vissers J. A. M. M., Jessurun M. Annual Mileage, Driving Violations, and Accident Involvement in Relation to Drivers'Sex, Age, and Level of Education [J]. Accident; Analysis and Prevention, 1999, 31 (5): 593-597.

[38] Lehmann I., Thoelke A., Weiss M., et al. Tcell Reactivity in Neonates from an East and a West German City - Results of the LISA Study [J]. Allergy, 2002, 57 (2): 129-136.

[39] Lee I.M., Jr P. R. Associations of Light, Moderate, and Vigorous Intensity Physical Activity with Longevity. The Harvard Alumni Health Study [J]. American Journal of Epidemiology, 2000, 151 (3): 293-299.

[40] Lin J. L., Lin-Tan D. T., Hsu K. H., et al. Environmental Lead Exposure and Progression of Chronic Renal Diseases in Patients without Diabetes [J]. New England Journal of Medicine, 2003, 348 (4): 277-286.

[41] Litt J.S., Tran N. L., Burke T. A. Examining Urban Brownfields through the Public Health "Macroscope" [J]. Environmental Health Perspectives, 2002, 110 suppl 2 (Suppl 2): 183.

[42] Moore M., Gould P., Keary B. S. Global Urbanization and Impact on Health [J]. International Journal of Hygiene and Environment health, 2003.

[43] Myers S.S., Patz J. Land Use Change and Human Health [M] // Integrating Ecology and Poverty Reduction. Springer New York, 2012: 396-404.

[44] Mitchell R., Popham F. Greenspace, Urbanity and Health: Relationships in England [J]. Journal of Epidemiology & Community Health, 2007, 61 (61): 681-683.

[45] Parker D., Lajunen T., Summala H. Anger and Aggression among Drivers in Three European Countries [J]. Accident Analysis & Prevention, 2002, 34 (2): 229-235.

[46] Putnam R.D. Bowling alone: The Collapse and Revival of American Community [C] // ACM Conference on Computer Supported Cooperative Work, 2000.

[47] Pate R.R., Pratt M., Blair S. N., Haskell W. L., Macera C. A., Bouchard C., Buchner D., Ettinger W., Heath G. W., King A. C. A Recommendation from the Centers for Disease Control and Prevention and the American College of Sports Medicine [J]. Jama, 1995, 273 (5): 329-336.

[48] Prasad L. R., Nazareth B. Contamination of Allotment Soil with Lead: Managing Potential Risks to Health [J]. Journal of Public Health Medicine, 2000, 22 (4): 525-530 (6).

[49] Qian L., Wang J., Xiao-Ming L. I., et al. Investigation on Drinking Water Safety in China in 2011 [J]. Chinese Journal of Health Laboratory Technology, 2012.

[50] Roberts I., Norton R., Jackson R., et al. Effect of Environmental Factors on Risk of Injury of Child Pedestrians by Motor Vehicles: A Case-Control Study [J]. Bmj Clinical Research, 1995, 310 (6972): 91-94.

[51] Raffestin C., Lawrence R. An Ecological Perspective on Housing, Health and Well-Being [J]. Journal of Sociology & Social Welfare, 1990.

[52] Sun M., Ma R., Yang Z., et al. Immunization Status and Risk Factors of Migrant Children in Densely Populated Areas of Beijing, China [J]. Vaccine, 2010, 28 (5): 1264-1274.

[53] Stanistreet D., Scottsamuel A., Bellis M. A. Income Inequality and Mortality in England [J]. Journal of

Public Health Medicine, 1999, 21 (2): 205-207.

[54] Susan S., Evans G.W. Poverty, Housing Niches, and Health in the United States [J]. Journal of Social Issues, 2003, 59 (3): 569-589.

[55] Shaw M. Housing and Public Health [J]. Annual Review of Public Health, 2004, 25 (25): 397-418.

[56] Sesso H.D., Paffenbarger R. S., Ha T., et al. Physical Activity and Cardiovascular Disease Risk in Middle-Aged and Older Women [J]. American Journal of Epidemiology, 1999, 150 (4): 408-416.

[57] Srinivasan S., O'Fallon L. R., Dearry A. Creating Healthy Communities, Healthy Homes, Healthy People: Initiating a Research Agenda on the Built Environment and Public Health [J]. American Journal of Public Health, 2003, 93 (9): 1446-1450.

[58] Sarkar C., Gallacher J., Webster C. Urban Built Environment Configuration and Psychological Distress in Older Men: Results from the Caerphilly Study [J]. Bmc Public Health, 2013, 13 (1): 695.

[59] Sharfstein J., Sandel M., Kahn R., et al. Is Child Health at Risk While Families Wait for Housing Vouchers [J]? American Journal of Public Health, 2001, 91 (8): 1191-1192.

[60] Tsunoda K., Tsuji T., Kitano N., et al. Associations of Physical Activity with Neighborhood Environments and Transportation Modes in Older Japanese Adults [J]. Preventive Medicine, 2012, 55 (2): 113-118.

[61] Taylor R.B., Harrell A. V. Physical Environment and Crime [J], 1996.

[62] US Department of Health and Human Services. Centers for Disease Control and Prevention. Pedestrian fatalities—Cobb, DeKalb, Fulton, and Gwinnett Counties, Georgia, 1994-1998 [J]. Mmwr Morbidity & Mortality Weekly Report, 1999, 48 (28): 601-605.

[63] Wu K.S., Huo X., Zhu G.H. Relationships between Esophageal Cancer and Spatial Environment Factors by Using Geographic Information System [J]. Sci Total Environ, 2008, 393 (2-3): 219-225.

[64] Wang S.Y., Li Y. H., Chi G. B., et al. Injury-Related Fatalities in China: An Under-Recognised Public-Health Problem [J]. Lancet, 2008, 372 (9651): 1765-1773.

[65] Wang G., Dietz W.H. Economic Burden of Obesity in Youths Aged 6 to 17 Years: 1979-1999 [J]. Pediatrics, 2002, 109 (5): 81.

[66] Wei M., Kampert J. B., Barlow C. E., Nichaman M. Z., Gibbons L. W., Paffenbarger R. S. Jr., Blair S. N. Relationship Between Low Cardiorespiratory Fitness and Mortality in Normal-Weight, Overweight, and Obese Men [J]. Jama the Journal of the American Medical Association, 1999, 282 (16): 1547-1553.

[67] Wannamethee S.G., Shaper A.G., Walker M., et al.Lifestyle and 15-Year survival Free of Heart Attack, Stroke, and Diabetes in Middle-Aged British Men [J]. Archives of Internal Medicine, 1998, 158 (22): 2433-2440.

[68] Xie J., Liebenthal A., Warford J.J., Dixon J.A., Wang M., Gao S., et al. Addressing China's Water Scarcity: Recommendations for Selected Water Resource Management Issues [M]. Washington DC: World Bank, 2009.

[69] Zhang K.H., Song S. Rural-Urban Migration and Urbanization in China: Evidence from Time-Series and Cross-Section Analyses [J]. China Economic Review, 2003, 14 (4): 386-400.

[70] Zhang J., Mauzerall D. L., Zhu T., et al. Environmental Health in China: Progress towards Clean Air and Safe Water [J]. The Lancet, 2010, 375 (9720): 1110-1119.

[71] 安琳，高燕秋，郭春晖. 北京、青岛两市流动人口健康状况分析 [J]. 中国农村卫生事业管理, 2006, 26 (11): 6-8.

[72] 陈竺. "健康中国2020战略"研究报告 [M]. 北京：人民卫生出版社，2012.

[73] 陈凤桂，张虹鸥，吴旗韬，等. 我国人口城镇化与土地城镇化协调发展研究 [J]. 人文地理，2010（5）：
53-58.

[74] 蔡昉，都阳，王美艳. 户籍制度与劳动力市场保护 [J]. 经济研究，2001（12）：41-49.

[75] 程鑫. 城市化面临的卫生问题及对策 [J]. 医学与社会，2000（3）：1-3.

[76] 丁金宏. 中国人口省际迁移的原因别流场特征探析 [J]. 人口研究，1994（1）：14-21.

[77] 封志明，李香莲. 耕地与粮食安全战略：藏粮于土，提高中国土地资源的综合生产能力 [J]. 地理与地理
信息科学，2000，16（3）：1-5.

[78] 顾昕. 走向有管理的市场化：中国医疗体制改革的战略性选择 [J]. 经济社会体制比较，2005（6）.

[79]（丹麦）扬·盖尔. 交往与空间 [M]. 北京：中国建筑工业出版社，2002.

[80] 郭新彪. 机动车尾气污染的健康影响：亟待解决的重要公共卫生问题 [J]. 环境与健康杂志，2009（9）：
753-754.

[81] 韩启德. 健康中国2020：基于中国国情的卫生经济学战略思考 [J]. 中国卫生经济，2009（9）：5-8.

[82] 黄卓宁. 农民工住房来源及住房水平的实证研究 [J]. 珠江经济，2007，193（9）：59-73.

[83] 华爱红，李丽，丁国良. 浅谈汽车尾气污染的危害及防治措施 [J]. 科技资讯，2007（4）：152.

[84] 金经元. 奥姆斯特德和波士顿公园系统（中）[J]. 上海城市管理，2002，12（4）：11-13.

[85] 姜乃力. 城市化对大气环境的负面影响及其对策 [J]. 辽宁城乡环境科技，1999（2）：63-66.

[86] 姜文来. 水资源价值论 [M]. 北京：科学出版社，1998.

[87] 季建林. 当前我国农村经济的主要问题与出路 [J]. 经济理论与经济管理，2001（1）：70-72.

[88] 孔凡文，许世卫. 我国城镇化与工业化发展关系分析与判断 [J]. 调研世界，2006（7）：45-47.

[89] 李滔，王秀峰. 健康中国的内涵与实现路径 [J]. 卫生经济研究，2016（1）：4-10.

[90] 李丽萍. 国外的健康城市规划 [J]. 规划师，2003（S1）：40-43.

[91] 刘天媛，宋彦. 健康城市规划中的循证设计与多方合作——以纽约市《公共健康空间设计导则》的制定和
实施为例 [J]. 规划师，2015（6）：27-33.

[92] 罗震东. 改革开放以来中国城市行政区划变更特征及趋势 [J]. 城市问题，2008（6）：77-82.

[93] 李国平. 我国工业化与城镇化的协调关系分析与评估 [J]. 地域研究与开发，2008（5）：6-11，16.

[94] 李力行. 中国的城市化水平：现状、挑战和应对 [J]. 浙江社会科学，2010（12）：27-34，42，125.

[95] 林伯强，刘希颖. 中国城市化阶段的碳排放：影响因素和减排策略 [J]. 经济研究，2010（8）：66-78.

[96] 陆铭，陈钊. 城市化、城市倾向的经济政策与城乡收入差距 [J]. 经济研究，2004（6）：50-58.

[97] 李桂娇，梁建平，古有婵，等. 1988～2001年中山市流动人口传染病流行现况及防制对策分析 [J]. 华南
预防医学，2002，28（5）：18-20.

[98] 刘国华，傅伯杰，陈利顶，等. 中国生态退化的主要类型、特征及分布 [J]. 生态学报，2000（1）：
14-20.

[99] 刘敏，陈大乾. 适合老人与残疾人的环境设计探讨 [J]. 华中建筑，2000，18（3）：120-121.

[100] 罗勇. 中国城市化面临的健康问题及对策 [J]. 中国公共卫生，2010（12）：1532-1534.

[101] 彭少麟. 南亚热带退化生态系统恢复和重建的生态学理论和应用 [J]. 热带亚热带植物学报，1996（3）：
36-44.

[102] 任苒. 区域卫生规划与卫生资源配置 [J]. 医学与哲学，2000，21（5）：9-12.

[103] 荣宏庆. 论我国新型城镇化建设与生态环境保护 [J]. 现代经济探讨，2013（8）：5-9.

[104] 孙群郎. 当代美国郊区的蔓延对生态环境的危害 [J]. 世界历史，2006（5）：15-25.

[105] 田莉，李经纬，欧阳伟，等．城乡规划与公共健康的关系及跨学科研究框架构想 [J]．城市规划学刊，2016（2）．

[106] 唐为，王媛．行政区划调整与人口城市化：来自撤县设区的经验证据 [J]．经济研究，2015（9）：72-85.

[107] 田莉．处于十字路口的中国土地城镇化——土地有偿使用制度建立以来的历程回顾及转型展望 [J]．城市规划，2013（5）：22-28.

[108] 吴楚材，陈雯，顾人和，等．中国城乡二元结构及其协调对策 [J]．城市规划，1997（5）：37-40.

[109] 王凯，侯爱敏，翟青．城市农民工住房问题的研究综述 [J]．城市发展研究，2010，17（1）：118-122.

[110] 王家庭，赵丽，冯树，等．城市蔓延的表现及其对生态环境的影响 [J]．城市问题，2014（5）：22-27.

[111] 王春光．农村流动人口的"半城市化"问题研究 [J]．社会学研究，2006（5）：107-122，244.

[112] 王贝．中国工业化、城镇化和农业现代化关系实证研究 [J]．城市问题，2011（9）：21-25.

[113] 王桂新，潘泽瀚．我国流动人口的空间分布及其影响因素——基于第六次人口普查资料的分析 [J]．现代城市研究，2013（3）：4-11，32.

[114] 夏春萍．工业化、城镇化与农业现代化的互动关系研究 [J]．统计与决策，2010（10）：125-127.

[115] 玄泽亮，傅华．城市化与健康城市 [J]．中国公共卫生，2003（2）：112-114.

[116] 姚士谋，陆大道，陈振光，等．顺应我国国情条件的城镇化问题的严峻思考 [J]．经济地理，2012（5）：1-6.

[117] 尹宏玲，徐腾．我国城市人口城镇化与土地城镇化失调特征及差异研究 [J]．城市规划学刊，2013（2）：10-15.

[118] 姚士谋，张平宇，余成，等．中国新型城镇化理论与实践问题 [J]．地理科学，2014（6）：641-647.

[119] 杨海艳．运动友好型社区：理念与标准 [D]．南京：南京体育学院，2014.

[120] 余绪鹏，冷火萍．近年来中国医疗体制问题研究综述 [J]．重庆工商大学学报（西部论坛），2007（1）：10-12，17.

[121] 杨德华，程锦泉，彭绩，等．深圳市流动人口健康保障现状及政策分析 [J]．医学与社会，2002，15（6）：8-10.

[122] 杨宜勇，顾严，魏恒．我国城市化进程与就业增长相关分析 [J]．教学与研究，2005（4）：5-12.

[123] 张敏，高博，张力文，等．基于"健康中国2020"目标的二维人口健康不公平指数研究 [J]．西北人口，2010（3）：110-114.

[124] 赵明杰．医疗费用过高是医患关系紧张的重要原因 [J]．医学与哲学，2005（2）：1.

[125] 周向红．现阶段我国面向人类健康的城市交通及政策设计 [J]．复旦公共行政评论，2006（1）．

[126] 周一星，曹广忠．改革开放20年来的中国城市化进程 [J]．城市规划，1999（12）：8-13，60.

[127] 张车伟，蔡翼飞．中国城镇化格局变动与人口合理分布 [J]．中国人口科学，2012（6）：44-57，111-112.

[128] 周一星，孟延春．中国大城市的郊区化趋势 [J]．城市规划汇刊，1998（3）：22-27，64.

[129] 周一星．对城市郊区化要因势利导 [J]．城市规划，1999（4）：13-17，64.

[130] 邹德慈．对中国城镇化问题的几点认识 [J]．城市规划汇刊，2004（3）：3-5，95.

[131] 张建伟，梁长春，卢跃刚．第三次解放——中国农村剩余劳动力考察报告 [J]．科技文萃，1994（5）．

第四章
建成环境与公共健康

近年来，在我国经济高速增长、城镇化进程加速发展的进程中，环境问题日趋严重。大多数城市发生的雾霾、空气污染、水污染等问题，对居民的身体健康造成了有害影响，引起公众对建成环境与健康问题的广泛关注。而大量的研究表明，健康不仅受到个体生理特征、生活方式等因素的作用，还与城市的土地利用、交通系统、社区环境等建成环境要素相关，是多尺度因素综合的结果。

公共健康与城乡规划相关的重要环节在于城市的建成环境，虽然城市规划本身不直接作用于公共健康，但规划的结果对建成环境产生决定性的影响，而这些恰恰是决定公共健康的根本要素。一方面，建成环境对居民的身体健康和心理健康都会产生明显的影响；另一方面，城市规划又对建成环境起着决定性的作用，如城市的物质环境建设是规划的主要内容之一，而近年来的一些规划理念也转向以人为本来促进整个社会环境的和谐，从而引导居民健康的生活方式。在过去的150年间，美国关于建成环境对公共健康的影响调查发生了明显的变化。在美国卫生委员会的早期，它的意义仅限于机构的名字：确保城市的卫生条件。由于霍乱、结核病、疟疾和伤寒等疾病的死亡与建成环境问题没有正式的关系，直到20世纪40年代，一个名为Rudolf Virchow的德国医生提出了药物之外的因素对健康的影响，即在建成环境方面作出改变。

在当前我国以高密度开发、高公共交通分担率等为建成环境特点的形势下，加强我国城市规划和健康领域的相互结合，系统开展关于建成环境对于居民健康的影响机制研究，在建成环境的营造中贯彻落实健康理念，对于提高我国居民公共健康水平、建设健康城市、丰富城市可持续发展理论等都具有重要的意义。

第一节　建成环境对公共健康的影响

一、建成环境的含义

建成环境（Built Environment）是一个多面性（multifaceted）术语，社会学、经济学、生态学、心理学、建筑学等不同学科对其有着不同的定义。一般而言，建成环境指人为建设改造的各种建筑物和场所，尤其指那些可以通过政策、人为行为改变的环境，包括居住、商业、办公、学校及其他建筑的选址与设计，以及步行道、自行车道、绿道、道路的选址与设计，是与土地利用、交通系统和城市设计相关的一系列要素的组合。

衡量建成环境的特征维度呈现多样化特征，其中被大多数学者认可的是塞韦罗（Cervero）和科克曼（Kockelman）在1997年提出的，将建成环境归结为三个重要的维度（3Ds），即密度（density）、多样性（diversity）和设计（design），主要研究了居住密度、土地利用的多样性和行人导向设计对旧金山海湾区居民的出行率和出行方式选择的影响。其中，①密度包括人口密度——每英亩人口数、就业密度——每英亩职工数、工作地可达性——用可达性指数来表述；②多样性，包括不相似指数——每公顷土地利用的不相似性、熵——土地利用类型的平均熵、垂直混合度——同一地块的土地利用多样性比例、每英亩土地利用强度——分为居住、商业、办公、工业、行政、公园和娱乐，活动中心混合度、商业混合度和商业临近性；③设计，包括街道——路网形式、交叉口形式、道路网密度、道路宽度、道路行驶速度等，行人和骑行方面——人行道宽度、自行车道比例、街道照明、街道绿化、信号灯控制、路边停车等。

从城市规划的角度来看，Handy等（2002）认为建成环境由土地利用、交通系统和城市设计三部分组成。土地利用指的是不同土地用途和各种社会活动的空间分布，包括各类活动的位置和密度等，通常将空间区域划分为工业区、商业区和住宅区等；交通系统包括各种交通基础设施（如人行道、公共交通、自行车道、路网机构等）及其能提供的服务质量，如公交频率等；城市设计指的是城市中的各种要素的空间安排及外观，与街道和公共空间的功能和吸引力相关。同时，汉迪等（2002）提出密度和强度、土地混合利用程度、街道连通性、街区尺度、美学、区域结构等六个要素作为建成环境的特征，如表4-1所示。

建成环境的测量维度

表 4-1

维度	定义	测度方法
密度和强度	给定区域的活动量	每平方英亩人数或每平方英里岗位 商业建筑面积与土地面积的比例
土地利用混合度	不同土地利用类型的临近度	从住所到最近商店的距离 不同土地利用类型占总面积的比例 相异指数
街道连通性	街道网络可替代路线的直接性和可达性	每平方英里的交叉点数量 网格长度中直线路网长度的比例 街区平均长度
街区尺度	以建筑为边界的街道三维空间尺度	建筑高度与街道宽度比 街道与建筑物的平均距离
美学	地区的吸引力	正午地面在阴影中的百分比 每平方英里涂鸦的数量
区域结构	地区的活动和交通设施的分布	地块密度与距市中心距离下降的速率 基于活动和交通网络的分类

资料来源：Handy, et al. How the Built Environment Affects Physical Activity Views from Urban Planning, 2002.

（1）密度和强度：密度是在一个区域中活动量的量度，它通常被定义为每单位面积的人口、就业或建筑面积，并且可以被测量为如每英亩人口或每平方英里的就业；而建筑物中的楼层空间（对建筑物的每个楼层的面积计算）与该建筑物所在的基地面积的比率，是另一种较为常用的密度测量指数。密度是建筑环境最容易测量的特性，因此被广泛使用。

（2）土地混合利用程度：定义为在给定区域内不同土地利用类型的相对接近程度。一个混合使用的社区不仅包括住所，而且包括商店、办公、公园和其他土地用途。土地混合利用的测度没有统一，有的研究使用社区中距离住所最近的商店距离作为土地混合利用的度量（Handy等，2001）；还有的使用"相异指数"，将区域划分为网格单元，在每个单元中计算相邻单元不同土地使用类型所占的比例（Cervero等，1997）；或者将一个地区的土地总量简单分解为每种土地利用类型所占份额等，是衡量土地混合利用的另一种方法。

（3）街道连通性：连通性被定义为在街道网络内从一个点到另一个点的可替代路线的直接性和可达性。例如，可以通过每平方英里的交叉点的数量（Handy等，1996）或者通过两个点之间的直线距离与两点之间沿着网络的距离之比来测量（Mess等，1997）。平均街区长度通常用于规划实践中作为连通性的度量。

（4）街区尺度：尺度是指沿着由建筑物或其他特征（例如，树木或墙壁）限定的街道的三维空间，通常以诸如"行人尺度"或"机动车尺度"的术语来描述。它可以是通过建筑物高度和街道宽度之间的比率、建筑物的平均"倒退"距离、街区与建筑物的距离来测量。尺度通常用图形表示，而不是用数字表示（Southworth等，1997；Jacobs等，1993）。

（5）美学：有助于提升一个地区的吸引力，是这几个维度中最为无形的，影响美学质量的因素，包括建筑物的设计（如窗户的大小和方向）、门位于街道中的位置、环境的美化（绿化及树荫）以及公共设施（如长椅和照明的可用性）等，具有美感的街区通常会有强烈的"身份认同感"。

（6）区域结构：取决于整个区域的活动和交通设施的分布，可以通过活动的集中或分散程度、发展的连续性或分散性等来界定。例如，区域经常被区分为"单中心"（具有单个市中心区域）和"多中心"区域（具有多个可识别的办公和零售活动集中区域）。

综上所述，建成环境可以由以下要素来进行描述：①密度，如人口与建筑密度等；②多样性，如土地利用混合性和功能多样性等；③城市设计，如交通性基础设施等的设计；④连接性，如不同功能区域的邻近度和接驳性；⑤可达性，如体力活动设施（体育馆、公园、绿色空间及操场等）和食物场所（超市、便利店与快餐店等）的空间可达性；⑥中心性，即不同等级中心地域的活动和交通设施分布对于居民的便捷性；⑦美学，即街区和建筑物的设计合理、美观性等。

二、建成环境对公共健康的影响

世界卫生组织将健康定义为良好的生理、社会和心理状态，而不仅仅是远离疾病。公众处于健康的状态，也有助于提升居民生活质量和城市运作效率。长期以来，人们一直认为传统医疗卫生服务，如医院、医生等对人类健康起着决定性的作用。直到20世纪70年代，人们才开始逐步从更广泛的角度来分析影响健康的决定因素。

1974年加拿大政府发表了《加拿大人健康的新展望》（即LaLonde报告），阐述了人群健康状况取决于生活方式、社会建成环境、生物因素和卫生保健系统，改变生活方式和社会建成环境能更好地促进健康。Whitehead等（1991）提出除了遗传因素、生活方式和社会经济因素，环境是影响健康的关键因素。周雷等（2004）提出物质环境是重要的健康决定因素，直接或间接地影响人类健康状况。自然环境包括空气、水、土壤等的污染造成多种不良健康后果，如癌症、出生缺陷、呼吸系统和胃肠道疾病，据WHO2016年报道，空气污染是影响健康的一个主要环境风险，各国通过降低空气污染水平可减少因中风、心脏病、肺癌以及慢性和急性呼吸道疾病，包括哮喘导致的疾病负担。建成环境中，住房、室内空气质量、工作和社区安全、交通和道路状况等因素能显著地影响人类的身体和精神健康。

癌症是严重威胁人类健康和社会发展的重大疾病，是全世界的一个主要死亡原因，且全球病例总数在增加（WHO，2008）。根据世界卫生组织的报告（WHO，2014），一些常见的风险因素与癌症的形成有关，饮食习惯、生活方式、运动等是个人层面影响癌症发病率的因素，据报道，体重超重、肥胖或缺乏身体活动，合起来每年导致274000例癌症死亡；在环境层面，由于交通、工业等产生的废气、废水和其他有毒污染物，对癌症的发病率也有直接影响。

建成环境是促进公众体力活动和健康的重要因素之一，同时也作为城市规划主动干预居民公共健康的重要切入点。大量研究表明，健康并非仅仅受到个体生理特征（基因和发育状况等）、生活方式等因素的作用，还与城市的建成环境有一定的相关性。建成环境一方面对致病因素有影响，另一方面也对人群的个体行为产生影响。与医疗技术等被动式促进健康的作用效果相反，建成环境规划及其优化能鼓励居民主动参与体力活动和锻炼，降低污染暴露的程度，收获健康效益。

三、建成环境对公共健康影响的研究尺度

随着全球环境变化给居民健康带来的巨大影响，建成环境与公共健康的关系已经成为当前国际医学、地理学和环境科学研究的核心内容之一。从研究尺度来看，建成环境对公共健康的影响可划分为宏观、中观、微观三个层面，如图4-1所示。

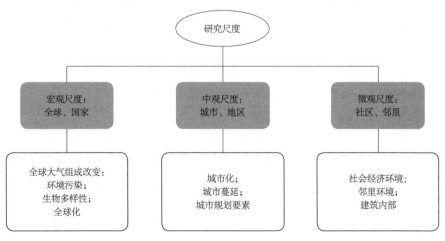

图4-1　建成环境对健康影响的研究尺度

1. 宏观层面

宏观层面的研究内容主要集中在全球和国家尺度的环境变化，关注由全球环境变化引起的自然和生活环境变化对人类健康造成的影响。广义的全球环境变化包括大气臭氧层的损耗、全球气候变暖、生物多样性的减少、土地利用格局与环境质量的改变（水资源污染、荒漠化、森林退化等）、人口的急剧增长等（陈泮勤等，1992）。全球变化与健康研究始于20世纪80年代，随着对全球气候变化的关注，世界卫生组织（WTO）、世界气象组织（WMO）和联合国环境规划署（UNEP）等国际有关组织也开始关注气候变化的健康问题。1996年WTO、WMO、UNEP共同主持完成了一个关于气候变化和人类健康的评估报告（McMichael等，1996），对于气候变化、生态与环境变化对人类健康影响的重要性的认识和关注与日俱增。2001年，IPCC第三次气候变化评估报告认为，总体上讲，气候变化对人类健康的威胁会增加，特别是对热带、亚热带国家的低收入人口。认为气候变化能够直接影响人类健康（如减少温带国家的冷胁迫而增加其热胁迫，在洪水和暴风雨中丧生等），或通过改变疾病传染媒介（如蚊子）的范围、病原体传播能力、水和空气质量、食物供给能力和食物质量等而间接影响人类健康。

目前，全球环境变化与健康的主要研究内容包括以下几个方面：

（1）全球大气组成改变对健康的影响。其中，包括气候变暖、极端天气和自然灾害。随着全球排放二氧化碳的增加，引起全球平均地表温度增高，而空气中的热浪、高温会使病菌、病毒、寄生虫更加活跃，降低人体免疫力和疾病抵抗力，导致与热浪相关的心脏、呼吸道系统等疾病的发病率和死亡率增加。这种影响对老人、儿童、发展中国家贫穷的群体尤为显著。世界卫生组织预计，到2020年全球死于酷热的人将增加1倍（Meldrum等，1992）；而英国伦敦1995年夏季的高温也引起死亡率上升16%（Rooney等，1998）。同时，气候变暖还会使地球生态系统紊乱，引起虫媒疾病和水传播等传染性疾病的增加（廖赤眉等，2002）。而气候异常会引起与厄尔尼诺现象相关性很大的极端天气事件发生频率的增加，如荒漠化及干旱，严重影响了粮食产量，使全球多数地区面临营养不良，甚至是饥荒，在营养不良与饥饿状态下，会导致死亡率、伤残率上升，传染病发病率增加以及营养状况下降（Mccarthy等，2001），而自然灾害如洪水，会破坏建筑、医疗体系、食物等生活必需品和基础设施，这都会导致相当数量的人受灾甚至死亡或影响其心理健康。

（2）环境污染对健康的影响。近年来，人类活动造成的环境污染已经成为全球问题，其中包括空气污染、水污染、噪声污染等。其中，臭氧层的损耗，将增加地面的UV辐射，对人类和其他动物而言，其影响包括免疫系统抑制（Valerie等，1988），增加严重晒斑、白内障和表皮损害的发病率（Bentham等，1993），减少维生素D的合成，导致皮肤癌（Russell等，1989）；而汽车尾气排放造成地面臭氧和氮氧化合物的增加，使光化学烟雾加剧，加上燃煤和城市建筑工程所形成的空中细微悬浮粒子浓度增加，直接或间接影响到人类健康。而水质的污染是对人体最直接、最危险的污染，不安全的饮用水供应系统会加重腹泻（包括霍乱）、血吸虫病、沙眼和肝炎的传播，1997年，WHO评估报告指出全球5.3%的死亡是由于水资源的缺乏和污染引起的，大约11亿人口缺乏干净的饮用水；联合国报告指出，在贫困地区，有80%的疾病是饮水不安全引起的，每天约有2.5万人因此死亡（鄂学礼等，2006）。

（3）生物多样性对健康的影响。生物多样性包括所有植物、动物、微生物物种以及所有的生态系统和它们形成的生态过程，是一个描述自然界多样性程度的内容。随着社会经济的迅速发展，人类无节制地索取自然资源，导致大量物种频繁灭绝，物种的大量缺失必然会对整个生态系统功能产生大范围的影响，包括全球气候的异常、动植物生境破坏等，最终威胁人类的生存和发展。首先，生物多样性是医药的源泉，为人类疾病的防治作出巨大贡献，生物多样性的丧失意味着失去大量对人类健康有益的生物药源和基因；其次，生态系统可以维持生态平衡，调节气候变化，降解吸收污染物，维持食物链平衡，控制一些传染病的出现和传播。近年来，大量的原始森林被砍伐，全球森林面积减少，相关研究表明，森林退化会影响多种流行病（虫媒疾病、疟疾、黑热病、丝虫病、血吸虫病等）的传播和分布规律，威胁人类健康（Walsh等，1993）。

（4）全球化对健康的影响。全球化在全球宏观经济、贸易、旅行、人口状况、食物安全、环境退化和消费模式、技术和传媒交流等方面产生巨大影响，这些影响又进而影响着人类的健康（Yach等，1998）。全球化为健康带来很多积极的影响，如发达国家的超前医疗技术、资金资助可以改善发展中国家以及落后地区的医疗卫生条件，此外粮食及其他商品的全球贸易自由化也为保障落后地区人口的健康提供了基础。同样，全球化也给人类健康带来一些消极的影响，如农产品的全球流通可能会导致物种入侵，改变作物的生物化学性质及病虫害和病菌的行为方式（Martens等，2000）；全球化还会加快疾病传播速度，使疾病预防和控制难度加大（Krafft等，2002）。

2. 中观层面

中观层面的研究内容主要涉及部分区域和整个城市，研究在城市化进程中带来的区域、城市的环境质量、生活方式改变，以及城市规划要素如土地利用、道路交通等对健康的影响。

（1）城市化对健康的影响。近些年来，伴随着中国城市化进程的明显加快，城乡之间环境质量的变化、生活方式的转变和人口流动等都对人类健康产生了一定的影响。城市化与城市规模的扩张，加大了城市环境污染和城市热岛效应带来的健康问题，而现代不良的生活方式和饮食环境会引起高血压、糖尿病、癌症等疾病增加，王陇德等（2005）通过对2002年调查数据的研究发现，中国大城市18岁及以上成人糖尿病患病率与1996年相比，上升了40%，中国人群超重和肥胖患病率快速上升。同时，城市拥挤的居住环境，为传染病的爆发和流行提供了机会；就业压力会影响居民的精神状态，带来一系列的精神病患、犯罪、自杀等危害人类健康的问题（王五一等，2002）。在流动人口的健康问题上，杨智聪等（2005）在广州市的研究发现流动人口传染病发病呈上升趋势，其中以血源及性传播病居多，多个疫苗可预防的病种发病明显高于常住人口，发病职业主要集中在民工、工人、家务待业、散居儿童等。

（2）城市蔓延对健康的影响。城市蔓延是指城市低密度的扩张现象，例如低人口密度、低居住密度和就业密度等，主要体现为郊区低密度开发、"跳跃式"开发、土地利用功能单一以及中心区衰退等方面。Lopez等（2004）对城市蔓延与肥胖之间关系的研究发现，肥胖的风险会随着城市蔓延的提高而增加。城市蔓延对居民体力活动的危害主要在于日常出行过度依赖机动交通。亚特兰大是城市蔓延的典型区域，每人平均开车距离35.1英里，而高密度的城市每人开车距离要小很多，如费城平均只有16.7英里，芝加哥19.7英里，旧金山21.1英里（Texas Transportation Institute，2001）。居民过度依赖机动交通出行，闲暇时间过多消耗在上下班的通勤路程中，使体力活动量减少，引发精神压力，交通事故增加，并产生大量的空气污染，进而影响居民健康。而过度依赖机动车造成的久坐，也会引起肥胖症的增加，肥胖又会引起心脏病、高血压、胆囊疾病和癌症等的发生。

（3）城市规划要素对健康的影响。城市规划中的土地利用、道路交通等要素通过改变建成环境而作用于居民健康。土地利用模式反映居住、商业、工业等用途在空间中如何分布，影响居民出行的可达性，从而影响居民体力活动的发生；交通系统为活动之间提供了连接的渠道，影响个体从出发地到达目的地的容易程度，从而影响其选择出行方式。这在下文将展开介绍。

3. 微观层面

微观层面的研究内容主要关注邻里与社区层面，在这个层面，环境对健康的影响就显得更为直接和显著，这也是目前西方发达国家关于规划与公共健康的实证研究中最主要的空间研究层次。

（1）社会经济环境。英国学者迈克尔·马默特（Michael Mamot）对于社会地位决定人的健康方面作了系统论述，其结论是：人的社会地位越高，健康水平就越高。社会经济条件包括教育水平、收入水平、职业地位、社会经济地位等，社会经济条件好的居民更容易获取良好的居住生活环境、较好的营养状况和医疗卫生服务，而社会经济环境弱势的居民更容易受到生活的压力，造成个体健康水平的差异。Joy等（2008）检验了邻里空间尺度的社会经济条件对艾滋病人死亡率的影响，发现社会经济条件不好的邻里内艾滋病人保健意识更差，对免费治疗设施的可及性也更差，因此死亡率更高；Oliver等（2005）对加拿大儿童和青少年的研究发现，随着邻里社会经济指数的下降，肥胖症的发病率有所升高；Wood等（2014）对阿尔伯塔的邻里研究发现，社会经济水平越低，会增加自发性早产风险。

（2）邻里环境。邻里环境包括一个或多个城市社区的构成范围，主要包括建筑密度、多样性（土地混合使用）、可达性（公共设施、绿色空间、本地食物）、邻里交往、街道网络的连通性等对居民健康的影响。Yen等（1999）对旧金山阿拉梅达郡的邻里区进行了长达11年的研究，结果显示邻里环境要素对居民健康存在明显的影响；Dalgard等（1997）通过对英国五种类型邻里进行长期调查，证实邻里环境对居民的心理健康有较为显著的影响。Sarkar等（2013）运用多层次分析法研究了建成环境（土地利用和街道网络）的特征，如密度、混合度、街道连通度等与心理健康的关系；Saelens等（2003）研究了两个邻里环境与体力活动和肥胖的关系，发现在步行可达性高的邻里、高的居住密度、土地混合利用、街道连接性、美学和安全性，居民有更高的体力活动水平和更低的肥胖发生率；Sooman等（1995）对格拉斯哥四个不同类型邻里的环境进行了调查，发现邻里间的环境要素（包括基础设施、存在问题、犯罪活动、邻里和睦、社区荣誉以及满足感）的差异会导致健康状况的差异。

除了对传统地理空间尺度进行的研究外，也有一些研究开始关注更细微的空间尺度。如对医院和疗养院等微观选址、建筑内部空间组织及其对人们心理和生理健康影响进行研究。例如Kornberger等（2004）研究了格拉斯哥顺势疗法医院的空间组织，认为考虑到不同病人需求，建筑布局应该使自我照顾的病人、有陪护的病人等不同群体都可以找到健康和幸福体验的空间组织特征，并提出医院的不同部分需要不同的空间组织方式，例如对于自我照顾的病人，空间组织需要提升他们对基本治疗知识、他们自身的疾病状况，以及对其他患者同类情况的处置措施的可达性。

第二节　建成环境对公共健康的作用机制

　　大量的研究表明，建成环境对居民健康会产生影响，一方面通过自然环境的质量来影响居民的健康；另一方面，从城市规划的角度出发，通过土地利用、街道和交通系统等环境要素的布局和优化，降低污染暴露程度，再从个体行为上引导居民进行体力活动以及大众对健康食物的选择，从而影响公共健康，图4-2显示了建成环境对公共健康的作用机制。建成环境主要通过自然环境和个体生活环境两方面来影响居民健康。

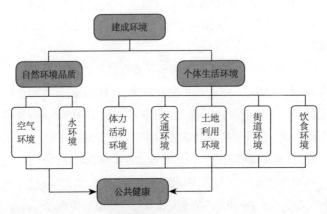

图4-2　建成环境对公共健康的影响机制

一、自然环境品质

1. 空气环境

　　我国改革开放以来，随着经济的飞速发展和城市化、工业化的快速推进，工业生产和小汽车的大量使用导致大量的污染物排放，使我国大部分地区的环境质量逐步下降。其中，大气环境污染最为严重，而空气污染物，如细颗粒物、地面臭氧、硫氧化物、氮氧化物、一氧化碳和温室气体会损害我们的健康和环境（Environmental Protection Agency，2014）。

　　根据世界卫生组织（WHO）对大气污染造成疾病负担的评价，2012年，城市和农村地区的环境（室外）空气污染估计导致全世界300万人过早死亡，原因是暴露于直径$10\mu m$或更小的颗粒物质（PM_{10}），这些颗粒物能导致心血管和呼吸道疾病以及癌症；而空气中过多的臭氧可导致呼吸问题、引发哮喘、降低肺功能并引起肺部疾病，目前它是欧洲最为令人关注的空气污染物之一，若干项欧洲研究报告称，对臭氧的暴露每增加$10\mu g/m^3$，日死亡率上升0.3%，心脏病增加0.4%；流行病学研究表明，哮喘儿童发生支气管炎症状的增多与长期接触二氧化氮有关，目前在欧洲和北美一些城市中肺功能减弱现象的增加也与目前测量（或观察到）的二氧化氮的浓度有关；二氧化硫可影响呼吸系统和肺功能，并刺激眼睛，呼吸道的炎症导致咳嗽、黏液分泌、加重哮喘和慢性支气管炎并使人们更易患呼吸道感染（WTO，2016）。

1）室外空气环境

2014年，美国环境保护协会（Environmental Protection Agency）指出，干净的空气和水有利于健康的大脑发展和身体机能的健全。室外空气污染是影响发达和发展中国家中每一个人的主要环境卫生问题。世卫组织估计，在2012年与室外空气污染有关的过早死亡中约72%是因为缺血性心脏病和中风所致，14%是因为慢性阻塞性肺病或急性下呼吸道感染所致，14%是因肺癌所致。

自20世纪90年代以来，我国陆续开展了一系列大气环境污染与公共健康的研究，据新华网统计，2010年我国室外空气污染导致120万人过早死亡，约占全球此类死亡总数的40%；同时，因大气污染造成的肺癌发病进而死亡的数量也在不断上升（Burnett R. T.，2002）；刘振斌等（1991）对广州市恶性肿瘤发病率和大气污染综合指数进行相关性分析，发现肺癌发病率与大气污染综合指数呈线性正相关。目前，发达国家也已有大量的研究，据研究显示，2013年，美国近4000万人（每8个美国人中的1个）被诊断出患有哮喘（Centers for Disease Control and Prevention，2015），空气污染与哮喘病率的增加有关，污染物会加重哮喘、肺气肿、慢性支气管炎和其他肺部疾病，损伤气道和肺，增加过早死亡率或心脏和肺部疾病的风险。

Nyberg等（2001）通过对肺癌患者的观察研究发现城市空气污染对肺癌发病率的影响十分显著。Andersen等人（2013）对欧洲长期暴露在空气污染中的人群与肺癌发病率的关系利用回归模型进行评估，发现肺癌与空气中的污染物PM10有显著相关性。而美国疾病预防控制中心的跟踪网络运用2009年的数据进行计算，也发现10%的细颗粒物减少，可以防止超过13000人的死亡发生（Centers for Disease Control and Prevention，2014）。

室外空气污染的大多数来源远非个人所能控制，因此需要各个城市以及交通运输、能源废弃物管理、建筑和农业等部门的国家和国际决策者们采取行动。交通运输、城市规划、发电和工业部门有许多减少空气污染的成功政策实例（WTO，2016）：

• 工业方面：采用清洁的技术，减少工业烟尘的排放；改善城市和农业废弃物管理，包括收集废弃物场所排放的甲烷气体以替代焚烧垃圾的做法（用作生物气）。

- 交通运输方面：转向清洁的发电方式；在城市中优先重视大运量公共交通，步行和自行车网络以及城市间的铁路货运和客运；转向更清洁的重型柴油车辆以及低排放车辆和燃料，包括降低了硫含量的燃料。

- 城市规划方面：提高建筑物的能源效率，使城市更加紧密，从而高效节能。

- 发电方面：更多使用低排放燃料和可再生的无燃烧电力来源（如太阳能、风能或水能），热电联产，以及分布式能源生产（例如小型电网和屋顶太阳能发电）。

- 城市和农业废弃物管理方面：废弃物减量、分类、回收和再利用或废弃物后处理策略，以及生物废弃物管理的改良方法，如通过厌氧消化废弃物产生沼气等，都是可以替代露天焚烧固体废弃物的低成本方法。在焚烧不可避免的情况下，则必须采用严格控制排放的燃烧技术。

2）室内空气环境

除了室外空气污染外，室内层面的空气环境也对居民的身心健康产生影响，主要包括寒冷潮湿、发霉的环境、拥挤的住房、房屋的破败和虫害、室内空气污染、日照和噪声等。2012年，约430万例过早死亡是因为家庭空气污染所致，引起卒中、缺血性心脏病、慢性阻塞性肺病和肺癌等非传染性疾病而过早死亡（WHO，2016）；由肺炎导致的五岁以下儿童过早死亡中，50%以上是因为吸入了室内空气污染带来的颗粒物；近40万美国人受到哮喘的影响，哮喘会被室内过敏源如霉菌和灰尘加剧病情，在某些情况下，哮喘可以被归因于贫困的家庭通风或其他室内空气质量问题（Braveman P.等，2011）。

世界卫生组织认为，在低收入和中等收入国家大约有30亿人仍然在明火和开放式炉灶中使用固体燃料（木柴、作物废弃物、木炭、煤炭和动物粪便）在家进行烹饪和取暖，这种低效的烹饪燃料和技术会造成高度的室内空气污染，产生大量对健康有害的污染物，包括可渗透到肺部深处的微小烟尘颗粒。在通风不良的住所，室内烟雾会比可接受的微小颗粒水平高出100倍，每年有430万人过早死于因低效使用固体燃料烹饪产生的室内空气污染而导致的疾病。

2. 水环境

水资源的不合理开发利用和水污染也会对人们的身体健康构成威胁，一般通过水体污染或不合格的饮用水对人类产生危害。水中过量的氮和磷、药品、化学品、铅和农药会对居民的生活质量和幸福构成威胁，造成水污染的主要原因是由人类活动引起的，比如大量工业废水的不达标排放、生活污水未经处理直接排放，广大农村地区不合理地使用化肥、农药等化学物质等，在造成水环境质量恶化的同时，也给居民的公共健康带来了极大的威胁。不适当的药物处理，水中的化学农药和微生物污染会导致胃肠疾病，眼睛感染，增加癌症风险，并且引发许多其他健康问题（Environmental Protection Agency，2014）。潘晓婷（2013）也通过对水污染的健康效应进行实证分析，得出了水污染对公众健康具有显著负影响的结论。而安全饮用水每年可防止40万儿童死于腹泻病、50万人死于疟疾、86万儿童死于营养不良、28万人死于溺水（WHO，2008）。

水污染对人体健康的危害，大致可以分为以下两个方面：①介水病传播。暴露途径主要为微生物污染，许多病原微生物能在水中存活很久，水体一旦被污染，就可能引起介水传染病的传播或流行，如水体中含有的细菌、病原体等，引发肠道传染病，如痢疾、霍乱、伤寒等。②毒性物质对健康的危害。工业废水和农药等污染水体后，会引起急慢性中毒，如铬污染引起的骨痛病等，都会给公共健康带来危害。而某些具有致癌作用的化学物质，如砷、铬、镍、苯等，水体受到污染后，能在悬浮物和水生物体内聚集，长期饮用含有这类物质的水，可能会诱发癌症。

二、个体生活环境

影响健康的建成环境要素是多样化的，除了自然环境要素外，居民个体的生活环境在很大程度上决定其身心健康，主要包括体力活动环境、交通环境、土地利用环境、街道环境和当地饮食环境等。

1. 体力活动环境

体力活动（Physical Activity）是指"任何由骨骼肌收缩引起的导致能量消耗的身体运动"（US Department of Health and Human Services，1996）。按行为目的不同，公共健康领域将体力活动分为四类：家务相关行为、工作相关行为、娱乐或者休闲时间活动行为、交通相关行为（Lee等，2004）。

良好的体力活动环境会促进居民进行体力活动，体力活动会降低多种慢性病症的风险，包括心血管疾病、糖尿病、癌症、高血压、肥胖、抑郁症和骨质疏松症（Warburton等，2006）。Morris等（1953）首次检验体力活动（Physical Activity）和健康的关系，发现经常参与体力活动人群的心脏病发病率远远低于体力活动缺乏者（Physical Inactivity）。在当今的社会环境中，长期久坐工作，依赖机动车出行等导致运动和体力活动的缺乏等不良的生活方式会引起各种慢性疾病的发生。世界卫生组织认为体力活动不足是全球死亡率之首——肥胖症的第四大主要危险因素（世界卫生组织，2009年），因此，体力活动的缺乏应该引起公众关注。

与公共健康相关的体力活动环境的研究一般集中在休闲、交通型体力活动。近年来，伴随着城市的低密度蔓延式发展，居民越来越依赖以小汽车为主导的出行方式，导致交通性体力活动大量减少；同样，也有大量学者研究发现，居民缺乏定期锻炼的习惯，甚至大部分人没有休闲性体力活动，会导致肥胖、心血管疾病等慢性疾病的发生，影响居民的公共健康。研究表明，出行距离短、街道周边景观宜人，步行和自行车出行概率增大，这有利于增加居民的交通体力活动；而有吸引力的周边环境可增加居民的休闲体力活动，从而促进居民的健康（Handy等，2002；Ewing等，2005；Ferreira等，2006）。

人口密度是一个影响交通性体力活动环境的重要因素，多数研究发现社区的人口密度可能与居民的步行和骑自行车的总量呈正相关（Dunphy等，1996；Braza等，2004；Frank等，2007）。Dunphy等人（1996）的研究表明，当每平方英里的居住人口超过7500人时，步行和骑自行车的活动会显著增加；来自荷兰的一项研究也发现，在人口数少于50000人的城镇，人们使用自行车的比例比人口数在50000以上的城镇低33%（Bruijn等，2005）。造成人口密度与居民步行或骑自行车呈现正相关的主要原因在于，高密度的社区使居民的工作、生活在一个配套服务设施密集的区域，使得居民与设施的距离更近，使用设施也更加便捷。不过也有部分研究发现两者不存在相关性（Pont等，2009）。一项来自我国南京的研究发现人口密度与青少年肥胖程度呈负相关，在我国人口密度很高的大城市，居民以自行车和步行作为主要出行方式的比例并不一定比小城镇高，这与城市的土地利用和产业的布局有一定的关系。2013年，有研究针对五大洲11个国家成年人的调查发现，在挪威人口密度与成年人体力活动呈正比，而在日本人口密度与人们的体力活动呈反比（Ding等，2013）。这也表明，不同国家不同群体的人口密度与人们的出行方式呈现不同的关系，也对居民的体力活动造成不同的影响。

社区归属感也会促进人们对安全、自信和舒适的认知，从而激发社区中的居民进行积极的体力活动，增加社会交往的机会，来促进心理健康和精神健康。社区中开放空间和公共绿地对于促进精神健康、营造良好的社区氛围具有十分重要的作用。而社区归属感的形成与区域、种族、社会阶层、性别、年龄等也有很大的关系，同种属性的人群更容易产生认同感，建成环境也会更加容易促进他们之间的社会联系，从而形成积极的体力活动环境。

2. 交通环境

交通环境也是影响居民健康的一个重要因素，人们在选择交通出行的方式时，会考虑到交通环境的主要因素包括出行的交通距离和安全舒适度等。

1）交通距离

交通距离是交通环境的一个重要影响因素，通过对交通方式的选择或决定是否出行来影响居民的公共健康。来自加拿大的调查发现有一半的孩子从来不步行上学，四分之三的孩子从来不骑自行车上学，家长们将主要原因归结为学校太远（Cragg等，2006）；Berker等（2007）通过数据分析，预测人们步行前往目的地，如去百货商场，愿意步行的距离为440m；家距学校的路程每增加1英里，学生每周参加中等或高强度运动的时间就减少13min（Cohen等，2006）；车上时间每增加1h，肥胖的可能性增加6%，而每增加1km步行，肥胖风险减少近5%（RWJF，2012 ）；Ewing等（2010）也指出，机动车交通驾驶时间较长和步行时间较短的人群，其肥胖比例往往较高。

2）交通环境的安全宜人

良好的交通安全环境能促进人们的积极出行，如Humpel等（2004）的研究表明，交通环境安全性因素会影响人们的步行出行，最显著的是休闲性步行，而对于健身走、社区和邻里走动以及有目的性的出行，如工作、购物显著性则相对较低；邓洋洋等（2012）对影响乌鲁木齐市居民选择慢行交通出行的因素进行研究，发现交通安全是居民选择慢行交通出行时最为关心的因素。

同样，宜人的交通环境则能增加人们步行的愉悦感，如Abildso等（2007）随机对788名成年人电话调查的研究发现，交通愉悦感因素对步行的影响显著性高于安全性（流浪狗、夜间路灯照明、犯罪率）因素；Lee等（2007）的研究中空气质量、景观优良、街道清洁卫生、邻里友好和氛围适合散步等愉悦性交通环境因素和步行行为发生显著相关，其中空气质量因素的相关系数最大、显著度最高。

3. 土地利用环境

土地利用的环境首先对住宅、自然和社会环境发生作用，继而对居民的公共健康产生影响。紧凑型、高密度和公交主导的土地利用环境有助于促进居民进行体力活动和引导居民健康的生活方式，提高健康状况。Sugiyama等（2008）认为紧凑型城市和精明增长的城市发展模式，不仅可以创造有利于身体活动的环境，而且有助于减少久坐的时间（影响身体健康的重要因素）；Jabareen等（2006）和Frank等（2006）的研究表明，紧凑的城市形式（通过高住宅密度和混合土地利用实现）和公共交通会减少私人小汽车的行程，进而减少能源消耗和温室气体排放。反之，低密度的土地利用环境不利于非机动车的出行，促使居民依赖小汽车出行，降低居民的体力活动，增加居民暴露于污染的程度，带来健康状况的下降。

城市土地利用类型、混合度、开发强度和功能空间的分区会显著影响城市和社区的空间结构，通过影响居民的出行方式、体力活动进而产生不同的健康影响。如绿色空间可以促进人们的活动、社会交往和心理健康；工业仓储等用地则会对环境和人的心理带来不良影响，尤其是如果居住用地和污染性的工业用地混合时，增加了居民活动的污染暴露范围，带来的负面影响最大；居住和商业等用地的适度混合，可以缩短居民的通勤距离，鼓励居民以步行或者骑行来代替小汽车的使用，从而促进居民健康；过高的土地开发强度会引发热岛效应，并给人的心理带来不适等；此外，土地利用规划与控制体系可以保护人群免受工业污染和交通伤害等（Kochtitzky等，2006）。

4. 街道环境

城市街道的可识别性、街道的网络形态以及相关设施、环境的美观，对居民的个体行为产生重要的影响，比如影响居民的出行方式选择，从而影响公共健康。

早期有关于不同的街道网络形态与居民步行和骑行行为的关系的研究，在比较美国加州萨克拉门托市市区（采用的是传统的城市方格网的街道布局）（图4-3左）和萨克拉门托市市郊区（则多为蔓延式街道布局）（图4-3右）后，发现传统的市区街道比自由的市郊区街道更容易促进人们采用步行的出行方式（Handy等，2005）。这也与居民步行或者骑行时的交通线的选择与感受相关，规则式的街道网络较自由式的来说，街道的连通性更好，街道更加密集，到达目的地的直线距离相对来说更加方便、快捷，有利于减少人们的出行距离，增加人们的路径选择，而对方向的掌握也更加清晰、明确。健康城市的交通规划也特别注重联系性道路网络的建设，鼓励采取方格状街道布置而非放射状街

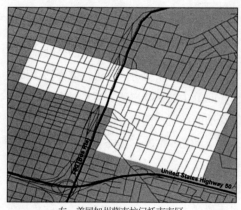 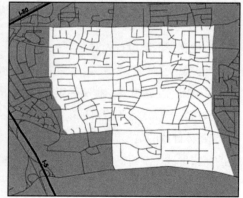

左：美国加州萨克拉门托市市区   右：美国加州萨克拉门托市市郊区

图4-3 萨克拉门托市街道网络
（资料来源：Handy S., et al. Correlation or Causality between the Built Environment and Travel Behavior? Evidence from Northern California [J]. Transport Res Part D-Transport Environ, 2005, 10（6）: 427–439）

道设置（Frank，2000）。

而街道周边环境的美观程度也是吸引人们进行步行或其他活动的重要因素之一。漂亮的街边小店、整洁的路面、安全的步行道路、路边的植物配置等都有助于促进人们进行不同的街道交往活动，倡导居民进行绿色、健康的生活方式。

5. 饮食环境

建成环境会直接影响到人们生活方式的形成和改变。英国的一项研究发现，中国和美国是全世界肥胖人数最多的国家，其中，2014年中国的男性肥胖人数为4320万人，女性肥胖人数为4640万人，高居全球第一。体力活动环境对人们肥胖的影响是以体力活动作为中介，但人体的肥胖除了受到体力活动的影响外，饮食环境也是重要的因素，总体来看，体重超标与高能量食物的摄入有很大关系，而区域规划和土地利用规划决定了超市与餐饮店的可达性，因而会通过对商品和食物的不同选择来改变人们的日常饮食结构，最终对个人健康产生影响。

对青少年儿童的健康问题研究在近年来得到了快速发展。除了家庭社会经济状况外，学校周边的超市和餐饮店对青少年的饮食环境产生了决定性的影响，而这些餐饮店的配置都是由土地利用规划在宏观结构层面上所决定的。地理信息系统的数据可以提供邻里层面的信息，包括与食品（超市和快餐厅）的距离和可达性以及分配，同样的还有休闲空间和步行环境都会影响对食物的选择决策和体力活动（Sharifi等，2015）。研究发现，在美国郊区低收入阶层社区的小学中，儿童的肥胖率与学校到周边快餐店的可达性呈正相关性（Kestens等，2010）；Laska等（2010）对美国明尼苏达州的圣保罗市区的青少年进行24小时饮食调查，采用地理信息系统技术来检验家庭和学校附近的视频零售店的可达性和临近度，研究发现青少年的含糖饮料摄入与快餐店、便利店、杂货铺等的临近度相关，而在一定范围内是否存在便利店与青少年的体重水平和体脂含量显著相关。

第三节　土地利用与公共健康

作为城市规划核心内容的土地利用，对城乡建成环境的质量具有重要影响，并进而影响公共健康与福祉。从这个意义上讲，土地利用变化不止影响建成环境质量，还与人居环境的宜居性（Livability）息息相关（Owrangi, et al., 2014；Vaz, et al., 2015）。土地利用数据越来越多地被理解为潜在的健康风险的重要指标（Corburn，2007）。土地利用对公共健康的影响可以从土地利用类型、土地混合利用、土地开发强度这三个方面来进行分析。

一、土地利用类型与公共健康

1. 土地利用的构成

土地利用的构成包括各种类型用地的比例。主要的土地利用类型包括居住用地、商业办公用地、公共服务设施用地、工业和仓储用地、绿色开放空间用地等，这些类型的用地构成会对建成环境的品质产生重要影响，进而影响公共健康水平。

Vaz等（2015）通过对大多伦多地区的研究发现，不同土地利用类型与健康的自我评价有密切的关系，发现商业和工业用地类型对自我测评的健康有负面效应，相反，开放空间、公园和娱乐场所有显著的健康积极反应。Factor等（2013）研究了以色列252个地区各种健康指标的变化，探讨了社会经济环境地位、人口增长和土地利用构成对健康的影响，结果表明，地方社会经济状况及其土地利用构成从很大程度上影响癌症发病率和其他公共健康指标，如流产率、新生儿体重和道路交通事故等。

就特定的土地利用类型而言，工业用地和交通用地产生的空气污染和水环境污染等，对身体和心理健康都会带来负面影响。有研究表明，工业用地对水质会有负面的影响（Zhao等，2015），工业区的空气污染会带来各种消化道以及呼吸道疾病的出现，从而对人体造成不良的健康后果；西班牙的一项研究显示，居住在工业区附近的女性患卵巢癌的风险更大（García-Pérez等，2015）。而居住在交通用地附近，则会深受空气污染和噪声污染之苦，影响身体和精神健康。

与之相反，绿色开放空间用地会对健康产生积极的正面影响。Barton等（2009）发现绿色空间，如森林和树丛，能降低不良的生理和心理健康的结果，包括新生儿体重偏低、流产、癌症、心脑血管疾病和心理健康等问题。而住宅与公园或者住宅距离绿色空间短、可达性高的情况下，则可以减少压力并且患肥胖症的可能性低（Nielsen等，2007）。而居住在绿色空间多的社区的居民，拥有更好的健康状态（Hartig, et al., 2014；Bowler, et al., 2010；Frumkin, 2003）。Myers等（2011）指出森林的砍伐增加了疟疾和血吸虫病，生态系统的改变对人类健康有很大影响；耕地的增加、化肥的使用提供了疾病的媒介和宿主，增加了呼吸系统疾病与心血管疾病的发生。而林地比例的增加，则对促进环境优化有一定的作用，进而降低癌症的死亡率（Li, et al, 2008），同样绿地也会达到净化空气、促进身心健康的效果。

此外，城市建设用地（包括城镇用地；农村居民点用地；厂矿、大型工业区、油田、盐场、采石场等用地以及交通道路、机场及特殊用地）占总用地比例的增加，会导致生态环境的污染和破坏，影响生态足迹、空气和水环境等，进而影响公共健康。随着中国城市化和工业化进程的快速推进，城乡建设用地规模的不断扩张和耕地的急剧减少已经成为中国土地利用变化的主要特征，建设用地的迅速扩张可以表现为农用地的减少和区域土地利用结构的剧烈变化，不仅改变了地球表面的空间景观格局，亦对区域生态环境系统产生了极大的影响；尤其从碳排放的源头来看，建设用地是人口、建筑、交通、工业和物流的集中地，亦是高耗能和高碳排放的集中地（顾朝林等，2009），而碳排放对空气环境产生了大量的污染，相关研究表明，在整体层面上，城镇建设用地的增加不利于大气污染物的扩散（迟妍妍等，2013），进而对居民健康产生负面效应；肖楚楚（2013）研究发现建设用地的增加会导致流域的水净化功能显著衰退，加重水污染；叶浩等（2010）的研究表明，耕地面积减少是导致苏州市生态系统固碳能力持续下降的主导因素。

2. 土地利用的空间分布

如上所述，绿地开放空间会改善身体和心理健康，减少空气污染、噪声，促进社会交往和缓解心理压力（Dadvand，2012）。而工业用地的不恰当布置，会对公共健康带来隐患。国外的一些研究发现癌症和一些先天性畸形疾病都是由于居住在工业区附近而产生的健康问题，如Cambra等（2011）发现居住在工业区附近的居民有呼吸系统疾病死亡率过高的风险，López-Cima等（2011）认为居住在工业区附近的居民得肺癌的风险更大。可见，工业仓储等用地会对环境和人的心理带来不良影响。

基本公共设施直接关系到居民的公共健康，也是公众的基本需求，包括医疗设施（如医院、卫生院、诊所）等的空间布局和服务质量、超市药房等提供的服务，会影响公共健康水平。Jones等（2010）和Lubetzky等（2011）提出卫生设施的用地，如医院和诊所的合理分布，能提高居民获得医疗服务的可达性，有助于社区健康，医疗设施的服务水平和质量也是影响居民健康的重要因素。超市等通过提供食物、生活用品来保障居民生活的必需品供应，提升居民健康。

文化休闲运动设施的空间分布是否合理，对居民的日常出行和体育锻炼也会产生重要影响。比如公共休闲场所为居民提供了锻炼和相互交流的机会，增加体力活动的发生，对于促进居民的心理健康和身体健康都具有积极意义。但是，只关注休闲设施的数量和规模还远远不够，要结合区域特色和居民的需求，打造更具特色的设施，才能使其发挥更大的作用。Cohen等（2006）研究发现青少年（女孩）居住在更多公园附近可以获得更多非校园的体力活动，从而促进身体健康；Mota等（2005）也发现社区的娱乐设施对体力活动有积极的影响。

　　合理的基础设施布局，如给水、排水、垃圾系统等，能在很大程度上保障城乡居民清洁的水、清新的空气、有机的健康土壤、垃圾的有效回收利用、暴雨的疏导与雨水收集等，可以减少疾病的流行与蔓延。而不合理的基础设施布局，则会引发居民的健康问题，而农村地区垃圾处理设施的欠缺，更会影响居民的健康。如Mwaguni等（2002）发现蒙巴萨地区的人口快速增加造成的污水设施负担不足，导致水污染和相关疾病的发生，如霍乱、腹泻、疟疾等。

　　总体而言，土地利用的空间分布，尤其是开放空间、绿地系统、公共服务设施、文化体育休闲设施、基础设施等的布局，会对居民的健康状况带来显著影响。

二、土地混合利用程度与公共健康

　　土地混合利用主要是指一个城市不同属性的土地混合利用的总体情况，包括城市居住、商业、办公、服务、休闲等功能的融合。土地的混合利用旨在通过空间安排，使多种使用性质不同的土地相互临近甚至功能叠加，在缩短出行距离的同时鼓励慢行交通的出行方式，减少机动车污染并促进居民的体力活动。一个城市不同类型土地的混合使用程度，将影响该城市功能片区的划分、人口和就业岗位的分布以及城市空间布局，进而影响城市居民的出行方式、出行距离和出行空间分布等特征。

　　土地混合状况的定量评价方法较多，不同学者提出了不同的衡量方法。Brown等（2009）建议衡量土地混合指标应包括土地混合度、离目的地（如离公园、公交站点）的最短步行距离、以出行目的地为导向的土地使用类别和面积（包括零售、办公、教育、娱乐）。Frank等（2005）将土地的混合测度描述为缓冲区内居民家庭的密度、道路交叉口的数量以及街区中不同用地类别的混合程度。虽然土地混合测度的方法存在差别，但大部分学者采用信息熵的概念（Entropy）来定量测算土地混合程度，引入信息论中熵的原理来表示，熵值的大小表示混合程度的高低（许学强等，2004），Kockelman等（1997）在旧金山海湾地区居民出行的研究中利用信息熵来计算居民住家周边的土地混合情况。其计算公式为（林红等，2008）：

$$S = -\sum_{i=1}^{n} P_i \log_{10} P_i \qquad (\sum_{i=1}^{n} P_i = 1)$$

　　式中：S——土地利用混合程度的熵值；n——土地利用类型的划分数目；P_i——第i类土地面积所占比例。

　　土地利用的混合可以为居民提供方便的公共服务、工作、娱乐活动等，增加居民的外出体力活动，并且混合度高的土地利用方式会减少居民依赖机动车的出行，促进慢行交通方式的选择，有益于公共健康。Frank等（2004）针对来自亚特兰大的约11000名成人的旅行数据的横断面研究，发现随着土地混合使用的提高，肥胖率会降低约12%；Saelens等（2003）和Ewing等（2003）的研究也发现，土地混合的增加与降低肥胖的发生相关。但也有研究表明，提高土地利用混合反而增加了肥胖的发生（Rutt等，2005），这可能是调查对象的社会经济条件对此结果产生了一定的影响。

公共服务用地与居住用地的分布是土地混合利用影响居民出行的一个重要因素。在居住地附近提供基础设施和公共服务设施，实现居住空间和居民生活所需的服务相匹配，减少居民的远距离交通发生量，从而降低小汽车出行，鼓励居民步行或者骑行，从而有利于公共健康。Oliver等（2011）认为居住在土地混合使用度高的社区中心、商业中心、学校、医院等设施用地混合布局的地方，会让居民有更高的步行休闲水平，从而改善公共健康；Aytur等（2007）研究发现，土地利用的混合（如居住、商业、娱乐）和利于步行及骑行的道路设施会有益于居民的体力活动，从而促进公共健康；另一项研究则发现居民住宅与公共开放空间的距离是影响成年人步行的因素之一（Giles-Corti等，2005）；对于青少年的研究也发现，居民住宅与学校、休闲场所、运动场所的距离是影响青少年交通性体力活动的重要因素（Grow等，2008）；而适宜步行出行的空间距离为2km以内，适宜自行车出行的空间距离为4.2km以内，适宜公共交通出行的距离为9.6km以内（冯红霞等，2014）。因此，在一定的空间距离范围内布置居住与公共服务设施的混合使用，有助于鼓励居民更多地选择步行和骑行的出行方式，可以促进居民的公共健康。

工作地与居住地的分布是土地混合利用影响居民出行的另一个重要因素，通过土地的混合使用，可以达到住宅和就业岗位的均衡分布，减少通勤交通引发的能耗和污染，减少汽车的使用，增加交通性体力活动。美国的研究表明，土地利用的混合度与通勤交通模式有着显著的相关关系，土地利用混合度越高，公共交通和步行出行比例就越高，就业中心的混合土地利用能够均衡整个都市的交通流分布，减少小汽车的出行等（Frank等，1994）。职住平衡将减少通勤时间，增加步行和自行车出行的比例，而极端的就业与居住的不平衡将会导致长距离通勤的需求，引起拥堵等（Cervero等，1989）。关注居住与就业用地的混合布置使用，可将大多数的通勤交通出行控制在短距离出行范围内，增加居民的体力活动，减少交通性空气污染和居民暴露在污染的空气中的风险，从而促进居民健康。

三、土地的开发强度与公共健康

土地开发强度表示单位土地的使用程度，通常用容积率、建筑密度、绿地率等指标来表示。土地开发强度的高低，直接反映某个区域的建设用地情况、人口密集程度、基础设施配置和经济总量等。

过高的土地开发强度会使大量自然资源被占用和消耗。一方面，耕地、绿地等生态用地转变为建设用地，城市原本的土地覆盖类型被钢筋混凝土、水泥地面所代替；而城市人口和产业的扩张消耗了大量的水电及其他生物资源，也会导致废弃物排放的增加，引发热岛效应，并给人的心理和身体健康带来不适。一些研究表明，较高的住宅开发密度与居民身体活动水平的增加有关，例如在美国，采取抑制城市蔓延政策的地区往往比没有这种政策的地区，显示出更高的休闲型体力活动和主动交通（如骑行或步行）（Aytur等，2008）。可见，较高的住宅密度与体力活动增加相关（Kirk等，2010），特别是增加步行（Boarnet等，2008；Pont等，2009）；而高密度的住宅开发会减少绿色空间和娱乐设施，绿色空间会支持体力活动并对心理健康有益，特别是城市公园和私人花园（Croucher，Myers，2008）；也有研究发现高浓度的空气污染一般都集中在层数高的建筑物周边，原因是高强度的建筑开发会减慢气体和颗粒的分散（Baik, et al., 2012；Pirjola, et al., 2012），影响居民健康。另一方面，低密度的住宅发展，使得公共交通发展成本过高，会产生居民对私人机动车交通的依赖，增加与行车速度、交通总量、汽车排放尾气和缺乏体力活动相关的健康风险（British Medical Association，2012）；事实上，郊区蔓延、低水平的城市化和更多的农村地区与体力活动水平不足和体重增加相关（Gordon-Larsen等，2006；Leal等，2011）。

因此，适宜的土地开发强度十分重要。一方面，适宜强度的土地开发与一定程度的土地混合使用，可以将居民在城市空间中的活动集中在一个较小的空间范围内，通过步行和骑行等慢行交通的出行方式，减少小汽车的使用概率，促进居民的身体健康。另一方面，紧凑的土地开发模式还可以增强街道生活活力，促进邻里经济发展和居民步行（Feng等，2010）。在高度机动化的城市中，增强城市设计（如增加土地利用密度，增加多样性，减少到低排放公共交通的距离），会促使居民出行方式的转变（从机动车转为步行或者骑行），这是控制慢性疾病发病率上升的基本模式（Stevenson等，2016）。

四、健康导向下的土地利用规划

综上，在制定土地利用规划时，土地利用对居民健康的影响可以从不同的空间层面来进行控制。

1. 土地利用结构

在区域层面土地利用结构主要反映了一定区域内各种土地利用类型在数量和质量上的对比关系，以及它们组合而成的一定格局或形式，如建设用地、耕地、草地、林地、水系等的布局。城市蔓延的发生，使居住与非居住用地占用消耗了大量的农用地和生态用地等，造成城市的低密度发展和对机动车的依赖，从而减少体力活动，造成健康的负面影响。应控制建设用地的无序增长，在城市建成区周边通过设置控制边界和绿化带，阻止城市的无序扩张；或通过控制特定区域的开发建设、经济活动以及流域土地利用，限制土地所有者的土地使用行为，如生态开敞空地、农业和林业保护区的设立，通过保护绿色空间来维持生态系统多样性，控制自然灾害和传染病等的发生，维持人体健康。

2. 土地利用布局

土地利用布局是指不同土地利用类型在空间上的分布形态，应注意各类用地之间的位置关系，如有污染的用地类型与居住用地之间要设置隔离带，或将污染用地布置在居住用地下风向，降低人群的污染暴露程度和时间；如居住用地和工作地的分布均衡，有助于交通需求内部化，缩短居民出行距离，减少通勤交通的发生，增加居民的体力活动，降低机动车交通造成的空气污染等；而绿地等开放空间的适度增加会改善空气质量，促进居民锻炼身体；公共服务设施用地的均衡分布，可以提高居民到达生活必需地的可达性，增加体力活动的发生，促进公共健康。

第四节　道路交通与公共健康

随着经济的增长，私人小汽车的增加，导致相关体力活动减少，而空气污染、噪声和交通事故的增加损害了居民的健康；反之，促进慢行交通的发展，特别是向以步行和自行车为主的出行方式转变，增加居民进行身体锻炼的机会，则会提高居民的健康水平。城市发展与交通规划的结果会影响公众的生理、心理和社会健康状态，合理限制小汽车的使用，完善城市公共交通和慢行系统的发展，并与土地利用相结合进行规划开发，则变得日益重要。

一、交通机动化与公共健康

机动化（Motorization），是指用机动的方式替代人力、畜力方式完成人与物移动的过程，交通机动化是指交通工具的机动化。随着社会经济的增长，人们的生活水平有所提高，更倾向于选择舒适、高效的出行方式，如摩托车、小汽车、公共汽车、轨道交通等都是交通机动化的表现形式。而交通机动化对公共健康的影响主要包括两个方面，一方面是通过空气、噪声污染对居民产生间接的健康负面影响，另一方面是对使用者产生直接的健康影响，如交通事故引发的死亡伤害和依赖机动车出行导致的肥胖症等健康问题。

1. 交通机动化与交通事故

现代道路交通在给人们带来舒适、快捷享受的同时，也给人类的健康造成了一些负面影响，如交通事故、尾气污染等。2005年我国共发生道路交通事故450254起，造成98738人死亡、469911人受伤，直接财产损失18.8亿元。1992年到2012年，全世界由于道路交通引起的伤亡增加了46%，排在死亡起因的第八位（Lozano，2010）；Islam等（2012）对阿拉伯的阿曼苏丹的研究发现，汽车的数量增加会造成道路交通事故的大量增加，造成的伤亡问题成为健康领域的一大问题；而通过增加城市步道和鼓励自行车交通，城市交通事故发生率较以往减少约10%（Zegeer等，1994）。

2. 交通机动化与交通污染

1）空气污染

除了交通事故外，据环境监测部门报告，我国的大多数城市城区主要污染源已由工业污染转为机动车尾气污染，机动车尾气污染逐渐成为大城市空气污染的重要来源，对环境质量和公众健康的影响日益严重。汽车尾气排放的主要污染物为一氧化碳（CO）、碳氢化合物（HC）、氮氧化物（NO_x）、铅（Pb）等，而交通车辆产生的烟尘（尾气烟尘和道路扬尘）排放也会对居民健康产生危害。

城市交通空气污染的原因主要有两个方面，一是机动车生产量和保有量的急剧上涨，二是道路交通堵塞和低速行驶加剧了机动车尾气的超标排放。在欧美国家，中等以上城市40%~90%的空气污染物来源于机动车尾气，而人们过多地暴露于空气污染，会增加患哮喘和其他呼吸系统疾病、心血管疾病、早产和过早死亡的风险。

目前，我国采用的空气质量指数监测的可吸入颗粒物是PM10，而来自汽车尾气的污染物是小于PM2.5的颗粒。2012年，北京大学公共卫生学院发布的报告指出，现有的空气质量下，2012年北京、上海、广州、西安四城市因PM2.5污染造成的早死人数将高达8572人，经济损失高达68.2亿元；而长期暴露于PM2.5的污染环境下，动脉硬化和中风的风险分别高出14%和2%（郭静超，2013）。

2）噪声污染

交通污染的另一个方面则是噪声污染，目前我国城市主要道路两侧的噪声污染不断加剧，交通噪声源排名城市噪声源的第二，仅次于生活噪声源。医学、心理学和流行病学研究都表明，噪声会引发一系列精神和身体的负面反应，如心脏病等的发生（Babisch等，1994）；巨天珍等（2005）对兰州市的噪声污染与居民健康作了研究，发现居住在交通干线两旁的居民，在很大程度上受到噪声的污染，其中重度症状主要表现为心脏病、高血压发病率的增高，中度症状为使人头痛、头胀、注意力不集中。

3. 交通机动化与对健康的影响

在以小汽车为主导的城市交通系统中，往往呈现"道路封闭化、高速化以及对林荫道、人行道和自行车道的占用"的情况，这些都迫使人们更多地依赖汽车出行（林雄斌等，2016），降低了体力活动的发生。交通出行方式与肥胖存在一定的关系，小汽车的拥有量和使用与健康的关系越来越受到关注。

小汽车出行方式的增多，会减少居民的体力活动与身体锻炼，更容易产生健康问题（Yang等，2013），车上时间每增加一小时，肥胖的可能性增加6%，而每增加一公里步行，肥胖风险将减少近5%（RWJF，2012）；而利用小汽车通勤更容易呈现超重或肥胖（$P=0.047$）（Wen等，2006）。大量小汽车的使用造成的交通拥堵，使居民的通勤时间过长，Kluger（1998）发现长距离通勤的人更可能有高血压，会更容易感觉到压力；Hennessy等（1999）的调查发现，在非常拥堵的情况下，司机的自我评价精神健康状况相对来说更紧张。可见对小汽车的依赖会较大程度上影响居民的健康状况。

二、慢行交通与公共健康

城市慢行交通指的是城市中的步行或自行车等以人力为空间移动动力的交通，城市慢行交通系统由步行交通系统和非机动车交通系统两大部分构成，一般定义其出行速度不超过15km/h（夏天，2010）。从体力活动角度来讲，不同于汽车、地铁等快速交通，慢行交通在代步的同时也是一种需要消耗能量的体力活动，是一种主动运动的交通方式，因此慢行交通在国外的许多研究中，又被称为主动交通（active transportation）。

近年来，很多学者针对慢行交通与健康促进的关系展开了研究，期望以此提示人们通过改变日常交通出行方式，达到增加体力活动、促进健康的目的。在一定的空间距离范围内，慢行交通会成为居民主要的出行方式，降低出行者的非传染性疾病患病率、促进居民开展体力活动，提高健康水平。

1. 慢行交通的健康促进作用

不同的日常交通出行方式，会对健康和体力活动水平产生不同影响。与机动车出行相比，一方面，以步行、骑自行车为代表的慢行交通可以明显增加每日的体力活动量和每日的体力活动时间；同时，还可有效减少肥胖、降低一些心血管等慢性疾病的发病率。另一方面，步行和自行车的出行可以减少空气污染和温室气体的排放，改善环境质量，提升居民健康水平。

主动交通，例如步行、骑自行车或其他类型的人力驱动的方式，可以看作是促进健康的策略，可以增加居民的体力活动水平，从而促进居民健康（全球倡导体力活动（GAPA），国际体育活动与健康协会理事会（ISPAH），2012）。Langlois等（2016）研究发现体力活动和主动交通之间存在一定的关系，TOD的建成环境有利于主动交通方式的发生，更容易达到建议的体力活动水平，维持身体健康。来自于欧洲、北美和澳洲的肥胖率研究认为，慢行交通（步行、骑行、公共交通）的比例与肥胖流行率呈负相关，欧洲国家较高的步行和骑行水平有低的肥胖率，而美国、澳大利亚和加拿大对机动车的依赖导致了高肥胖率的发生（Bassett等，2008）；Hou等（2004）对上海931个结肠癌病例患者和1552名随机对照者的交通通勤方式进行对比研究后发现，采用慢行交通通勤者患结肠癌的概率明显降低了48%，其中持续慢行交通35年以上者，直肠癌的患病率降低了66%。

步行作为一种最基本、便捷的体力活动方式，是健康生活方式的主流，有研究表明，每星期散步15km能预防一个中年人死亡的风险（罗德尼·托利，2013）；每天步行30min以上，成年人运动后心率控制在（170-年龄数）次／min，能使糖尿病的发病率下降50%（向剑锋等，2009）；日本国立癌症研究中心公报称，每天步行不到30min的人，与每天步行2h以上的人相比，前者患糖尿病的风险是后者的1.23倍；而步行与心血管健康并发症的风险降低也直接相关（Hamer和Chida，2008a，2008b）。

自行车的骑行是一项有利于健康的运动项目，许多国家和地区在大力推行自行车骑行和自行车复兴的政策和项目，骑行可以加强心肺的机能、降低肥胖概率、降低慢性病的发病风险、降低死亡率等。澳大利亚的一项大规模健康调查显示，骑车通勤男性的超重肥胖比例明显低于开车人群（Wen等，2008）；Geus等（2008）的研究发现，骑车通勤对于预防成年人心血管疾病的发病风险具有积极作用；在Andersen等（2000）的研究中，对研究对象的随访达到平均时间14.5年，发现骑车通勤人群的死亡率比不骑车通勤的人群低40%。

尽管公共交通和慢行交通的健康效应已经在不同地区的研究中得到验证，然而，我国目前交通规划与管理的范式仍以保持交通畅通，尤其以机动车的通行效率为主，而相对忽视了对公共交通和慢行交通健康效应的关注。

2. 慢行交通的健康负面作用

不能忽视的是，骑行也存在一些健康的负面效应，比如道路安全隐患、机动车尾气污染等都可能对自行车骑行者带来不利于健康的负面影响。

在考虑到自行车出行的安全性时，机动车辆过多、自行车专用车道缺乏等是影响道路骑行安全的主要原因。在道路骑行中，骑行者是脆弱的，因为他们要与机动车共享道路基础设施，并且一般的机动车重量和速度都比自行车大很多，但在交通事故中，自行车却不能为他们的使用者提供物理保护，所以在事故中骑行受到的伤害更严重（Reynolds等，2009）；特别是在交叉口以及机动车、非机动车混行路段上，自行车骑行者更易发生交通事故，并更容易受伤甚至死亡。通过在道路中采取一些保护措施可以在一定程度上控制健康的负面影响。

虽然自行车骑行有益于健康，但空气质量下降，比如空气中的污染物和颗粒物浓度偏高的时候，骑行对身体反而有不利的影响。实际上我国绝大多数自行车道都与机动车道平行布置，绿化隔离薄弱，骑行者会受到机动车排放尾气的影响。这些汽车尾气中的有害气体和悬浮颗粒物如果随着呼吸进入人体，长期以来，就会导致机体呼吸系统免疫力下降，慢性气管炎、哮喘等发病率升高，肺功能下降，机体对其他疾病的抵抗力降低等诸多不良影响（程义斌等，2003）。

三、公共交通与公共健康

公共交通（public transportation）是城市提供的一项基本公共服务，由公共汽车、电车、轨道交通、出租汽车、轮渡等交通方式组成的公共客运交通系统，是城市重要的基础设施之一。公共交通对健康的影响体现在三个方面，一方面通过增加体力活动来促进居民健康，降低疾病的发生；另一方面则通过减少对空气的污染间接地促进居民健康；此外，公共交通的出行方式与驾驶小汽车出行相比还会减少心理压力，有益于心理健康（Wener，2007）。

高质量、便捷的公共交通会减少小汽车的使用，使人们更多地选择公共交通的出行方式，能不同程度地增加体力活动，从而提高健康水平。公共交通的便捷性是影响居民出行选择的重要因素，一方面，居民要能够顺利地完成整个出行过程，没有阻碍；另一方面指居民能够尽可能地减少出行时耗，到达目的地。Strfann等（2005）对居民公共交通出行方式的选择与出行时间、空间之间的关系进行分析，发现影响居民是否选择公共交通出行方式的因素是公共交通直达出行时耗的长短，过长的出行时耗会影响居民对公交设施的使用选择，更倾向于选择小汽车的出行。居住区、工作地点、商场等与公交站点的可达性、公共交通与其他交通系统的换乘便捷性，都会改变居民对出行方式的选择，间接地影响身体健康水平。

公共交通会促进体力活动的发生。大量研究证明，公共交通使用是体力活动的来源（Rissel等，2012；Saelens等，2014；Chaix等，2014），在到达公共交通站点的过程中，会发生大量的步行或骑行活动。来自澳大利亚的研究发现，公共交通可达性与步行水平呈正相关，可见公共交通对于提升体力活动有促进的作用（Barr等，2016）；而主动交通，包括公共交通的使用，对社区老年人每日的体力活动也有促进作用（Voss等，2016）；Ermagun等（2016）的研究发现，公共交通的使用和可获得性与居民普遍的健康和身体指数（BMI）显著相关，每增加1%的公共交通使用，可以增加0.0003%的居民整体良好的健康水平；台湾的研究（Liao等，2016）也显示，与私人汽车用户相比，增加公共交通的使用有助于降低超重的风险。

公共交通（公共汽车、轨道交通等）方式对环境的影响相对于小汽车等个体交通工具要小，排放的污染量不同。王会萍（2004）的研究显示，公共交通（公共汽车、地铁、市郊铁路）排放的污染量比小汽车、摩托车的排放量少十倍以上；公共交通在高峰小时每人每千米排放的一氧化碳、碳氢化合物和氮氧化合物三项污染物分别是小汽车的17.1%、6.1%和17.4%，在大城市中，如果轨道交通客运量达到50%左右，一氧化碳和氮氧化合物的排放量可分别降低92%和86%（王凤武，2007）。因此，优先发展公共交通是实现面向健康的道路交通发展的必由之路，可以有效降低汽车尾气的排放总量，减轻城市大气污染，降低对居民健康的负面效应。

四、健康导向下的道路交通规划

综上所述，道路交通对居民健康的影响可以从两个方面来进行控制，一方面是控制机动车出行，鼓励发展公共交通和非机动化交通的出行方式，从而减少空气污染、交通拥堵等对健康的负面效应；另一方面则是提倡步行和骑行的出行方式，增加居民体力活动，有益于减少疾病的发生等。

道路交通是影响居民公共健康的主要因素之一，目前国内城市对公共交通和慢行交通出行的健康效应还缺乏足够的理解和重视。通过合理的交通规划、设计和政策的支撑，以居民健康为导向的道路交通规划，不仅可以直接鼓励城市居民参与体力活动，增强城市居民的健康水平，并且可以引导居民重新评估和选择交通工具。

从提升居民健康的角度而言，可以从以下几个方面提升道路交通规划与设计。

1. 道路网设计

目前，城市道路网体系是建立在机动化基础上的，道路的功能定位、等级级配、横断面形式等，几乎都是以机动化、汽车化为导向。健康导向的路网体系规划应当考虑以公共交通和慢行交通为主的设计，比如城市主干路应该以满足公共交通、步行、自行车为第一位，机动车是一种基本的需求，而不是最主要的需求（杨涛等，2013）。特别是在如今城市开发强度很高的时代，道路网体系还需要与城市密度相匹配，构建与城市土地使用模式相适应的路网结构，才会促进城市和居民的健康发展。

2. 限制机动车出行

在我国很多大城市开始推行机动车限号或限行的方式来对机动车的使用加以控制，以改变居民出行模式，降低机动车的使用，减少交通造成的污染，增加体力运动，提高健康水平。

3. 构建发达的公共交通体系

首先要有完整的公共交通体系，增加公交供给密度，降低公交的等待时间；其次要确保公交系统与商业办公、居住区的可达性和连通性，增加公交系统与其他交通系统（特别是非机动交通系统）的可换乘性，更好地促进居民通过步行、骑行等方式解决公交最后一公里的问题，加强体力活动的发生；此外，可以通过政府公交补贴，增加公交的舒适性等，吸引居民选择公共交通的出行方式。

4. 营造良好的慢行交通出行环境

加强慢行交通的出行基础设施的规划建设，设置人行及自行车专用道，充分考虑人的可达性，满足居民采用主动运输出行方式的基本需求，促进居民进行舒适的体力活动；以人为本，加强慢行交通设施的安全、人性化设计，从考虑步行者的切身感受出发，并设置防护隔离带，与机动车进行分离，方便和保障步行环境的安全，并给出良好的道路标识，鼓励人们运用健康的方式出行；此外，尽量做好步行和自行车系统景观设计，使暴露在室外的出行者心情舒畅；增强自行车交通的服务和管理，确保自行车相关设施（如维修点和停车位等）的便捷程度和使用安全性。

第五节　社区环境与公共健康

社区是城市体系的有机组成部分，也是宏观社会的缩影。社区的概念与城市住区概念有共通之处，社区更强调的是社会学意义上的集聚群体，包括居民之间维系个人发展和社区健康的内容。随着经济的发展及城市化水平的提高，城市社区成为重要的日常生活行为场所，因此研究城市社区环境对健康的影响就显得尤为重要。

一、社区环境对居民健康的影响要素

越来越多的研究认为社区环境对居民健康会产生重要的影响，社区的环境设计与促进积极健康的生活方式和减少慢性病发生的危险因素相关。有研究表明，社区密度和土地的混合使用表现出与步行活动的增加和较低的驾驶行为相关（Duncan等，2010；Frank等，2006）；社区的可步行性与休闲型和交通型的步行活动的增加（Frank等，2005；Lovasi等，2012；Saelens等，2003b；Saelens等，2008）、体力活动的增加（Durand等，2011；Van Holle等，2012）呈正相关；研究还发现邻里美学与出行选择，如步行（Michael等，2006；Nasar等，2015）和发生体力活动（Boone-Heienen等，2010；Van等，2011）呈正相关；而社区的安全性则与健康水平密切相关（Baum等，2009），较低的社区安全则与健康水平的下降有关（Warr等，2009）。

1. 社区的空间形态

1）社区土地的高密度开发

社区土地的高密度开发是指社区土地应该具备相对较高的建筑密度和人口密度，实现社区土地功能的高效率复合利用。高密度不代表高强度开发，而是通过土地的集约化使用来达到高密度的概念。一般来说，社区土地利用的高密度开发，使社区距离工作地点、商店、休闲娱乐地点更近，居民可通过步行、骑行或者公共交通的方式完成出行，可以增加社区的能源利用效率，减少环境污染，促进居民健康。研究发现，社区密度越高，人们需要在居住、工作、购物以及其他目的地之间通勤的距离就越小，对机动车交通的依赖也就越低（Cervero等，1997），可以促进交通型体力活动的发生，对健康有益。

2）社区土地的混合使用

社区土地的混合使用，即提倡将居住用地、工作用地、休闲用地、公共服务用地、绿地等不同功能的用地集中在同一地区，实现土地功能的混合；还包括建筑单元内部功能的混合。Inoue等（2009）对日本社区的研究发现，社区土地的混合使用度高，居民更倾向于步行出行。这样的混合使用会在较短的通勤距离内为居民提供多样化的需求，降低交通拥堵，减少能源消耗，增加居民的交往活动，促进居民的心理健康和身体健康；混合用地还有助于形成充满活力的社区中心，形成良好的邻里关系，有助于心理健康。

2. 社区的可达性

可达性是指居民从出发点到达目的地的便捷程度及可选择的路径数量。社区居民对绿色空间、公共设施、休闲设施和食物的可达性影响着居民出行的选择，从而影响健康水平。

步行交通是社区中最主要的出行方式，是各个场所之间的媒介。当社区的步行环境可达性良好，能够吸引居民选择步行的时候，可以减少机动车出行，改善社区的交通拥堵、降低尾气污染，提高社区的交通安全；另外，步行作为低成本的体力活动，有助于提高居民的身体健康水平。研究表明，在330m的距离内，人们在正常情况下能够轻松步行，在550m的距离内，为了到达目的地，也可以选择步行；但超过720m，70%的人表示只有在以工作为目的的情况下才可以接受步行（王丹，2014），可见可达性程度的不同对居民外出目的地的选择有很大影响。

1）绿色空间可达性

对于公园、绿地等公共空间，也已经有很多研究证明了它们的可达性与体力活动相关，特别是公共空间的可达性不仅可以增加步行体力活动，还能够增加公共空间的使用频率，进而增加休闲性体力活动（McCormack等，2010）。丹麦的一项研究发现，社区与公共绿地的距离和社区中居民的生活压力、肥胖率呈负相关的关系（Petter等，2014）；瑞典的研究表明，如果从家到公共绿地的骑车时间超过10min，近一半居民的步行或汽车的机率将会减少（王一，2015）。

2）基础设施可达性

居民与基础设施可达性的便利可以促进居民的体力活动，从而增加健康的积极效应。

Handy等（2006）对北加州八个社区居民进行调查发现，采用从家到机构（教堂、图书馆、邮局、银行）、生活维护店（杂货店、便利店、药房）、外出就餐（面包店、比萨饼、冰淇淋、外卖店）和休闲设施（健康俱乐部、书店、酒吧、剧院、视频租赁）的距离，发现与设施的良好可达性可以增加步行行为的发生；Handy等（1992）也发现邻里周围商店的可达性会增加居民进行步行的体力活动发生频率；此外，Brown等（2007）发现社区新增加轻轨站会增加居民的骑行发生。可见，社区基础设施的可达性与居民体力活动的发生有显著的联系，特别是对与交通相关的体力活动作用明显。

3）社区街道网络可达性

以步行尺度布置日常生活活动及设施，提供相互连通的街区网络，能够提高步行出行，减少机动车出行概率。而社区街道网络的连通性，可以增加休闲和交通的步行水平、体力活动和较低的身体指数（BMI）（Feng, et al., 2009）；街道与公交站点的可达性也会在一定程度上影响居民的出行方式。

3. 社区美学感知和安全感知

社区美学感知和安全感知是研究建成环境对体力活动影响的常用指标。

1）社区的美学感知

美学感知主要指场所的吸引力，包括街景、建筑设计、景观（如行道树）、公共设施（如凳子和灯光）等。总的来说，社区的街道和公共空间的美学感知对居民体力活动，特别是休闲性体力活动具有积极的作用，它可以提高居民对主动的出行方式如步行的选择，提升积极的体力活动（Brownson等，2001）；而Su等（2014）发现社区美学质量（道路绿化、有吸引力的建筑物、自然景观等）与女性的休闲活动时间呈正相关；Tsunoda等（2012）通过问卷调查日本笠间市老年人的身体活动水平和社区环境状况，发现当住宅附近有安全设施、环境美化情况较好时，老年人会增加每天至少1个小时的步行活动，从而促进身体健康。

但是也有一些研究表明社区环境美学感知的情况与体力活动水平呈负相关，特别表现在交通性步行方面（Hoehner等，2005），其通过研究主客观测量的周边环境美化情况，如社区的宜人性（吸引居民的建筑设计多样性等）、社区街道的绿化情况、社区的垃圾玻璃碎片情况、社区维护状况与交通行程相关的体力活动的关系，发现两者呈负相关。导致结论不一致的可能原因是，环境优美的社区，其土地混合利用程度低，使居民在日常生活使用上不便利，因此不利于居民开展相关的体力活动（周热娜等，2012）。

2）社区的安全感知

安全感知主要指居民对社区犯罪和安全的感知，其量度主要包括步行路径安全感知、犯罪率、晚上是否有足够的灯光以及是否存在交通隐患等，安全感知是体力活动的基本影响因素，也是居民步行出行的基本需求。

从研究文献来看，犯罪安全（Nelson等，2006）、交通安全（Inoue等，2009）等造成的邻里安全感知与体力活动呈正相关，特别是对于休闲性步行作用十分明显，从而对居民健康产生影响。Duncan等（2005）发现交通安全与身体活动相关，Inoue等（2009）也发现居民感知周边交通安全情况好时，其更可能利用闲暇时间去步行，促进体力活动的发生；Gao等（2015）发现社区的安全感是促进心理健康最大的因素，采用调查问卷的方法对社区居民进行记录，发现增加交通安全和犯罪安全对精神健康有促进作用。与交通安全相关的问题有：社区街道的车辆状况是否会令人不愉悦、社区街道的交通速度是否总是很低、社区道路上的驾驶员是否超速、社区夜间照明情况、社区的步行者和骑行者可见性、社区人行道或交叉口的标识、交叉口是否让行人感到安全、社区街道的交通污染情况等。与犯罪安全相关的问题有：在社区内遇见其他居民时是否会进行交谈、社区内步行环境是否安全、社区内夜间出行是否安全、让10岁的小孩白天独自在社区玩耍是否安全。

4. 社区归属感

很多研究发现，社区归属感对心理和精神健康具有决定性的影响。Berry等（2008）通过研究发现，归属感能够促进人们对安全、自信和舒适的认知，从而激发社区中的积极体力活动，增加社会交往的机会。社区归属感的形成与年龄、种族、性别、社会阶层及地方特性有关。同质人群更容易形成社区感，建成环境也更容易促进他们的社会联系，并激发积极体力活动的发生。大量研究指出，绿色开放空间对于促进精神健康、培育良好的社区氛围具有非常重要的作用（李志明等，2015）。

社区的设计可以影响人们如何与社区内其他人群的相互交往，这会影响居民的心理健康。比如说，混合的土地利用、步行导向的设计、绿色空间和社区的美学（通常称之为社会资本），在促进社交关系中发挥了重要的作用，已经被证明可以提高居民的自评健康水平和心理健康（Kim, et al., 2008）。而缺乏正常的社会交往，往往会引发诸如癌症、早产、抑郁症等疾病的发生（谭少华等，2010）。

二、健康导向下的社区环境构建

理解社区环境与健康的关系对促进居民的公共健康有十分积极的意义，在规划上可以通过社区环境的设计引导健康的生活方式。尽管物质环境是社区最为基本的层面，但目前仍有大量的社区未能在物质层面上达到健康的标准，当然物质层面的健康不仅仅取决于个别社区，其根本在于国家、城市对整体环境的营造。基于健康导向的社区环境营造应遵守以下原则。

1. 紧凑型的社区空间形态

紧凑的社区空间形态代表着社区土地利用的混合与高密度开发，提倡以TOD为主导的社区混合模式，TOD（Transit Oriented Development）是公共交通导向型的一种社区混合开发模式，沿主要的城市交通线路，布置商业设施用地，将居住用地布置在商业用地附近，增加居民步行方式的选择，减少小汽车的使用，促进居民健康。

2. 完善的社区慢行交通网络

优化社区的道路布局，注意机动车交通与步行交通的适当分离，增加道路的安全性和可达性。创造集中的社区步行空间，增加居民之间的互动与交往；规划慢行交通的绿化设计，吸引居民选择慢行交通的出行方式；完善慢行交通网络中的小品设施，为居民提供休闲空间，增进体力活动。

3. 安全、舒适的社区环境

安全、舒适的社区环境是居民外出进行体力活动的基本条件，不仅需要进行物质空间的营造，也需要社区精神文化的建设。安全上要满足居民对归属感和空间防护功能的要求，特别是交通安全尤为重要；在社区的舒适性上，要注意室外空间的人性化、多样化、美观化、洁净化的设计，要使居民能够享受社区环境带来的舒适、愉悦感，促进更多体力活动的发生。

4. 和谐的邻里交往

现代的社区多为高层住宅，开发商为了赢取高额的利益，高容积率的开发往往剥夺了城市居民的日常邻里交流空间，失去了传统聚落社区居民密集的互动。为了促进邻里之间的互动交往，应营造社区公共空间的良好可达性，增加多样性的活动场地，鼓励居民进行互动，促进其身心健康。

参考文献

[1] Andersen L.B., Schnohr P., Schroll M., et al. All-Cause Mortality Associated with Physical Activity during Leisure Time, Work, Sports, and Cycling to Work [J]. Archives of International Medicine , 2000, 160 (11): 1621-1628 .

[2] Abildso C. G., Zizzi S., Abildso L. C., et al. Built Environment and Psychosocial Factors Associated with Trail Proximity and Use [J]. American Journal of Health Behavior, 2007, 31 (4): 374-383.

[3] Aytur S.A., Rodriguez D.A., Evenson K.R., Catellier D.J., Rosamond W.D.Promoting Active Community Environments through Land Use and Transportation Planning [J]. American Journal of Health Promotion, 2007, 21: 397-407.

[4] Aytur S., Rodrigeuez D., Evenson K., Catellier D.Urban Containment Policies and Physical Activity. A Time-Series Analysis of Metropolitan Areas, 1990-2002 [J]. American Journal of Preventative Medicine, 2008, 34 (4): 320-332.

[5] Bassett D.R. Jr, Pucher J., Buehler R., et al. Walking, Cycling, and Obesity Rates in Europe, North America, and Australia [J]. Journal of Physical Activity and Health , 2008, 5 (6): 795-814 .

[6] Barton H. Land Use Planning and Health and Well-Being [J]. Land Use Policy, 2009 (26): 115-123.

[7] Babisch W., Ising H., Kruppa B., et al. The Incidence of Myocardial Infarction and Its Relation to Road Traffic Noise—The Berlin Case-Control Studies [J]. Environment International, 1994, 20 (4): 469-474.

[8] Barr A., Bentley R., Simpson J.A., Scheurer J., Owen N., Dunstan D., Thornton L., Krnjacki L., Kavanagh A. Associations of Public Transport Accessibility with Walking, Obesity, Metabolic Syndrome and Diabetes [J]. Transp. Health, 2016, 3 (2): 141-153.

[9] Baum F.E., Ziersch A. M., Zhang G., et al. Do Perceived Neighbourhood Cohesion and Safety Contribute to Neighbourhood Differences in Health [J] ? Health & Place, 2009, 15 (4): 925-934.

[10] Berry H. L. "Crowded Suburbs" and "Killer Cities": A Brief Review of the Relationship Between Urban Environments and Mental Health [J]. New South Wales Public Health Bulletin, 2007, 18 (11-12): 222-227.

[11] Bentham G. Depletion of the Ozone Layer: Consequences for Non-Infectious Human Diseases [J]. Parasitology, 1993, 106 Suppl (1): S39-S46.

[12] Berke E. M., Koepsell T. D., Moudon A. V., et al. Association of the Built Environment with Physical Activity and Obesity in Older Persons [J]. American Journal of Public Health, 2007, 97 (3): 486-492.

[13] British Medical Association. Healthy Transport = Healthy Lives [M]. London: British Medical Association, 2012.

[14] Brown B. B., Cm. W. A New Rail Stop: Tracking Moderate Physical Activity Bouts and Ridership [J]. American Journal of Preventive Medicine, 2007, 33 (4): 306-309.

[15] Brown B. B., Yamada I., Smith K. R., et al. Mixed Land Use and Walkability: Variations in Land Use Measures and Relationships with BMI, Overweight, and Obesity [J]. Health & Place, 2009, 15 (4): 1130-1141.

[16] Brownson R. C., Baker E. A., Housemann R. A., et al. Environmental and Policy Determinants of Physical Activity in the United States [J]. American Journal of Public Health, 2001, 91 (12): 1995-2003.

[17] Bruijn G. J. D., Kremers S. P. J., Schaalma H., et al. Determinants of Adolescent Bicycle Use for Transportation and Snacking Behavior [J]. Preventive Medicine, 2005, 40 (6): 658-667.

[18] Braza M., Shoemaker W., Seeley A. Neighborhood Design and Rates of Walking and Biking to Elementary School in 34 California Communities [J]. American Journal of Health Promotion Ajhp, 2004, 19 (2): 128-136.

[19] Boarnet M. G., Greenwald M., McMillan T. E. Walking, Urban Design, and Health—Toward a Cost-Benefit Analysis Framework [J]. Journal of Planning Education and Research, 2008, 27 (3): 341-358.

[20] Boone-Heinonen J., Popkin B.M., Song Y., Gordon-larsen P.Health & Place What Neighborhood Area Captures Built Environment Features Related to Adolescent Physical Activity [J]. Health Place, 2010, 16: 1280-1286.

[21] Cambra K., Martínez-Rueda T., Alonso-Fustel E., et al. Mortality in Small Geographical Areas and Proximity to Air Polluting Industries in the Basque Country (Spain) [J]. Occupational & Environmental Medicine, 2011, 68 (2): 140-147.

[22] Cervero R. Jobs-Housing Balancing and Regional Mobility [J]. Journal of the American Planning Association, 1989, 55 (2): 136 .

[23] Cervero R., Kockelman K. Travel Demand and the 3Ds: Density, Diversity, and Design [J]. Transportation Research Part D Transport & Environment, 1997, 2 (3): 199-219.

[24] Cragg S., C.C, Craig CL.2004 National Transportatin Survey [M]. Ottawa: Canadian Fitness and Lifestyle Research Institute, 2006.

[25] Corburn J., Osleeb J., Porter M. Urban Asthma and the Neighbourhood Environment in New York City [J]. Health & Place, 2006, 12 (2): 167-179.

[26] Corburn J. Urban Land Use, Air Toxics and Public Health: Assessing Hazardous Exposures at the Neighborhood Scale [J] .Environmental Impact Assessment Review, 2007, 27 (2): 145-160.

[27] Cohen D. A., Ashwood S., Scott M., et al. Proximity to School and Physical Activity among Middle School

Girls: The Trial of Activity for Adolescent Girls Study [J]. Journal of Physical Activity & Health, 2006, 2（1）: 1042-1047.

[28] Cohen D.A., Ashwood J.S., Scott M.M., et al. Public Parks and Physical Activity among Adolescent Girls [J]. Pediatrics, 2006: 118.

[29] Confalonieri A., Mcmichael A. Global Environmental Change and Human Health（ESSP Report No.4）[R], 2006.

[30] Croucher K., Myers L.The Health Impacts of Urban Green Spaces: A Literature Review [D]. Centre for Housing Policy, University of York, 2008.

[31] de Geus B., Van Hoof E., Aerts I., et al. Cycling to Work: Influence on Indexes of Health in Untrained Men and Women in Flanders, Coronary Heart Disease and Quality of Life [J]. Scand J Med Sci Sports, 2008, 18: 498-510.

[32] Dadvand P., Nazelle A.D., Figueras F., et al. Green Space, Health Inequality and Pregnancy [J]. Environment International, 2012, 40（2）: 110-115.

[33] Dalgard O., Tambs K. Urban Environment and Mental Health. A Longitudinal Study [J]. The British Journal of Psychiatry the Journal of Mental Science, 1997.

[34] Dunphy R., Fisher K. Transportation, Congestion, and Density: New Insights [J]. Transportation Research Record Journal of the Transportation Research Board, 1996, 1552（1552）.

[35] Duncan M.J., Spence J.C., Mummery W.K.. Perceived Environment and Physical Activity: A Meta-Analysis of Selected Environmental Characteristics [J]. Int J Behav Nutr Phys Act, 2005, 2: 11.

[36] Duncan M.J., Winkler E., Sugiyama T., Cerin E., duToit L., Leslie E., Owen N. Relationships of Land Use Mix with Walking for Transport: Do Land Uses and Geographical Scale Matter [J]?Urban Health, 2010, 87: 782-795.

[37] Durand C.P., Andalib M., Dunton G.F., Wolch J., Pentz M.A.A Systematic Review of Built Environment Factors Related to Physical Activity and Obesity Risk: Implications for Smart Growth Urban Planning [J]. Obes. Rev., 2011, 12: e173-e182.

[38] Ding D., Adams M. A., Sallis J. F., et al. Perceived Neighborhood Environment and Physical Activity in 11 Countries: Do Associations Differ by Country [J]? International Journal of Behavioral Nutrition & Physical Activity, 2013, 10（6）: 2064-2069.

[39] Eriksson M., Udden J., et al .Impact of Physical Activity and Body Composition on Heart Function and Morphology in Middle-Aged , Abdominally Obese Women [J]. Clin Physiol Funct Imaging, 2010, 30（5）: 354-359.

[40] Ermagun A., Levinson D. "Transit Makes You Short": On Health Impact Assessment of Transportation and the Built Environment [J]. Journal of Transport & Health, 2016, 3（2）: S27-S28.

[41] Ewing R., Schmid T., Killingsworth R., Zlot A., Raudenbush S. Relationship between Urban Sprawl and Physical Activity, Obesity, and Morbidity [J]. American Journal of Health Promotion, 2003, 18（1）: 47-57.

[42] Ewing R., Cervero R. Travel and the Built Environment: A Meta-Analysis [J]. Journal of the American Planning Association, 2010, 76（3）: 265-294.

[43] Ewing R.Can the Physical Environment Determine Physical Activity Levels [J] .Exercise Sport Science Reviews, 2005, 33（2）: 69-75.

［44］Factor R., Awerbuch T., Levins R. Social and Land Use Composition Determinants of Health: Variability in Health Indicators ［J］. Health & Place, 2013, 22（4）: 90-97.

［45］Ferreira I., Van d H. K., Wendelvos W., et al. Environmental Correlates of Physical Activity in Youth—A Review and Update ［J］. Obesity Reviews, 2007, 8（2）: 129-154.

［46］Frank L. D. Impacts of Mixed Used and Density on Utilization of Three Modes of Travel: Single-Occupant Vehicle, Transit, Walking ［J］. Transportation Research Record, 1994, 1466: 44-52.

［47］Frank L., Engelke P., Schmid T. Health and Community Design ［J］, 2003.

［48］Frank L. D., Andresen M. A., Schmid T. L. Obesity Relationships with Community Design, Physical Activity, and Time Spent in Cars ［J］. American Journal of Preventive Medicine, 2004, 27（2）: 87-96.

［49］Frank L. D., Schmid T. L., Sallis J. F., et al. Linking Objectively Measured Physical Activity with Objectively Measured Urban Form : Findings from Smartraq ［J］. American Journal of Preventive Medicine, 2005, 28（2 Suppl 2）: 117-125.

［50］Frank L.D., Sallis J.F., Conway T.L., Chapman J.E., Saelens B.E., Bachman W.Many Pathways from Land Use to Health: Associations between Neighborhood Walkability and Active Transpor Tation, Body Mass Index, and Air Quality ［J］. Journal of the American Planning Association, 2006, 72: 75-87.

［51］Frank L. D., Saelens B. E., Powell K. E., et al. Stepping toward Causation: Do Built Environments or Neighborhood and Travel Preferences Explain Physical Activity, Driving, and Obesity ［J］? Social Science & Medicine, 2007, 65（9）: 1898-1914.

［52］Frank L., Kerr J., Chapman J., et al. Urban Form Relationships with Walk Trip Frequency and Distance among Youth ［J］. American Journal of Health Promotion Ajhp, 2007, 21（4 Suppl）: 305-311.

［53］Feng J., Glass T.A., Curriero F.C., Stewart W.F., Schwartz B.S.The Built En- vironment and Obesity a Systematic Review of the Epidemiologic Evidence ［J］. Health Place, 2009, 16: 175-190.

［54］Gao M., Ahern J., Koshland C. P. Perceived Built Environment and Health-Related Quality of Life in Four Types of Neighborhoods in Xi'an, China ［J］. Health & Place, 2016, 39: 110-115.

［55］García-Pérez J., Lope V., López-Abente G., et al. Ovarian Cancer Mortality and Industrial Pollution ［J］. Environmental Pollution, 2015, 205: 103-110.

［56］Giles-Corti B., Broomhall M. H., Knuiman M., et al. Increasing Walking: How Important Is Distance to, Attractiveness, and Size of Public Open Space ［J］? American Journal of Preventive Medicine, 2005, 28（2 Suppl 2）: 169-176.

［57］Global Advocacy for Physical Activity（GAPA）, the Advocacy Council of the International Society for Physical Activity and Health（ISPAH）. NCD Prevention: Investments that Work for Physical Activity ［Z］, 2012, 48（8）: 709-712.

［58］Grow H. M., Saelens B. E., Kerr J., et al. Where Are Youth Active? Roles of Proximity, Active Transport, and Built Environment ［J］. Medicine & Science in Sports & Exercise, 2008, 40（12）: 2071-2079.

［59］Gordon-Larsen P., Nelson M. C., Page P., Popkin B. M. Inequality in the Built Environment underlies Key Health Disparities in Physical Activity and Obesity ［J］. Pediatrics, 2006, 117（2）: 417-424.

［60］Hall K. S., Mcauley E. Individual, Social Environmental and Physical Environmental Barriers to Achieving 10 000 Steps per Day among Older Women ［J］. Health Education Research, 2010, 25（3）: 478-488.

［61］Handy S. L. Regional Versus Local Accessibility: Neo-Traditional Development and Its Implications for Non-Work Travel ［J］. University of California Transportation Center Working Papers, 1992, 18（4）: 253-267.

［62］Handy S., Cao X., Mokhtarian P. Correlation or Causality between the Built Environment and Travel Behavior? Evidence from Northern California ［J］. Transportation Research Part D Transport & Environment, 2005, 10（6）: 427-444.

［63］Handy S. L. Understanding the Link between Urban Form and Nonwork Travel Behavior ［J］. Journal of Planning Education & Research, 1996, 15（3）: 183-198.

［64］Handy S. L., Clifton K. J. Local Shopping as a Strategy for Reducing Automobile Travel ［J］. Transportation, 2001, 28（4）: 317-346.

［65］Handy S. L., Boarnet M. G., Ewing R., et al.How the Built Environment Afects Physical Activity-Views from Urban Planning ［J］.American Journal of Preventive Medicine, 2002, 23（2S）: 64-73.

［66］Handy S., Cao X., Patricia L. Mokhtarian. Self-Selection in the Relationship between the Built Environment and Walking: Empirical Evidence from Northern California ［J］. Journal of the American Planning Association, 2006, 72（72）: 55-74.

［67］Humpel N., Owen N., Iverson D., et al. Perceived Environment Attributes, Residential Location, and Walking for Particular Purposes ［J］. American Journal of Preventive Medicine, 2004, 26（2）: 119-125.

［68］Hamer M., Chida Y. Active Commuting and Cardiovascular Risk: AMeta-Analytic Review ［J］. Prev. Med., 2008a, 46（1）: 9-13.

［69］Hamer M., Chida Y. Walking and Primary Prevention: A Meta-Analysis of Prospective Cohort Studies ［J］. Br. J. Sport. Med., 2008 b, 42（4）: 238-243.

［70］Hennessy D. A., Wiesenthal D. L. Traffic Congestion, Driver Stress, and Driver Aggression ［J］. Aggressive Behavior, 1999, 25（6）: 409-423.

［71］Hou L., Ji B.T., Blair A., et al.Commuting physical Activity and Risk of Colon Cancer in Shanghai , China ［J］. Am J Epidemiol , 2004, 160（9）: 860-867 .

［72］Hoehner C. M., Ramirez L. K., Elliott M. B., et al. Perceived and Objective Environmental Measures and Physical Activity among Urban Adults ［J］. American Journal of Preventive Medicine, 2005, 28（2, Supplement 2）: 105-116.

［73］Institute for Transportation and Development Policy（TOD Standard v2.0）［R］. New York, 2013.

［74］IPCC. IPCC Third Assessment Report: Climate Change 2001: Synthesis Report ［EB/OL］. http://www.ipcc.ch/pdf/climate-changes-2001/synthesis-spm/synthesis-spm-cn.pdf.

［75］Inoue S., Ohya Y., Odagiri Y., et al. Association between Perceived Neighborhood Environment and Walking among Adults in 4 Cities in Japan ［J］. Journal of Epidemiology, 2009, 20（4）: 277-286.

［76］Islam M. M., Al-Hadrami A. Increased Motorization and Road Traffic Accidents in Oman ［J］. Journal of Emerging Trends in Economics & Management Sciences, 2012, 3（6）: 907-914.

［77］Jacobs A. B. Great Streets ［J］. University of California Transportation Center Working Papers, 1993, 1（3）.

［78］Jacobson S., King D., Yuan R. A Note on the Relationship between Obesity and Driving ［J］. Transport Policy, 2011, 18（5）: 772-776.

［79］Jabareen Y.R. Sustainable Urban Forms—Their Typologies, Models, and Concepts ［J］. Journal of Planning Education and Research, 2006, 26: 38-52.

［80］Jing F., Glass T. A., Curriero F. C., et al. The Built Environment and Obesity: A Systematic Review of the Epidemiologic Evidence ［J］. Health & Place, 2010, 16（2）: 175-190.

［81］Joy R., Druyts E. F., Brandson E. K., et al. Impact of Neighborhood-Level Socioeconomic Status on HIV

Disease Progression in a Universal Health Care Setting [J]. Jaids Journal of Acquired Immune Deficiency Syndromes, 2008, 47 (4): 500-505.

[82] Jones A. P., Haynes R., Sauerzapf V., et al. Geographical Access to Healthcare in Northern England and Post-Mortem Diagnosis of Cancer [J]. Journal of Public Health, 2010, 32 (4): 532-537.

[83] Kestens Y., Daniel M. Social Inequalities in Food Exposure around Schools in an Urban Area [J]. American Journal of Preventive Medicine, 2010, 39 (1): 33-40.

[84] Kornberger M., Clegg S. R. Bringing Space Back in: Organizing the Generative Building [J]. Organization Studies, 2004, 25 (7): 1095-1114.

[85] Kochtitzky Chris S., H. Frumkin R., Rodriguez A. L., Dannenberg J., Rayman K., Rose R. Gillig, T. Kanter. Urban Planning and Public Health at CDC, MMDRp [Z/OL, December 22, 2006/55 (SUP02): 34-38. http://www.cdc.gov/mmwr/preview/mmwrhtml/su5502a12.htm.

[86] Kim D., Subramanian S., Kawachi I. Social Capital and Physical Health [J]. Soc. Cap. Health, 2008: 139-190.

[87] Kirk S. F. L., Penney T. L., McHugh T. L. F. Characterizing the Obesogenic Environment: The State of the Evidence with Directions for Future Research [J]. Obesity Reviews, 2010, 11 (2): 109-117.

[88] Kockelman K. Travel Behavior as Function of Accessibility, Land Use Mixing, and Land Use Balance: Evidence from San Francisco Bay Area [J]. Transportation Research Record: Journal of the Transportation Research Board, 1997, 1607 (1): 116-125.

[89] Krafft T., Bissel R., Rosenberg M. Health and the Environment : A Crosscutting Issue in Global Change Research [J]. German National Committee on Global Change Research, 2002.

[90] Langlois M., Wasfi R. A., Ross N. A., et al. Can Transit-Oriented Developments Help Achieve the Recommended Weekly Level of Physical Activity [J] ? Journal of Transport & Health, 2016, 3 (2): 181-190.

[91] Lee J. S., Kawakubo K., Kohri S., et al. Association between Residents' Perception of the Neighborhood's Environments and Walking Time in Objectively Different Regions [J]. Environmental Health and Preventive Medicine, 2007, 12 (1): 3-10.

[92] Leal C., Chaix B. The Influence of Geographic Life Environments on Cardiometabolic Risk Factors: A Systematic Review, a Methodological Assessment and a Research Agenda [J]. Obesity Reviews, 2011, 12 (3): 217-230.

[93] Liao Y., Tsai H. H., Wang H. S., et al. Travel Mode, Transportation-Related Physical Activity, and Risk of Overweight in Taiwanese Adults [J]. Journal of Transport & Health, 2016, 3 (2): 220-225.

[94] Li Q., Kobayashi M., Kawada T. Relationships between Percentage of Forest Coverage and Standardized Mortality Ratios (SMR) of Cancers in all Prefectures in Japan [J]. Open Pub Health J, 2008 (1): 1-7.

[95] Lozano R., Naghavi M., Foreman K., et al. Global and Regional Mortality from 235 Causes of Death for 20 Age Groups in 1990 and 2010: A Systematic Analysis for the Global Burden of Disease Study 2010 [J]. Lancet, 2012, 380: 2095-2128.

[96] Lovasi G.S., Grady S., Rundle A. Steps forward: Review and Recommendations for Research on Walkability, Physical Activity and Cardiovascular Health [J]. Public Health Rev., 2012, 33: 484-506.

[97] Lopez R. Urban Sprawl and Risk for Being Overweight or Obese [J]. American Journal of Public Health, 2004, 94 (9): 1574-1579.

［98］López-Cima F. M., García-Pérez J., Pérez-Gómez B., et al. Lung Cancer Risk and Pollution in an Industrial Region of Northern Spain: A Hospital-Based Case-Control Study ［J］. International Journal of Health Geographics, 2011, 10（2）: 186-196.

［99］Laska M. N., Hearst M. O., Forsyth A., et al. Neighbourhood Food Environments: Are They Associated with Adolescent Dietary Intake, Food Purchases and Weight Status ［J］? Public Health Nutrition, 2010, 13（11）: 1757-1763.

［100］Lee C., Moudon A. V. Physical Activity and Environment Research in the Health Field: Implications for Urban and Transportation Planning Practice and Research ［J］. Journal of Planning Literature, 2004, 19（2）: 147-181.

［101］Myers S., Patz J. Land Use Change and Human Health—Reference Module in Earth Systems and Environmental Sciences/Encyclopedia of Environmental Health ［J］. Encyclopedia of Environmental Health, 2011: 396-404.

［102］Maantay J. Zoning, Equity, and Public Health ［J］. Am J Public Health 2001, 91: 1033-1041.

［103］McMichael A.J., Haines A., Slooff R., et al.Climate Change and Human Health ［R］.Geneva : WHO , 1996 .

［104］Michael Y.L., Green M.K., Farquha S.A. Neighborhood Design and Active Aging ［J］. Health Place, 2006, 12: 734-740.

［105］Mccarthy J.J., Canziani O.F., Leary N.A., et al. Climate Change 2001: Impacts, Adaptation, and Vulnerability ［J］. Contribution of Working Group II to the Third Assessment Report, 2001, 19（2）: 81-111.

［106］Mcmichael A.J., Haines J.A., Slooff R., et al. Climate Change and Human Health: An Assessment ［J］, 1996.

［107］McCormack G.R., Rock M., Toohey A.M., et al. Characteristics of Urban Parks Associated with Park Use and Physical Activity: A Review of Qualitative Research ［J］. Health & Place, 2010, 16（4）: 712-726.

［108］Mess P. H. Measures of Connectivity ［C］, 1997.

［109］Meldrum F.C., Heywood B.R.M.S. Science, 1992, 257: 522- 523.

［110］Mwaguni S.M. Public Health Problems in Mombasa District: A Case Study on Sewage Management ［J］, 2002.

［111］Morris J.N., Heady J.A., Raffle P.A.B., et al. Coronary Heart-Disease and Physical Activity of Work ［J］. The Lancet, 1953, 262（6795）: 1053-1057.

［112］Mota J., Almeida M., Santos P., Ribeiro J.C. Perceived Neighborhood Environments and Physical Activity in Adolescents ［J］. Prev Med, 2005, 41: 834-836.

［113］Martens P., McMichael A.J., Patz J.A. Editorial: Globalisation, Environmental Change and Health ［J］. Global Change and Human Health, 2000, 1（1）: 4-8.

［114］Nielsen T. S., Hansen K.B. Do Green Areas Affect Health? Results from a Danish Survey on the Use of Green Areas and Health Indicators ［J］. Health & Place, 2007, 13（13）: 839-850.

［115］Nasar J.L., Holloman C., Abdulkarim D.Street Characteristics to Encourage Children to Walk ［J］. Transp. Res. Part Policy Pract. 2015, 72, 62-70.

［116］Nyberg F., Gustavsson P., Jarup L., et al. Urban Air Pollution and Lung Cancer in Stockholm ［J］.

Epidemiology，2001，12（5）：590-592.

[117] Oliver L.N.，Hayes M.V. Neighbourhood Socio-Economic Status and the Prevalence of Overweight Canadian Children and Youth [J]．Canadian Journal of Public Health Revue Canadienne De Santé Publique，2005，96（6）：415-420.

[118] Oliver L.，Schuurman N.，Hall A.，et al. Assessing the Influence of the Built Environment on Physical Activity for Utility and Recreation in Suburban Metro Vancouver [J]．Bmc Public Health，2011，11（9）：1085-1089.

[119] Owrangi M.，Lannigan R.，Simonovic S. Interaction between Land Use Change，Flooding and Human Health in Metro Vancouver，Canada [J]．Natural Hazards，2014.

[120] Palz J. A.，Epstein P.R.，et al. Global Change and Emerging Infectious Diseases [J]．Jama，1996，275（3）：217-223.

[121] Picavet H. S.，Milder I.，Kruize H.，et al. Greener Living Environment Healthier People?：Exploring Green Space，Physical Activity and Health in the Doetinchem Cohort Study [J]．Preventive Medicine，2016，89：7-14.

[122] Pont K.，Ziviani J.，Wadley D.，Bennett S.，Abbott R. Environmental Correlates of Children's Active Transportation：A Systematic Literature Review [J]．Health & Place，2009，15（3）：849-862.

[123] Petter. Urban Form，Sustainability and Health [J]．European Planning Studies，2014（7）：1524-1543.

[124] Pont K.，Ziviani J.，Wadley D.，et al. Environmental Correlates of Children's Active Transportation：A Systematic Literature Review [J]．Health & Place，2009，15（3）：827-840.

[125] Reynolds C.C.O.，M. Anne H.，Kay T.，et al. The Impact of Transportation Infrastructure on Bicycling Injuries and Crashes：A Review of the Literature [J]．Environmental Health，2009，8（1）：1-19.

[126] Rissel C.，Curac N.，Greenaway M.，Bauman A. Physical Activity Associated with Public Transport Use——A Review and Modelling of Potential Benefits [J]．Environ. Res. Public Health，2012，9（7）：2454-2478.

[127] Robert Wood Johnson Foundation（RWJF）. How Does Transportation Impact Health? Princeton：Robert Wood Johnson Foundation（RWJF），2012 [Z]．Health Policy Snapshot Public Health and Prevention Issue Brief，2015-12-20. http://www.rwjf.org/healthpolicy.

[128] Rooney C.，Mcmichael A. J.，Kovats R.S.，et al. Excess Mortality in England and Wales，and in Greater London，during the 1995 Heatwave [J]．Journal of Epidemiology & Community Health，1998，52（8）：482-486.

[129] Russell J. Consequences for Human Health of Stratospheric Ozone Depletion [J]．Ozone Depleteon：Health and Environmental Consequences，1989：206-227.

[130] Rutt C.D.，Coleman K. J. Examining the Relationships among Built Environment，Physical Activity，and Body Mass Index in El Paso，TX [J]．Preventive Medicine，2005，40（6）：831-841.

[131] Sarkar C.，Gallacher J.，Webster C. Urban Built Environment Configuration and Sychological Distress in Older Men：Results from the Caerphilly Study [J]．Bmc Public Health，2013，13（3）：695.

[132] Saelens B.E.，Sallis J.F.，Black J.B.，et al. Neighborhood-Based Differences in Physical Activity：An Environment Scale Evaluation [J]．American Journal of Public Health，2003，93（9）：1552-1558.

[133] Saelens B.E.，Vernez Moudon A.，Kang B.，Hurvitz P.M.，Zhou C. Relation between Higher Physical Activity and Public Transit Use [J]．Public Health，2014，104（5）：854-859.

[134] Saelens B.E., Sallis J.F., Frank L.D. Environmental Correlates of Walking and Cycling: Findings from the Transportation, Urban Design, and Planning Literatures [J]. Ann. Behav. Med. Publ. Soc. Behav. Med., 2003b, 25: 80-91.

[135] Saelens B.E., Handy S.L. Built Environment Correlates of Walking: A Review [J]. Medicine & Science in Sports & Exercise, 2008, 40 (7 Suppl): S550-566.

[136] Southworth M., Ben-Joseph E. Streets and the Shaping of Towns and Cities [M]. Island Press, 1997.

[137] Stock C., Bloomfield K., Ejstrud B., et al. Are Characteristics of the School District Associated with Active Transportation to School in Danish Adolescents [J] ? European Journal of Public Health, 2012, 22 (3): 398-404.

[138] Sooman A., Macintyre S. Health and Perceptions of the Local Environment in Socially Contrasting Neighbourhoods in Glasgow [J]. Health & Place, 1995, 1 (1): 15-26.

[139] Su M., Tan Y.Y., Liu Q.M., et al. Association between Perceived Urban Built Environment Attributes and Leisure-Time Physical Activity among Adults in Hangzhou, China [J]. Preventive Medicine, 2014, 66 (9): 60-64.

[140] Sharifi M., Sequist T.D., Rifas-Shiman S.L., et al. The Role of Neighborhood Characteristics and the Built Environment in Understanding Racial/Ethnic Disparities in Childhood Obesity [J]. Preventive Medicine, 2016, 91: 103-109.

[141] Sugiyama T. Environments for Active Lifestyles: Sustainable Environments May Enhance Human Health [J]. Environmental Health Insights, 2008, 2 (Programmatic Aspects): 93-96.

[142] Texas Transportation Institute. 2001 Urban Mobility Report [M]. Arlington: TTI, 2001. http://mobility. tamu.edu.

[143] Tsunoda K., Tsuji T., Kitano N., et al. Associations of Physical Activity with Neighborhood Environments and Transportation Modes in Older Japanese Adults [J]. Preventive Medicine, 2012, 55 (2): 113-118.

[144] US Department of Health and Human Services. Physical Activity and Health: A Report of the Surgeon General [M]. Atlanta: U.S. Department of Health and Human Services & Centers for Disease Control and Prevention, 1996.

[145] Valerie K., Delers A., Bruck C., et al. Activation of Human Immunodeficiency Virus Type 1 by DNA Damage in Human Cells [J]. Nature, 1988, 333 (6168): 78-81.

[146] Vaz E., Cusimanob M., Hernandez T. Land Use Perception of Self-Reported Health: Exploratory Analysis of Anthropogenic Land Use Phenotypes [J]. Land Use Policy, 2015 (46): 232-240.

[147] Van Holle V., Deforche B., Van Cauwenberg J., Goubert L., Maes L., Van de Weghe N., De Bourdeaudhuij I. Relationship between the Physical Environment and Different Domains of Physical Activity in European Adults: A Systematic Review [J]. BMC Public Health, 2012: 807.

[148] Van Dyck D., Cardon G., Deforche B., Owen N., De Bourdeaudhuij I.Re- lationships between Neighborhood Walkability and Adults' Physical Activity: How Important Is Residential Self-Selection [J]. Health Place, 2011, 17: 1011-1014.

[149] Voss C., Sims-Gould J., Ashe M.C., et al. Public Transit Use and Physical Activity in Community-Dwelling Older Adults: Combining GPS and Accelerometry to Assess Transportation-Related Physical Activity [J]. Journal of Transport & Health, 2016, 3 (2): 191-199.

[150] Warburton D.E., Nicol C.W., Bredin S.S. Health Benefits of Physical Activity: The Evidence [J]. CMAJ,

2006, 174（6）：801-809.

［151］ Warr D., Feldman P., Tacticos T., et al. Sources of Stress in Impoverished Neighbourhoods：Insights into Links between Neighbourhood Environments and Health［J］. Australian and New Zealand Journal of Public Health, 2009, 33（1）：25-33.

［152］ Walle S.V., Steenberghen T. Space and Time Related Determinants of Public Transport Use in Trip Chains［J］. Transportation Research Part A Policy & Practice, 2006, 40（2）：151-162.

［153］ Wood S., Mcneil D., Yee W., et al. Neighbourhood Socio-Economic Status and Spontaneous Premature Birth in Alberta［J］. Canadian Journal of Public Health, 2014, 105（5）：e383-388.

［154］ Wen L., Orr N., Millett C., et al. Driving to Work and Overweight and Obesity：Findings from the 2003 New South Wales Health Survey, Australia［J］. International Journal of Obesity, 2006, 30（5）：782-786.

［155］ Wen L.M., Rissel C. Inverse Associations between Cycling to Work, Public Transport, and Overweight and Obesity：Findings from a Population Based Study in Australia［J］. Prev Med, 2008, 46（1）：29-32 .

［156］ Wener R.E., Evans G.W. A Morning Stroll Levels of Physical Activity in Car and Mass Transit Commuting［J］. Environment & Behavior, 2007, 39（1）：62-74.

［157］ Winters M., Brauer M., Setton E.M., et al. Built Environment Influences on Healthy Transportation Choices：Bicycling Versus Driving［J］. Journal of Urban Health, 2010, 87（6）：969-993.

［158］ Whitehead M., Dahlgren G. What Can Be Done about Inequalities in Health［J］?The Lancet, 1991, 338：1059-1063.

［159］ World Health Organization. Global Health Risks：Mortality and Burden of Disease Attributable to Selected Major Risks［M］. Geneva：World Health Organization Press, 2009.

［160］ Walsh J.F., Molyneux D.H., Birley M.H. Deforestation：Effects on Vector-Borne Disease［J］. Parasitology, 1993, 106 Suppl（1）：S55-75.

［161］ Xu F., Li J., Liang Y., et al. Residential Density and Adolescent Overweight in a Rapidly Urbanising Region of Mainland China［J］. Journal of Epidemiology & Community Health, 2009, 64（11）：1017-1021.

［162］ Yang J., French S. The Travel-Obesity Connection：Discerning the Impacts of Commuting Trips with the Perspective of Individual Energy Expenditure and Time Use［J］. Environment and Planning B：Planning and Design, 2013, 40（4）：617-629.

［163］ Yach D., Bettcher D. The Globalization of Public Health, I：Threats and Opportunities［J］. American Journal of Public Health, 1998, 88（5）：742-744.

［164］ Ye B., Wang W., Yang L., et al. Factors Influencing Disinfection by-Products Formation in Drinking Water of Six Cities in China［J］. Journal of Hazardous Materials, 2009, 171（1-3）：147-152.

［165］ Yen I.H., Kaplan G.A. Neighborhood Social Environment and Risk of Death：Multilevel Evidence from the Alameda County Study［J］. American Journal of Epidemiology, 1999, 149（10）：898-907.

［166］ Zegeer C., Stutts J., Hunter B., et al. The National Bicycling and Walking Study：Transportation Choices for a Changing America［R］.Washington, D.C., Transportation Research Board, 1994.

［167］ 迟妍妍，张惠远，饶胜等. 珠江三角洲土地利用变化对特征大气污染物扩散的影响［J］. 生态环境学报，2013（10）：1682-1687.

［168］ 程义斌，金银龙，刘迎春. 汽车尾气对人体健康的危害［J］.卫生研究，2003, 32（5）：504-507.

［169］程杨，杨林生，李海蓉．全球环境变化与人类健康［J］．地理科学进展，2006，25（2）：46-58.

［170］陈庆果，温煦．建成环境与休闲性体力活动关系的研究：系统综述［J］．体育与科学，2014（1）：46-51.

［171］陈泮勤．国际全球变化研究核心计划［M］．北京：气象出版社，1992.

［172］邓洋洋，李发恒，胡帮艳，等．乌鲁木齐市慢行交通发展影响因素分析［J］．科学时代，2012（24）.

［173］鄂学礼，凌波．饮水污染对健康的影响［J］．中国卫生工程学，2006，5（1）：3-5.

［174］顾朝林，谭纵波，刘宛，等．气候变化、碳排放与低碳城市规划研究进展［J］．城市规划学刊，2009（3）：38-45.

［175］冯红霞，张生瑞．基于元分维理论的土地利用混合度研究——以榆林空港生态城控规为例［J］．西安建筑科技大学学报（自然科学版），2014，46（6）：882-887.

［176］李志明，张艺．城市规划与公共健康：历史、理论与实践［J］．规划师，2015，6：5-11，28.

［177］李维．心理健康百科全书·第9卷·健康理念卷［M］．上海：上海教育出版社，2005.

［178］廖永丰，张莉，王五一，等．城市空气质量GIS数据模型及分析系统的集成与应用［J］．地球信息科学学报，2007，9（1）：123-128.

［179］罗德尼·托利．可持续发展的交通：城市交通与绿色出行［M］．北京：机械工业出版社，2013.

［180］林红，李军．出行空间分布与土地利用混合程度关系研究——以广州中心片区为例［J］．城市规划，2008（9）：53-56.

［181］谭少华，郭剑锋，江毅．人居环境对健康的主动式干预：城市规划学科新趋势［J］．城市规划学刊，2010，4：66-70.

［182］王会萍．可持续的大城市交通结构发展模式研究——以西安市为例［D］．西安：西北大学，2004.

［183］王陇德．中国居民营养与健康状况调查报告［M］．北京：人民卫生出版社，2005.

［184］王五一，杨林生，谭见安．环境—健康—发展的平衡与调控——关于地理学创新的思考［C］//中国地理学会2000～2002年综合学术年会论文集，2002.

［185］王凤武．优先发展城市公共交通建设和谐城市交通体系［J］．城市交通，2007，5（6）：7-13.

［186］王丹．体力活动支持型社区环境构建研究［D］．杭州：浙江农林大学，2014.

［187］许学强，周一星，宁越敏．城市地理学［M］．北京：高等教育出版社，2004：219-221.

［188］夏天．城市慢行交通系统设计策略分析［J］．交通信息与安全，2010，28（5）：81-84.

［189］向剑锋，李之俊，刘欣．步行与健康研究进展［J］．中国运动医学杂志，2009，28（5）：575-580.

［190］杨智聪，蔡衍珊，吴雪红．广州市流动人口近5年传染病流行与控制分析［J］．中华现代医院管理杂志，2005.

［191］杨涛．健康交通与健康城市［J］．城市交通，2013，11（1）：1-4.

［192］叶浩，濮励杰．苏州市土地利用变化对生态系统固碳能力影响研究［J］．中国土地科学，2010，24（3）：60-64.

［193］张莹，翁锡全．建成环境、体力活动与健康关系研究的过去、现在和将来［J］．体育与科学，2014（1）：30-34.

［194］周热娜，李洋，傅华．居住周边环境对居民体力活动水平影响的研究进展［J］．中国健康教育，2012，28（9）：769-771.

［195］周雷，李枫，詹永红，H. Armstrong．人群健康与健康决定因素［J］．中国健康教育，2004，2：46-48.

第五章
城乡规划健康影响评估工具：
健康影响评估（HIA）

公共健康和城乡规划的跨学科交叉研究日益受到关注，研究者意图寻找一种简明、系统和综合的方法，把健康问题融入规划过程中去。健康影响评估（Health Impact Assessment，HIA）为研究者提供了一系列工具。健康影响评估是一种专注于人类健康状态的分析研究方法和思维范式。近十年来，健康影响评估作为一种新兴的分析工具在一些发达国家的城市规划领域中引起关注。国际上的理论和实践经验对我国城乡规划工作的协调发展与提升公共健康水平具有重要的参考和借鉴价值。

1979年，我国确立环境影响评价（Environmental Impact Assessment，EIA）制度，目前EIA的范围主要集中于对水环境、空气、声环境、生态、环境风险的影响预测评价，环评实践中还未开展健康影响评价内容。2008年2月，环保部发布了《环境影响评价技术导则人体健康》（征求意见稿）。与发达国家相比，我国的健康影响评价在制度、内容、方法、人员及实践方面还处于起步阶段。本章节内容包括健康影响评估工具的起源、定义、工作目标和实施程序，并介绍了健康影响评估在土地利用规划中的两个不同空间层次的实践案例，试图对我国未来的健康影响评价有所借鉴。

第一节　健康影响评估概述

为了分析建设项目对人体健康的影响，世界卫生组织（World

Health Organization，WHO）在20世纪80年代提出环境健康影响评估（Environmental Health Impact Assessment，EHIA）的概念。之后健康影响评估概念渐渐在美国和欧洲的一些发达国家成熟起来，研究者就其定义和目标等方面进行探索，形成了较为成熟的理论体系。

一、健康影响评估的历史：起源和发展

健康影响评价概念的兴起源于"影响评估"（Impact Assessment，IA）和"健康"（health）两个概念的相互作用。一方面，环境影响评估制度促进了健康影响评价的兴起。美国在1969年颁布了《国家环境政策法》（National Environment Policy Act，NEPA），创立了环境影响评估制度（Environmental Impact Assessment，EIA）。此法案规定联邦政府在环境管理中必须遵循环境影响评估制度，并且以环境影响评估制度为工具，指导那些可能影响环境质量和居民健康安全的相关规划和决策。环境影响评估制度建立了一个以规划（planning）、系统思考（systems thinking）和人体健康（human health）为内容的系统性方法。但在之后的实践过程中发现，环境影响评估制度的重点可能会过于具体，例如关注环境毒素的威胁，使环境影响评估制度无法起到立法预期的作用。因此，从环境影响评估方法衍生出多种评价方法，包括健康影响评估（Health Impact Assessment，HIA）、社会影响评估（Social Impact Assessment，SIA）以及其他一些评估工具。

另一方面，健康发展观的提升也促进了健康影响评估的兴起。受到各种城市病的威胁，西方国家开始关注城市环境的健康发展。从1980年代开始，人们逐渐广泛认识到人类个体和群体的"健康状态"是其生活的社会、文化和物质环境以及个人行为特征的映射，其影响因素复杂多样。

健康影响评估的发展大致经历了三个阶段。1980年代开始，健康影响评估出现在北美和一些欧洲国家。大多数早期的健康影响评估表现为对环境影响评估（EIA）的模仿或者直接融入环境影响评估中。旨在将众多复杂的"健康"决定因素整合进既有的"影响评估"体系，唤醒城市决策者关于健康与经济、社会发展相关联的意识，从而影响政策制定，同时提高公众从狭义的疾病医学领域扩大到广义的人居生活环境的意识。

1990年代，健康影响评估运动在欧洲达到高潮，健康影响评估得到了快速的发展。许多国家的政府部门都开展了对健康问题的评估。1990年英国海外发展署（British Overseas Development Administration）制定了《利物浦健康评估计划》；1993年，由英国哥伦比亚政府开发出第一套健康影响评估工具（HIA toolkit）；1999年欧洲健康政策中心（European

Centre for Health Policy）颁布了《戈登堡共同协定书》（Gothenburg Consensus Paper）等。

21世纪，健康影响评估的发展更加多元化。参与性评估和评估技术路径的多样化对规划师具有极大的吸引力。与此同时，健康影响评估也显现出一些问题。健康影响评估多用于规划师与公共健康部门进行协商的过程中，却很少能成为规划师审核公共健康部门工作的一种工具。

二、健康影响评估的定义

目前，国际上对于健康影响评估有多种定义，较为公认的是世界卫生组织（WHO）在《戈登堡共同协定书》中提出的对健康影响评估的定义："评判一项政策、计划或者项目对特定人群健康的潜在影响及其在该人群中分布的一系列相互结合的程序、方法和工具"。其中的健康指："不仅仅是没有疾病侵扰、体格健壮，更是一种生理上、精神上以及社会生活中的完全良好状态。"影响人体健康的因素包括了个人因素、自然环境和社会条件等（表5-1）。

人体健康的影响因素　　　　　　　　　　　　　　　　　　表 5-1

类别	人体健康的影响因素
个人因素	性别、年龄、生活习惯、锻炼情况、吸烟行为
自然环境	水、大气、声、土壤环境质量
社会条件	公共医疗卫生服务

资料来源：吴颖苗，王志刚. 健康影响评价纳入环境影响评价初探［A］//中国环境科学学会. 2014中国环境科学学会学术年会（第四章）.中国环境科学学会，2014：6.

此外，国际上还有许多机构对健康影响评估作出定义（表5-2）。

健康影响评估的定义　　　　　　　　　　　　　　　　　　表 5-2

研究	定义
美国国家科学研究委员会（The National Research Council）	健康影响评估利用整组数据和分析方法，同时考虑到利益相关者的投入，来确定提出的政策、规划、计划和工程对居民健康的潜在影响和分布情况。健康影响评估基于监视和管理这些影响，提供相关建议
Ratner 等（1997）	通过一些方法来确定被提出的政策或计划对居民健康产生的影响，健康影响评估就是这些方法的组合
BMA Board of Science and Education（1998）	健康影响评估可以对政策、工程、规划带来的健康风险可能产生的变化进行确定、预测、评估，包括正面的和负面的（个体或集体）。这些变化可能是直接、即时的，也可能是间接、延迟的

研究	定义
Scott（1998）	健康影响评估预测的是某个行为对居民健康产生的影响
Scottish Office（1999）	健康影响评估是一种方法，评估那些政策、举措和行为对居民健康可能产生的影响，并且有助于扩大健康收益、减小健康风险。健康影响评估提供了一个框架，在这个框架里可以研究和改变健康背后广泛的影响因素
National Assembly for Wales（1999）	健康影响评估是一些程序、方法的集合。当考虑到健康因素时，健康影响评估基于政策、项目和其他方面的发展对居民健康产生的影响（正面的或负面的），对这些政策项目进行判断
World Health Organization（1999）	健康影响评估采用定量、定性和参与式的方法，获取政策、规划和计划等在不同经济部门对健康产生的影响

我国《环境影响评价技术导则——人体健康》（征求意见稿）中将类似概念称为人体健康评价（Human Health Assessment），其定义为：在建设项目环境影响评价、区域评价和规划环境评价中用来鉴定、预测和评估拟建项目对于项目影响范围内的特定人群的健康影响（包括有利和不利影响）的一系列评估方法的组合（包括定性和定量）。为确定建设项目选址的可行性提供依据，或直接决定选址的可行性。

对健康影响评估的定义有很多，但是大部分包括了几个要素：健康影响评估的主要目的是帮助决策；健康影响评估的过程是具有结构性的，也是有弹性的；健康影响评估会全方位地测量影响健康结果的潜在因素以及决定因素。

三、健康影响评估的目标

目前健康影响评估更多地着重于建成环境，即建筑、公园、道路和基础设施等。大量研究表明，土地利用、交通和社区规划都广泛地对环境和居民健康产生显著影响。尽管土地利用规划、环境保护和公共卫生机构的目标相似且有互补性，但是它们在公共环境健康问题上的交叉很少。关于建成环境的重大决策，其产生的潜在健康影响应该由政府或相关机构进行判断，但是城市和区域规划机构不一定有足够的资源或专业知识来评估规划对健康的影响。因此，公共卫生从业者开始使用健康影响评估作为一种工具来填补这一空白。

健康影响评估的一些政策是直接针对健康的，但更多的是通过发展社会、经济、环境条件影响公共健康。健康影响评估通过量化政策对公共健康的影响，对社会健康产生深远的影响。健康影响评估旨在改善决策，从而使政策、计划、项目能改善公共健康或至少不产生危害。健康影响评估可以从三方面对决策产生影响：提高决策者对健康与物质、社会、经济环境之间关系的认识，确保决策者作决定时会把健康因素考虑在内；帮助决策者确定和评估可能产生的健康影响，优化决策的总体结果；帮助受到政策影响的人们参与到决策过程中。

在对健康影响进行评估的过程中，调查工作有助于促进社区参与和社区营造；明确生活经验对决策的作用；建立各方合作关系；提供更多政策影响健康的证据；增强决策的透明性。健康影响评估最主要的目的在于对提出的项目、规划、政策是如何影响居民健康的进行评价。此外，健康影响评估还具有许多意义：

健康影响评估结果突出了不同人群之间的健康差异；健康影响评估促进决策，为决策者提供清楚、透明的数据；健康影响评估明确了计划、项目、政策对健康的潜在影响，并且尽可能地量化结果，使决策者进行决策时能理解其利弊，同时也有助于一些投资机构进行战略规划，投资那些对健康有益的项目；健康影响评估考虑到正面和负面两方面的影响，它不仅突出了负面影响，同时也为计划、项目、政策明确扩大正面影响的可能性，提供改善决策的建议；健康影响评估生成、阐述健康证据。它通过为决策者提供量化与非量化的证据，增进了研究与项目、计划、政策之间的联系；健康影响评估有助于改善健康和减少健康不公现象，改善人口的总体健康状况，保证计划、项目、规划不对健康产生负面影响，降低它们加剧健康不公的程度；健康影响评估有助于协调计划、项目、规划实施过程中各部门的工作；健康影响评估帮助决策者坚持可持续原则；健康影响评估有助于减少经济对健康的影响；健康影响评估促进社区参与，使决策者和居民充分了解计划、项目、规划对健康的影响，并参与促进正面影响、减少负面影响。

四、健康影响评估的特点

健康影响评估是健康评估（Health Assessment）和影响评估（Impact Assessment）的分支工具。在此分别从健康评估和影响评估两大类中分析健康影响评估工具的特点。

影响评估是专为测量某一项行为（现在的或是将来的）可能带来的潜在影响而提出的。国际影响评估协会（The International Association for Impact Assessment）把影响评价定义为"一个结构化的过程，在还有机会对即将实施的行为进行修改（甚至终止）时，考虑其对人与环境的影响"。"影响评估被运用于各个决策层面，从政策到具体项目"，影响评估与其他评估工具不同，它更多的是预测即将实施的政策或项目在未来可能产生的影响，而不是评估已经实施的政策所带来的影响。

影响评估中被广泛使用的有三种工具：环境影响评估，社会影响评估（Social Impact Assessment），也被称为社会经济影响评估，以及健康影响评估。三者在方法论上都遵循类似的手段。首先对测量的影响范围进行界定，其次收集数据以了解评估背景，然后预测政策或项目所带来的变化条件，最后以最大限度地降低危害和提高收益为目的，提出有关建议。

三种工具的侧重点不同，环境影响评估的评估对象是生物物理环境，社会影响评估侧重于社会经济环境，健康影响评估的重点是公共健康，但三种评估工具在具体内容上会有所交叉（图5-1）。

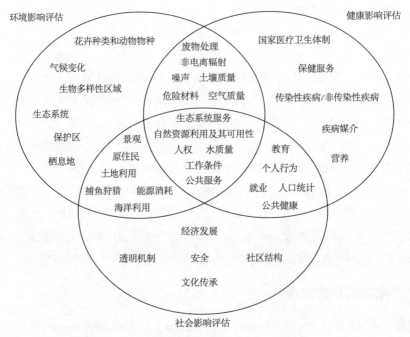

图5-1 环境、健康、社会影响评估的内容
（资料来源：Ross C., Orenstein M., Botchwey N. Health Impact Assessment in the United States [M]. New York：Springer, 2014）

例如，环境影响评估和社会影响评估都包括了对公共健康、就业、教育和个人行为的影响评估，但两者在评估方法上是有所不同的。社会影响评估研究的是一个项目是如何直接、间接地影响就业率下降、收入、住房等方面的。但健康影响评估研究的重点是这些因素的变化是如何影响健康问题的，例如总体发病率（受就业和收入影响），呼吸系统疾病传播（受高密度和低质量住房环境影响）或伤害发生率（受犯罪率和暴力事件影响）等。

健康评估有很多类型，包括健康影响评估、健康风险评估（Health Risk Assessments）、公众健康评估（Public Health Assessments）、成本效益分析（Cost-Benefit Analysis）

和环境影响评估（Environmental Impact Assessment）。健康影响评估与其他健康评估的工具不同，健康影响评估会告知审议一个确切的提议，例如法律、法规提案和项目许可等；会系统地评估社会、经济、环境变化可能会对健康产生的多种影响；健康影响评估"健康"采用的是一个更广泛的定义，包括物质、心理健康以及公众幸福感。

健康影响评估可以被广泛地运用于政策、计划、规划、工程；同时综合纳入各种证据，考虑到对健康有利和不利两方面的影响，社区和利益相关者都能参与其过程，因此健康影响评估结果可以作为制定政策的依据之一。

第二节　健康影响评估程序

健康影响评估一般是由公共卫生从业人员、社会团体、倡导组织、相关利益方、政府有关部门或愿意在决策过程中考虑健康因素的决策者开始启动的，也可能是根据项目特定法律或是为了遵守环保法规而开始实施的。健康影响评估非常重视评估程序，大部分健康影响评估技术导则对评估程序都有相应规定或描述。

一、健康影响评估程序综述

典型的健康影响评估包括筛选（Screening）、界定范围（Scoping）、评估（Assessment）、建议（Recommendations）、报告（Reporting）和监控（Monitoring）这六个阶段，不同机构对每个阶段的工作内容定义有一些差异（表5-3~表5-6）。

人类影响合作组织（Human Impact Partners）总结的健康影响评估程序　表 5-3

步骤	内容
1. 筛选（Screening）	确定是否需要进行健康影响评估以及评估的价值
2. 界定范围（Scoping）	确定健康影响评估内容、分析方法和工作计划
3. 评估（Assessment）	提供健康现状分析和健康影响评估结果
4. 建议（Recommendations）	提供应对负面健康影响的策略
5. 报告（Reporting）	提交健康影响评估报告和关于结果与建议的一些讨论
6. 监控（Monitoring）	监控健康影响评估结果对决策过程和最终决策的影响，以及最终决策对健康的影响

资料来源：What Are the Steps Conducted in a HIA? [DB/OL] Human Impact Partners（HIP），2013. http://www.humanimpact.org/new-to-hia/faq/#steps.

美国疾病控制与预防中心（CDC）总结的健康影响评估程序　　表 5-4

步骤	内容
1. 筛选（Screening）	确定规划、政策、项目是否需要进行健康影响评估
2. 界定范围（Scoping）	确定健康影响评估内容
3. 风险和优势评估 （Assessing risks and benefits）	确定哪些居民将被影响以及他们是如何被影响的
4. 形成建议 （Developing recommendations）	以提升对健康的正面影响、减少负面影响为目的，对政策提出相关建议
5. 报告（Reporting）	向决策者汇报评估结果
6. 监控和评估 （Monitoring and evaluating）	监控健康影响评估结果对最终决策的影响

资料来源：What Is HIA? ［DB/OL］National Center for Environmental Health（NCEH）from Centers for Disease Control and Prevention（CDC），2009. http://www.cdc.gov/healthyplaces/hia.htm.

世界卫生组织城市健康中心（WHO Centre for Urban Health）总结的健康影响评估程序　　表 5-5

步骤		内容	附加目标
1. 确定研究对象	筛选（Screening） 界定范围（Scoping）	1.1 选择研究对象 1.2 确定健康影响以及被影响的人群 1.3 建立健康影响评估实施小组 1.4 设立健康评估工作边界	1.1 高效运用资源 1.2 系统地选定研究对象 1.3 健康影响评估小组要对健康影响评估负责
2. 评估	风险评估（Appraisal） 报告（Reporting） 传播（Dissemination）	2.1 收集分析不同人群健康影响的定量和定性数据 2.2 基于分析结果撰写健康影响评估报告 2.3 提交报告	2.1 基于证据，作出评估 2.2 应当告知利益相关者
3. 健康影响评估是否带来任何变化？	监控（Monitoring） 评价（Evaluating）	3.1 评价健康影响评估过程 3.2 评价健康影响评估结果 3.3 评价健康影响评估效果	3.1 从过程中吸取教训

资料来源：World Health Organization Centre for Urban Health. Health Impact Assessment Toolkit for Cities Document 1 Background Document：Concepts，Processes，Methods Vision to Action［M］. 2011.

世界卫生组织制定的健康影响评估程序　　表 5-6

步骤		内容
1. 政策和计划开发预期评估阶段	筛选（Screening）	快速对政策或项目的健康相关问题进行检查，以确定 HIA 是否需要
	界定范围（Scoping）	确定关键的健康问题或公众关注的问题，理清职权范围，设立工作边界

续表

步骤		内容
1. 政策和计划开发预期评估阶段	风险评估（Appraisal）	使用能获得的可靠证据对健康影响进行快速、深入的评估，确定谁将被影响。对健康影响的基线、预测、重要程度及缓解措施进行分析
2. 政策实施阶段	报告结果（Reporting）	获得结论，并就消除或者减缓对健康的负面影响或就如何提高正面影响给出相应建议
	监控（Monitoring）	采取行动，确定哪些地方适合监控对健康产生的实际影响，进而改进现有的证据基础

资料来源：丁国胜，蔡娟. 公共健康与城乡规划——健康影响评估及城乡规划健康影响评估工具探讨［J］. 城市规划学刊，2013（5）：48-55.

在此框架的基础上，工作人员就能根据具体需求、时间线和不同项目的资料来运用健康影响评估的各种不同方法。从这些技术规定来看，健康影响评估程序基本包括筛选、设立范围、评估、建议、报告和监控评价六个部分。筛选是指通过初步评估确定一个项目对公共健康是否可能产生影响，进而确定该项目是否需要进一步的精细评估工作；设立范围，是一个确定评估工作范围和权限的过程，也就是明确在健康影响评估过程中需要解决哪些问题和达成什么目的；评估涉及分析影响健康有益或有害因素的性质、范围和规模，确定有多少以及哪些人会受到他们影响以及怎样被影响；在评估后就如何规避或减少有害因素的影响以及如何将有益因素最大化给出具体建议；之后为决策者报告健康影响评估结果并将结果告知利益相关者；监控评价，是指对决策执行以及对实施过程和结果的观察，判断实施与决策是否相符，并对健康影响评估对决策的影响效果作出评价，总结经验。在之后六个小节中将介绍各个程序的目标、主要工作内容、重点和使用工具等。

此外，不同机构和国家列出了一些更加具体的评价程序及其内容（图5-2~图5-4）。

20世纪70年代美国随着城市化进程及产业转移，出现大量企业搬迁后留下的污染土地，称之为棕地（Brownfield），土壤污染造成人群健康的危害逐步显现。1978年纽约州Love canal地区由于此前被Hooker Chemical等公司埋在地下的21000t废弃甲苯、氯苯、多氯联苯、杀虫药、铅、铬、砷等泄漏污染土壤，造成该地区居民出现大量肿瘤、流产、死胎和新生儿畸形、缺陷事件，引发群众广泛抗议，推动美国国会1980年通过《环境响应、赔偿和责任综合法案》（Comprehensive Environmental Response, Compensation, and Liability Act, CERCLA），该法案又简称《超级基金法案》（Superfund Act），1986年美国国会再次通过《超级基金修正案和再授权法案》（Superfund Amendments and

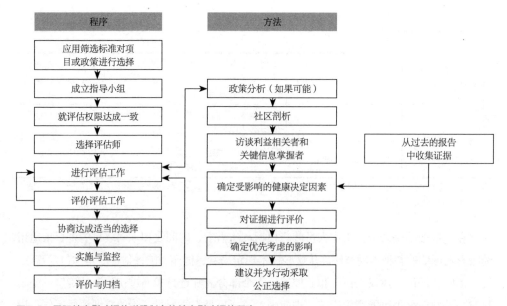

图5-2 国际健康影响评估联盟制定的健康影响评估程序
（资料来源：丁国胜，蔡娟. 公共健康与城乡规划——健康影响评估及城乡规划健康影响评估工具探讨［J］. 城市规划学刊，2013（5）：48-55）

Reauthorization Act，SARA）。根据CERCLA和SARA，美国E队负责棕地的调查、治理，ATSDR负责评估有毒、有害污染物的现状，预防和减少有害暴露，拓展对有害暴露健康影响的认知。ATSDR于1992年制定了《公共健康评价导则手册》（Public Health Assessment Guidance Mutual），2005年对手册进行了修订。该手册作用是：评价有害场地的环境暴露；评估环境暴露可能导致的潜在不利健康影响；在科学评价的基础上提出针对性保护公众健康的行动措施；指导公众参与健康影响评价并对他们关心的问题作出回应；指导编制健康影响评价文件，阐述主要的发现；综合该手册对健康影响评价程序的描述（图5-3）。

美国ATSDR制定健康影响评估程序的主要环节为暴露评估、健康效应评估、得出健康影响结论、提出应对行动建议以及贯穿始终的公众参与过程。手册强调程序不是一个单向流程（图中实线显示的流程），而是根据场地、污染物具体情况而应用的多向网络化流程（图中虚线显示的流程）。例如，手册提醒评价人员不必拘泥于程序、按部就班地等待每一步骤全部完成后再得出应对行动建议，而应在初期（如暴露评估阶段）发现危险因素后立即提出并实施应对行动建议，以最大限度地降低暴露危害、保护人群健康。

我国目前绝大多数污染源属化学污染物，绝大多数环境质量标准、排放标准中的指

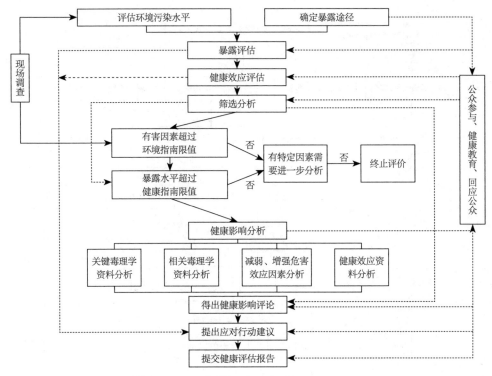

图5-3　美国ATSDR制定的健康影响评估程序
（资料来源：黄正. 我国建设项目健康影响评价的问题与对策［D］. 武汉：华中科技大学，2011）

标也是化学污染物指标，国家环境保护规划中的控制指标同样集中于化学污染物指标，因此现阶段优先制定的是针对化学污染物的健康影响评价导则（图5-4）。

《环境影响评价技术导则——人体健康》（征求意见稿）将评价对象分为有阈化学物质（Threshold compounds）和无阈化学物质（Non-threshold compounds），前者指在已知或假设在一定的暴露剂量以下，对动物或人不发生有害作用的化合物，包括非致癌物和非遗传毒性的致癌物；后者指遗传毒性的致癌物，是已知或假设其作用是无阈的，即大于零的所有剂量都可以诱导出致癌反应的化合物。从程序过程看，主要环节为确定危险因素、健康影响识别、健康影响分析与评价、危险度计算与评价、措施与对策，这与国际普遍采用的模式基本一致。

我国HIA评价程序针对建设项目排放污染物进行健康风险评价，论证项目可行性。以危险度（R）值判断风险可接受程度，即$R<10^{-6}$表示危险度不明显；$R=10^{-6}\sim10^{-4}$表示存在危险度；$R>10^{-4}$表示有显著危险度。

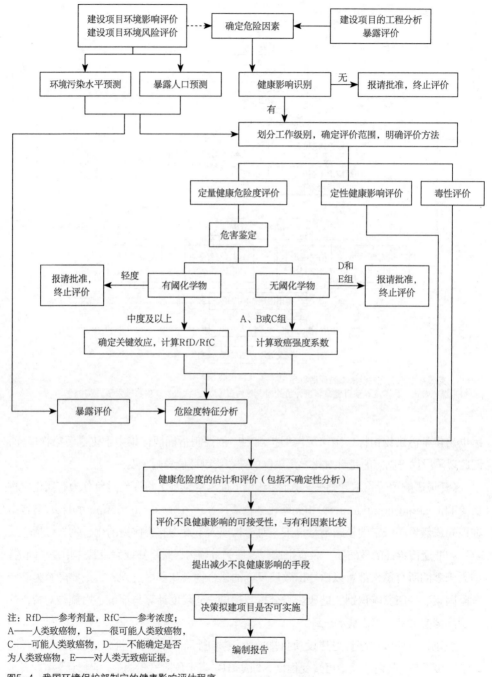

注：RfD——参考剂量，RfC——参考浓度；
A——人类致癌物，B——很可能人类致癌物，
C——可能人类致癌物，D——不能确定是否
为人类致癌物，E——对人类无致癌证据。

图5-4 我国环境保护部制定的健康影响评估程序
（资料来源：环境保护部.环境影响评价技术导则——人体健康（征求意见稿）[Z]. 2008）

二、筛选

筛选（Screening）工作的目标是确定健康影响评估是否可行、及时，以及是否会对决策结果有影响。主要的工作内容有：确定采取的决策以及其他方案；确定参与筛选工作的人员；确定潜在的合作伙伴是否能参与健康影响评估工作；根据筛选标准，评价规划、项目或政策；决定是否进行此次健康影响评估并将结果告知利益相关者；同时记录筛选过程以及结果。

筛选的重点是确定是否开展健康影响评价工作。首先，需要明确健康影响评估的结果是用于改变有关政策、规划或项目的决策。其次，为了保证分析结果的准确性，评估工作需要许多具体的数据和信息。因此，要求被评估的政策、规划或项目的规模不宜太大。第三，要确定健康影响评估的价值。政府不会对每一个公共政策进行健康影响评估，健康影响评估工作针对的都是对公众健康产生重大影响的项目，在评估结果和相关建议被采纳后，能有效地保护和提升公众健康。第四，确定评估工作的可行性，确定能获取准确的资料，且能及时向决策者提供评估结果。第五，评价决策的开放性，为了使健康影响评估结果更有价值，针对的决策应具有开放性，在决策过程中随时更新信息。第六，健康影响评估工作应具有包容性，促进社会组织、公共机构和其他潜在合作伙伴参与到筛选工作中，使利益相关者在评估工作初始阶段参与进来，有助于确保有建设性意义的交流，也保证了决策的开放性。最后，确保筛选过程被记录，内容应包括对决策过程和背景的描述，健康影响评估对决策产生影响的可能以及参与筛选过程的利益相关者。人类影响合作组织（Human Impact Partners）总结了一系列在筛选阶段应该解答的问题（表5-7）。

筛选阶段的问题 表 5-7

主题	问题
1. 项目和时机	1.1 此政策、规划、项目已经被提出了么？ 1.2 是否在最终决策之前有足够时间进行评估分析？
2. 健康影响	2.1 此决策是否会对环境、社会产生重大影响，从而影响健康结果？如果有影响，是哪些影响因素和健康状况呢？ 2.2 是否会造成健康不公平？通过什么方式？ 2.3 提案对健康的影响是否会因为受影响人数、范围、程度而更显著？ 2.4 是否有证据、专家或研究方法来分析决策对健康的影响？
3. 评估程序的潜在影响	3.1 评估程序有哪些潜在影响（例如建立合作关系、促进公众参与、展示健康如何影响决策）？

主题	问题
4. 健康影响评估结果的潜在影响	4.1 在决策过程中是否已经考虑到健康因素？ 4.2 健康影响因素与提案之间的联系是否清楚？ 4.3 决策过程对健康影响评估是否具有开放性？是否会采取评估结果和建议？ 4.4 若采取建议，健康影响评估结果和建议是否会改善提案对健康的影响？
5. 相关利益和能力	5.1 是否把公众对于提案带来健康影响的担忧表达出来并记录在案？ 5.2 在决策过程中，利益相关者和利益集团都是谁？ 5.3 利益相关者是否想要参与健康影响评估？ 5.4 利益相关者有能力（资源、技能等）参与健康影响评估？ 5.5 利益相关者是否会采取健康影响评估结果，改变决策？如何改变？

资料来源：HIA Summary Guides［DB/OL］? Human Impact Partners（HIP），2014. http://www.humanimpact.org/new-to-hia/faq/#steps.

三、界定范围

界定范围（Scoping）首先要制定工作计划，依据重要程度、研究问题、方法和参与者社会角色来确定健康影响评估的实施时序。主要的工作内容有：确定对健康影响评估负责的个人和团队及其角色；为健康影响评估建立评估目标；正式确定健康影响评估的范围并制定工作计划。

界定范围首先应根据各种因素（如重要性、确定性、永久性、利益相关者优先级和公平性等），重点关注最大的潜在影响。其次，范围应具有包容性，健康影响评估中研究的健康影响应该由利益相关者界定，包括社会团体、居民、公共卫生或其他政府机构、项目实施主体和决策者等。广泛的公众参与会减少对特定群体的潜在偏见。界定范围还应运用不同的方法，例如主持公开会议、接受公众评议、与利益相关者和专家面谈、邀请当地健康专家等，使不同的利益相关者都能参与健康影响评估并且获取反馈。此外，还应评估其他决策方案，界定各类弱势人群（按地方、种族、收入、性别、年龄等），确定分析的人口、地理和时间的范围，确定研究问题、数据来源和分析方法，拟定报告、监控、评估的草稿，确定参与者的角色和职责。确定范围需要广泛的数据，包括文献研究、分析现有的数据并在地图上落点、询问专家意见、应用定量预测方法、访谈、收集分析新数据等。通过流程图（图5-5），研究政策、规划与公共健康之间的联系。

在界定范围阶段需要回答的问题包括：目前健康影响因素的状况是什么？那些政策、

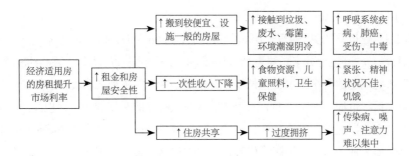

图5-5　政策、规划与公共健康的联系
（资料来源：HIA Summary Guides［DB/OL］? Human Impact Partners（HIP），2014.
http://www.humanimpact.org/new-to-hia/faq/#steps）

规划、项目是如何影响健康现状的？用什么指标来衡量健康状况？每个指标的数据来源是什么？用什么方法评估健康现状和预测影响？如何对研究问题和指标按优先等级排序？健康影响评估没有绝对普适的方法，评估应根据数据来源、评估时间长短、研究问题的不同，选用合适的方法。同时，要求参与者拥有收集分析解释数据的基本技能、协调公众参与、向决策者表达结果的能力。在最终的健康影响评估报告中，应该记录下由于数据和技术限制对界定范围产生的影响。在美国，一些机构从城市规划角度，开发了一些将健康问题融入规划评价的评估工具和应用。

（一）健康发展计量工具

美国旧金山市公共健康部（San Francisco Department of Public Health）开发的健康发展计量工具（Healthy Development Measurement Tools，HDMT），通过包含多个指标和一个详细清单的在线工具来检查各种问题。虽然该工具所列的指标针对的是规划问题，但是也涵盖了更大的范围，包括了其他可能有健康影响的问题。许多议题超出了城市规划的范畴（例如投票率、儿童看护津贴、有病休福利的工作）。另外，一些议题可能存在健康影响，但这些议题所在的领域目前不能提供足够的证据说明产生的健康影响及其程度。为了提出一种促进全方位良好发展的工具，需要经常借鉴一些良好的规划实践作为基准。例如，每1000人配置10英亩（约0.4hm^2）的开放空间或者将25%的屋顶可用空间作为屋顶花园等准则能为城市空间创造令人愉悦的便利设施。但是这些做法可能缺乏基于健康影响的特定研究证据。利用这一工具进行健康影响评估需要根据评估对象的不同，筛选出合适的评价因子，这一点将在第三部分以美国北加利福尼亚洪堡县总体规划更新作为案例进行说明。

（二）绿色社区认证

美国绿色建筑委员会（U.S. Green Building Council）开发的绿色社区认证（LEED-ND）工具是一种环境记分卡。绿色社区认证提供了一个很长的清单，总共约50个标准，涵盖了四大类问题的各个维度：区位及与社区的联系、邻里模式和设计、绿色建筑和技术、创新与设计过程。这50个特定议题中，大多数关注的是规划和用地相关的问题。这些标准有许多是以保护环境为动机，目的是促进减少排放，保护土地和减少机动车的使用。虽然主要关注的是生态健康，但其预备工作包括了公共健康评估工作。清单关注的是人类健康问题，评估则关注体育运动和相关疾病问题。该工具采用积分制，当某种情况更好地满足特定标准时将获得更高的分数。如同健康发展计量工具一样，各类标准基于大量已公布的证据。

（三）为健康而设计

"为健康而设计"（Design for Health，DFH）项目开发了一套工具来填补其他工具可能会存在的缺陷。这套工具专为减少规划师的负担而设计，它关注哪些规划会带来健康影响的问题，并且明确借鉴了关于人类健康的研究证据。该工具包括三个健康影响评估工具和一个特别针对规划师的规划评审清单，重点关注那些有明显证据证明与建成环境相关的健康影响领域，包括以下部分。

1. 初步检查清单

初步检查清单（A preliminary checklist）是只有两页纸的文件，具有筛选和审视功能，用于桌面演练或工作坊。其使用的评分系统能帮助规划师快速判定规划或项目是否值得评估，或者在一些关键健康问题上是否需要补充分析。

2. 快速评估工作坊

快速评估工作坊（A rapid assessment workshop）是健康影响评估的参与式版本，直接以Ison（2002）在英国开展过的工作坊为模型。

3. 阈值分析

阈值分析（A threshold analysis）以工作簿的形式，涵盖了15个问题，每个问题可在浮动分数范围内计分，以提供一个全面的健康影响分数。有些问题是"阈值"，有些问题是"相关值"。如果研究有强大数据指向某个特定数值目标，那么"阈值"即可明确；在其他情况下，证据充足却不能提供定量阈值则为"相关值"。阈值分析起到的作用更像是绿色社区认证工作簿的简化版，但是更关注人们的健康问题和规划师的工作内容。

4. 规划评审清单

规划评审清单（A plan review checklist）将这些材料的大部分内容总结为简化版的

桌面提醒，其中的关键问题和结果将在总体规划或地方规划中得以解决。清单按照典型的规划要素进行分类。

在权衡健康及其与城市和区域规划的联系时，这些工具略有差异。每一种工具在质量、成本和收益以及与政策的关联等一些关键问题上各有优劣势。但是，综合运用各种工具为期望针对特定情况找到工具的规划师提供了较多选择。如何选取城市规划对公共健康的影响因子在界定范围阶段是主要工作内容之一，国内有关健康城市的一些研究为规划师提供了一些适合国内情况的影响因子选择。王兰等（2016）通过辨析四类规划空间要素（土地使用、空间形态、道路交通、绿地和开放空间）的健康影响（图5-6），在大量已有的研究证据基础上，把具体的规划指标和健康内容联系起来（表5-8）。

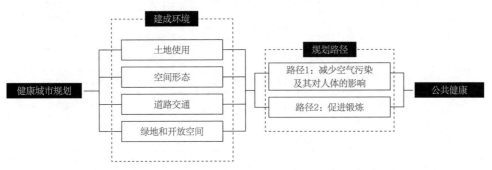

图5-6　健康城市规划路径
（资料来源：王兰，廖舒文，赵晓菁. 健康城市规划路径与要素辨析［J］. 国际城市规划，2016（4）：4-9）

健康城市规划要素 表 5-8

规划要素		规划路径	关键词
1. 土地使用	1.1 类型	Ⅰ.减少污染及其对人体的影响	整体建设用地规模； 具有污染风险的用地类型
		Ⅱ.促进锻炼	步行和骑行范围内的活动目的地
	1.2 强度	Ⅰ.减少污染及其对人体的影响	出行距离
		Ⅱ.促进锻炼	街道活力
	1.3 混合程度	Ⅰ.减少污染及其对人体的影响	土地使用协调性； 适宜的步行和骑行距离
		Ⅱ.促进锻炼	混合使用率； 街道连通性； 人均道路面积； 公园和广场的距离； 人均绿地面积

规划要素		规划路径	关键词
2. 空间形态	2.1 城区肌理形态	Ⅰ.减少污染及其对人体的影响	建筑密度；街坊大小
		Ⅱ.促进锻炼	小尺度；连续性；渗透性
	2.2 街谷形态	Ⅰ.减少污染及其对人体的影响	街道高宽比；街道长高比；两侧建筑高度比；建筑与街谷位置关系
3. 道路交通	3.1 机动交通	Ⅰ.减少污染及其对人体的影响	道路密度；车流量；居住用地或公共设施用地与道路的距离
	3.2 慢行交通	Ⅰ.减少污染及其对人体的影响	慢行系统与机动交通之间的隔离
		Ⅱ.促进锻炼	慢行系统细节设计
4. 绿地和开放空间	4.1 规模	Ⅰ.减少污染及其对人体的影响	特定高度、宽度和面积
	4.2 布局	Ⅰ.减少污染及其对人体的影响	大中型；网格化
		Ⅱ.促进锻炼	可达性
	4.3 植物配置	Ⅰ.减少污染及其对人体的影响	乔灌草复合搭配；种植屋面

资料来源：王兰，廖舒文，赵晓菁. 健康城市规划路径与要素辨析［J］. 国际城市规划，2016（4）：4-9.

四、评估

评估需要提供健康现状分析和健康影响评估结果。现状分析包括健康现状数据和健康影响因素。健康影响因素需要按照收入、种族、性别、年龄、地区等进行分类。通过现有的证据，健康影响评估需要推测出政策、规划影响居民健康的可能方式。

在评估环节，需要尽可能地从各种渠道收集数据，包括实证研究，询问当地专家，社会、经济、环境、健康数据，各类标准，访谈、社区调研。同时，需要进行文献综述，明确研究问题和需要的数据，并记录研究成果。评估人员应该同时纳入支持和反对假设的证据，考虑提案对居民健康影响的方向、范围、严重程度、可能性和地理分布。对健康影响的预测评估结果不是绝对准确的，需要基于数据、分析、专业和经验，谨慎地作出判断。最后，要总结数据和方法的优点和局限性，报告预测中的不确定性，明确在怎样的模型预测背景下得出的假设和推断。在评估阶段需要回答的问题包括：两个研究对象之间是否确实具有因果关系？收集到的数据是否支持定量分析？预测结果是不是准确的？是否有足够的时间和数据，运用某个分析方法进行评估？决策过程是否需要量化的评估结果？即使证据在科学性、可量化性等方面有局限，但还是应保证健康影响预测结果的准确性。

从方法的角度，要运用现有的方法评估健康状况和潜在影响，而不是探索一个新的指标体系。采用多种分析方法有助于形成更准确的判断。若运用定性分析方法，避免得出量化的结果。决策和健康之间的关系复杂，量化的结果不能保证结果的确定性。

五、建议

在评估结果的基础上，以提升对健康的正面影响、减少负面影响为目的，对政策提出相关建议。对于每一项评估结果列出的影响，都应该由专家有针对性地给出建议，并由利益相关者对每一项影响按优先等级进行排序。提出建议可能需要健康影响评估团队外的专家，针对被列出的各个健康影响方面，可以向不同领域的专家咨询，获取意见。

针对评估结果提出建议，首先要求研究人员对政策、规划等提案有清楚的认识，包括对整个决策过程、政策执行和规划实施状况都有所了解。建议的内容包括政策规划提案的其他可能方案、对提案的修改建议或缓解影响的措施。在最终健康影响评估报告中应当记录支持各项建议的证据以及利益相关者的付出。各项证据应当是具有可行性、高效益、高效率并且在政治上能够被接受的，在此基础上的建议才有可能被决策者采纳。此外，提出的建议应针对可能会受到影响的社区，控制在最初界定的范围内。针对每一条建议，评估小组应给出一个实施方案，包括确定实施主体和实施时序。在理想情况下，提出的每一条建议都应引入一个或几个变量以便持续监测。若资源有限，评估小组应该对需要提出的建议按照改善居民健康程度、成本或可行性等标准进行优先等级排序。提出建议形成报告时，需要确定以下五个基本元素：实施建议主体、实施时间、支持此项建议的证据和评估结果、建议的优先等级、实施成本问题（如资金来源）。

在某些情况下，决策者即使最终听取评估建议改变决策，但结果可能仍然会危害居民健康。在这种情况下，健康影响评估应该明确提出的建议只能在一定程度上缓解决策对健康产生的负面影响。

六、报告

向决策者提交最终评估报告，目的是在不同利益相关者之间达成共识。报告内容包括评估结果和建议。评估小组应该制订宣传计划，为决策者和利益相关者准备宣传材料，满足每个群体的需求。

　　一份健康影响评估报告需要针对提案，总结出受到影响的最主要的健康问题，并给出改善影响的建议。报告应该明确以下内容：评估的对象是某一个提案，包括其备选方案；受影响的对象是一部分弱势群体和利益相关者，他们是如何参与到健康评估工作中的；本次评估工作的投资人和其他资金来源；评估的每一个步骤的实施过程；分析健康问题的一些细节，如现有的科学证据、数据来源、运用的分析工具、健康现状、预测结果、对应的建议和评估的局限性。

　　世界卫生组织（WHO）总结了健康影响评估报告的主要内容（表5-9）。

健康影响评估报告的主要内容　　　　　　　　　　表 5-9

内容
1. 描述提案内容和评估背景（在第二阶段所界定的范围内）。
2. 现状分析，包括： （1）总体现状。 （2）社区健康现状。 （3）社区内健康的影响因素，例如就业、污染、住房状况。 （4）社区内弱势群体（老年人、少数民族等）情况。 （5）目前的提案将会带来什么影响。
3. 间接影响因素清单： （1）影响因素在目前的提案下会有什么变化？ （2）因素产生变化后，居民健康会受到怎样的影响？ （3）预估影响程度。 （4）明确预估的不确定性，运用"一定"、"很可能"、"可能"对评价结果评级。
4. 总结提案对健康的影响。
5. 说明提案对公平性的影响。 （1）谁会获益？谁会损失？ （2）不同人群（按种族、收入、地区等分类）受到的影响有什么不同？ （3）是否能改善社区内最差的片区？
6. 提出建议，提升对居民健康的正面影响、减少负面影响。
7. 监控和评价： （1）在实施提案之后，要监测什么指标来检查健康影响评估的预测？ （2）在早期干预的情况下，需要特别注意哪些方面？ （3）从此次健康影响评估工作中能总结出什么经验，可以用于之后的评估工作

资料来源：World Health Organization（WHO）Centre for Urban Health. Health Impact Assessment Toolkit for Cities Document 1 Background Document：Concepts, Processes, Methods Vision to Action [M]. 2011.

　　健康影响评估报告草稿应该进行公示，并接受大众评议。评估小组需要收集社会意见来修订正式报告。报告内容应简明扼要，突出重点信息，但同时应包括详细的技术附录，为公众发表意见提供基础。为使报告具有较强的可读性，应为报告建构一个框架，将报告内容进行分类。在健康影响评估过程中，评估人员应始终与利益相关者保持联系，这有助于降低评估的局限性，并且更高效地获取建议、修订报告。

七、监控评价

在最后的评价阶段，评价的对象包括健康影响评估过程（过程评价）、健康影响评估结果对决策过程和结果的影响程度（影响评价）和最终决策对健康的影响（结果评价）。通过监测各项数据，完成上述三项评价工作。

首先，要制定一个评价计划，明确评价主体。其次，要确定数据源、评价工具、分析方法以及负责监测的部门，并确保具有足够的资源。然后，进行对数据的监控，实施评价计划。最后，将评价结果记入健康影响评估报告。

评价结果不仅对本次健康影响评估有重要意义，还对之后进行健康影响评估有借鉴意义。利益相关者参与评价过程，包括选取评价问题、给予反馈、监控数据，评价结果才具有意义。过程评价中要考虑如何监测影响评价的每一个步骤，记录决策过程、数据来源和过程中遇到的问题。对数据的持续监测可以测试健康影响预测的正确性和精确度，更重要的是可以尽早发现一些预料之外的结果。

评价阶段有助于传达、采取和实施评估小组提出的建议，体现了健康影响评估的意义，也向政府、决策者和公众展示了健康影响评估是如何影响决策过程的。人类影响合作组织（Human Impact Partners）分别对过程评价、影响评价和结果评价总结了一系列在评价阶段应该解答的问题（表5-10）。

评价监测阶段的问题　　　　　　　　　　　表 5-10

评价类别		问题
1. 过程评价	1.1 筛选	1.1.1 进行健康影响评估的原因是什么
	1.2 界定范围	1.2.1 如何确定健康问题并对其进行优先级排序
	1.3 评估	1.3.1 如何评估、描述健康影响
		1.3.2 如何评估对弱势群体的影响
	1.4 建议	1.4.1 建议的优先级是如何确定的
	1.5 报告	1.5.1 哪些利益相关者参与交流
	1.6 健康影响评估过程	1.6.1 在每个步骤中，用了多少时间？花费了多少资金
	1.7 相关利益者参与	1.7.1 如何使受影响人群参与评估过程
		1.7.2 评估是否采用社区经验作为证据

评价类别	问题
2. 影响评价	2.1 进行健康影响评估后，政策／规划产生了什么变化
	2.2 在评估过程中，是否促进了新的合作关系
	2.3 在评估过程中，决策者是否认识到健康影响的重要性
3. 结果评价	3.1 政策／规划是怎么改变健康影响因素的
	3.2 有哪些健康影响因素是因为政策／规划的改变而随之变化的

资料来源：World Health Organization（WHO）Centre for Urban Health. Health Impact Assessment Toolkit for Cities Document 1 Background Document：Concepts，Processes，Methods Vision to Action [M]，2011.

第三节 健康影响评估的应用

在一些欧美国家，在农业、空气、文化、能源、住房等多个领域都会应用到健康影响评估工具。就城乡规划领域，在规划实践中纳入健康影响评估工具已经成为新兴趋势。通过识别潜在的健康风险、问题或是优势，来引导和调整规划方案。健康影响评估应用于城乡规划的各个层面，包括区域规划、城市发展战略、城市总体规划、城市设计、专项规划、社区发展规划等不同类型和尺度的规划，并已进行了许多有价值的探索。

一、健康影响评估结果对政策制定的影响

政策实施是一个持续的过程，它是在整个政策项目的各个环节中，多个子决策共同作用的结果。因此，有必要对决策的每个步骤进行区分，包括前期准备、决策、实施和评价。但每个程序之间的界限不是绝对清晰的，决策会一直持续发生在实施和评价环节中。

决策需要权衡多方利益，通常情况下健康利益并不是考虑的重点，这也是决策和研究的不同之处。研究一般不会为决策提供建议，或提供的建议不会被采纳。而健康影响评估的主要目的是通过研究提供建议，并使其最大限度地被接受和实施。实现这个目标的关键因素有以下几点：

（1）在健康影响评估界定范围的阶段，深入研究政策环境：有哪些利害关系（提案、潜在健康影响、其他利益等）？在什么情况下提出了这项政策？利益相关者与市民是否进行过交流协商？健康影响评估与整个决策过程是如何建立联系的？谁参与了决策过程

（决策者、利益相关者、研究人员、专家、市民等）？

（2）健康影响评估应该在关键的步骤及时公布评估要点（如评估开始或其他关键步骤）。公布初步发现、建立讨论小组，有助于相关机构把健康因素提上议程，在决策中考虑健康影响。这些工作和撰写评估报告一样重要，而且在完成报告和确定决策之后应继续实施。

（3）评估人员应努力与决策者建立长期合作关系。如果能获得政府健康部门的承认，评估小组就有可能通过中央政府部门达到这一目标。

（4）为了获取最佳的定量、定性的证据，应该使尽可能多的利益相关者参与到评价过程中。决策者通常会希望评价结果具有价值，帮助改善决策。有了当地社区的参与，决策者可以得到一些难以获取的数据和信息，有助于了解当地环境和一些经验。

（5）确保健康影响评估能长期跟踪，这有助于排除其他影响因素，明确政策项目对健康的实际影响。

二、城市规划中的健康影响评估案例——区域尺度

在一些欧美国家，健康影响评估应用于城乡规划的各个层面，包括区域规划、城市发展战略、城市总体规划、城市设计、专项规划、社区发展规划等不同类型和尺度的规划。以健康影响评估为导向的规划编制意味着倡导健康优先，不仅仅考虑环境、医疗卫生配置是否满足居民的基本健康需求，还要从功能布局、道路系统等方面，改善居民的健康状况，引导居民形成健康的生活方式。如通过改善步行环境，提升功能混合程度，提高居民日常步行运动量；建立良好的公共交通系统，减少居民的私家车出行，改善建成环境提升居民心理健康等。健康影响评估基于公众参与模式，能考虑到不同年龄、不同体能城乡居民的健康提升需求，减少健康不公问题。

我国从2016年8月开始实施的"健康中国2030"规划纲要中提出健康优先原则，将促进健康的理念融入公共政策制定实施的全过程。健康影响评估工具的引入能使规划在编制过程中坚持健康优先原则，为居民提供话语权，从健康利益角度影响规划编制。

下文以美国北加利福尼亚乡村地区的洪堡县（Humboldt County）（图5-7）为例，具体介绍健康影响评价在总体规划中实施的过程和结果。

1. 项目背景

2000年，洪堡县开始进行新一轮的总体规划修编。洪堡县监事会（Board of Supervisors）要求县公共健康部门（Public Health Branch）参与总体规划的修编，负责执行总体规划修编的健康影响评估工作。健康部门分别对三个备选方案进行健康影响

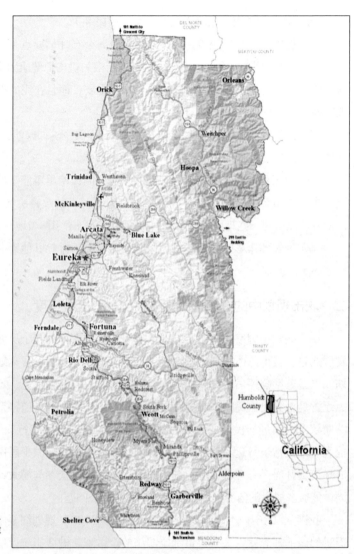

图5-7 洪堡县的范围
（资料来源：http://www.
humboldtgov.org/Document
Center/View/2111）

评估，分析了可能产生的健康影响。其目的是减少土地利用开发模式带来的健康不公现象，使公众参与决策过程，改善洪堡县居民的健康状况。

2. 洪堡县总体规划方案

2000年洪堡县人口约126000人（图5-8），目前全县有三个城市中心，此次总体规划修编的主要目的是确定到2025年承载人口增长的空间发展方向。

三个备选方案如下（表5-11）。

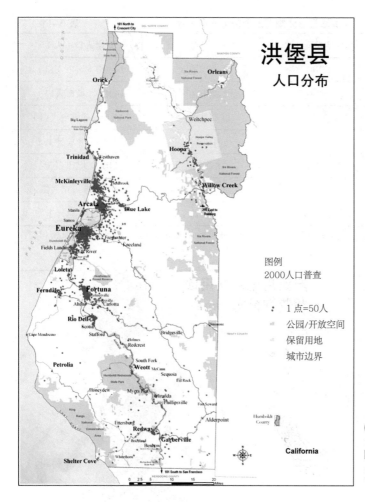

图5-8　洪堡县的人口分布
（资料来源：洪堡县监事会.
洪堡县2025年总体规划
［EB/OL］.http://www.humboldt
gov.org/DocumentCenter/
View/1816）

　　方案一：在现有的城市边界内集中发展。根据国家预测的住房需求，洪堡县需新建6000个住宅单元。方案一把所有住宅单元设置在基础设施完善的城市地区，鼓励用填充开发模式建设高密度住宅。对城市中的闲置土地进行开发，可以充分利用建设完善的排污管道、交通网络和其他基础设施，也能较好地保留城市肌理。

　　方案二：规划分别在排污管道、交通网络、基础设施完善的城市地区和城市外围地区建造6000个住宅单元。方案二选取的城市外围地区目前基本无基础设施建设但与城市接壤，可以适当扩大供水网络服务于新建住宅单元。

　　方案三：向外围"无限制"地扩张增长（图5-9）。方案三提议在城市地区建造6000个住宅单元，在城市外围地区建造12000个住宅单元。

洪堡县总体规划三个备选方案内容   表 5-11

备选方案	新增住宅单元（个）	地区	新增人口（人）
方案一	6000	城市地区	14400（城市人口）
方案二	6000	城市地区	14400（城市人口）
	6000	城市外围地区	14400（非城市人口）
	12000	（总计）	28800（总计）
方案三	6000	城市地区	14400（城市人口）
	12000	城市外围地区	28800（非城市人口）
	18000	（总计）	43200（总计）

资料来源：洪堡县监事会.洪堡备选方案［EB/OL］. 2004. http://humboldtgov.org/documentcenter/view/1443.

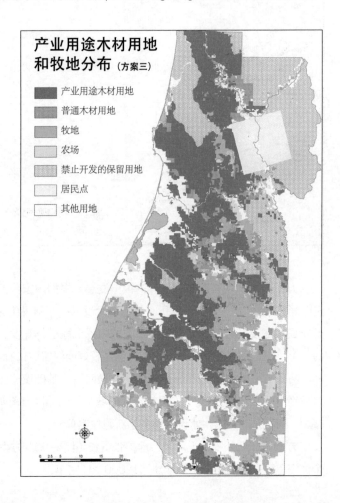

图5-9 洪堡县总体规划方案三
（资料来源：同图5-8）

3. 健康影响评估过程

此次评估工作同样是按照筛选、界定范围、评估、报告、评价这些步骤进行的，与典型的评估过程相比，这项评估工作缺少了最终的监测环节。

1）筛选

筛选阶段应确定健康影响评估工作是否需要进行以及应如何进行，在该评估工作中，由利益相关者组成了项目团队（表5-12），非正式地实施了筛选工作。经过会议讨论之后，洪堡县公共健康部门（PHB）、人类健康影响合作组织（HIP）和洪堡县积极生活合作组织（HPAL）都认为实施健康影响评估将有助于优化总体规划的健康结果。

参与洪堡县总体规划健康影响评估的机构及其工作内容　　　　表 5-12

机构	工作内容
1. 洪堡县公共健康部门 （PHB：Humboldt County Public Health Branch）	1.1 监督健康影响评估过程 1.2 协调各方机构 1.3 参与确定最终纳入分析的健康指标 1.4 提供基础数据 1.5 撰写报告 1.6 陈述结果 1.7 与决策者就报告结果进行沟通
2. 洪堡县社区发展服务部规划处 （CDSPD：Humboldt County Community Development Services Planning Division）	2.1 提供基础数据 2.2 参加焦点小组 2.3 检查和撰写报告 2.4 将健康影响评估结果和分析纳入环境影响评价
3. 洪堡县积极生活合作组织 （HPAL：Humboldt Partnership for Active Living）	3.1 与社区代表共同成立焦点小组 3.2 参与确定最终纳入分析的健康指标 3.3 撰写报告 3.4 与公共健康部门共同完成影响陈述 3.5 为运用健康发展计量工具和进行健康影响评估提供网络主机
4. 人类健康影响合作组织（HIP：Human Impact Partners）	4.1 促进健康影响评估过程 4.2 制定议程，主导焦点小组工作 4.3 参与确定最终纳入分析的健康指标 4.4 协调研究工作 4.5 进行大部分研究和分析工作 4.6 研究基础数据 4.7 撰写报告草稿

资料来源：Harris E.C., Lindsay A., Heller J.C., et al. Humboldt County General Plan Update Health Impact Assessment: ACase Study [J]. Environmental Justice, 2009, 2（3）: 127-134.

2）界定范围

在界定范围阶段，项目组基于一系列健康影响因子，分析比较了三个备选方案。项目组采用了美国旧金山市公共健康部（San Francisco Department of Public Health）开发的健康发展计量工具（HDMT：Healthy Development Measurement Tools），并结合洪堡县的乡村地区特点对健康因子进行了调整。工作组在全县范围内成立了四个焦点小组参与筛选健康影响因子，由五十多个居民代表不同的人口和利益团体，如美国原住民、环保主义者、规划师、无家可归者、人力交通（步行、自行车）倡导者、健康领域专家和民选官员等。

3）评估

工作组运用定性和定量工具对现有数据进行分析，比较三个备选方案对35个因子的影响结果。下文以洪堡县居民车辆行驶距离和居住在公立小学800m范围内的家庭比例两个影响因子为例，从理论依据、现状、定量分析、定性分析、健康差异分析、结论和改善措施七个方面详细阐述评估过程。

（1）洪堡县居民车辆行驶距离

• 理论依据：车辆行驶距离与健康密切有关。

一方面，车辆行驶会产生如一氧化碳、颗粒物、氮氧化物等环境污染物。居民暴露于这些污染物中的程度与居民死亡率、呼吸道疾病、心血管疾病和癌症发病率的增加存在相关性。另一方面，车辆排放的温室气体会加剧气候变化，这可能增加热相关疾病的发病率和死亡率。此外区域内车流量与死亡率相关，车辆行驶距离也与个人步行距离和肥胖程度相关。此次评估选取车辆行驶距离，衡量居民暴露于环境空气污染物和温室气体排放的程度。

• 现状：2006年，洪堡县居民人均每天行驶43.5km。2001年加利福尼亚州人均每天行驶95km，是乡村地区（人均35km）的2.7倍。

• 定量分析：以方案一为基准，方案二每年会增加16%的车辆行驶距离（相当于3.22亿km），方案三每年会增加32%的车辆行驶距离（相当于6.44亿km）。

• 定性分析：健康影响评估焦点小组的成员和之前的政策会议多次提出了步行和骑自行车的问题，并表达了他们希望减少车辆行驶距离的意愿。

• 健康差异分析：土地开发模式（如蔓延发展）很有可能增加车辆行驶距离，这会使约30%不开车的人（如老年人、青少年、低收入居民和残疾人）更难获取一些健康资源。车辆行驶距离越高，与驾驶相关的支出越多，这占取了低收入家庭支出的很大一部分。

• 结论：方案一对健康的影响最理想，方案三最不利。方案一对健康的积极影响包括减少事故的发生，降低心血管疾病、呼吸疾病和癌症发病率，减少肥胖和与气候相关的其他健康危害。

• 改善措施：鼓励大型雇主进行运输需求管理计划、鼓励公众选择公共交通、设计交通联运枢纽等。

（2）居住在公立小学800m范围内的家庭比例

• 理论依据：是否靠近学校影响健康结果。

当学校位置靠近家庭时，由于更多的孩子走路或骑自行车上学，车辆污染排放量下降；孩子步行去学校更安全。儿童在上学途中受到的交通影响越少（通过儿童必须穿过的十字路口数量来衡量），他们被汽车撞上的风险就越低。

孩子运动的主要内容是步行上下学，但很多孩子目前没有得到足够的运动。在全美国只有13%的5~15岁的儿童步行上学。

• 现状：地理信息系统分析显示，洪堡县约有35%的家庭在48所公立小学800m范围内。在城市地区，约41%的家庭在公立小学800m范围内，在非城市地区，约24%的家庭在公立小学800m范围内。

• 定量分析：方案一将会使36%的家庭分布在小学800m范围内；方案二接近35%；方案三为34%。根据预测户数，1%的差距意味着至少572个家庭，一些家庭还会有多个学龄儿童，因此三个方案之间的差距较大。

• 定性分析：每个焦点小组都提出了儿童照料服务和配套学校，并将此列为洪堡县居民的首要关心问题。

• 健康差异分析：该指标存在固有健康差异，因此一些农村人口，包括美洲原住民部落等居民可能不会看到他们周围的学校发生变化。

• 结论：方案一将会使更多的儿童居住在学校周围，鼓励孩子步行上学，并且在校园附近进行课余活动，会促进更多的身体活动和社交互动。这也降低了家长接送孩子的比例，减少空气污染。

• 改善措施：新建造的居住小区内配置公立小学，要求开发商为其承担建造费用。

工作组对35个影响因子按上述七个步骤进行分析，结果表明，方案一将带来最有利的健康影响结果，而方案三将产生最多负面影响。表5-13列出了35个影响因子和三个备选方案带来的健康影响：积极影响、负面影响和没有显著变化。

影响因子分析结果   表 5–13

影响因子		方案一	方案二	方案三
1. 可持续和安全交通	1.1 洪堡县居民人均每天车辆行驶距离	+	−	−
	1.2 平均通勤距离	+	~	−
	1.3 使用公共交通通勤的比例	+	~	−
	1.4 住宅 400m 范围内有公交站点的例	+	~	−
	1.5 交通成本占家庭收入的比例	+	~	−
	1.6 自行车道 / 人行道与公路长度的比例	+	−	−
	1.7 居民步行或骑车去通勤和上学的比例	+	~	−
	1.8 自行车 / 行人发生伤害事故的数量和比例	待定	待定	−
	1.9 居住在街道车辆限速低于 56km/h 的人口比例	+	~	−
	1.10 能够使用人行道的人口比例	+	~	−
2. 健康住房	2.1 按收入层次划分，住房供给和住房需求的比例	+	~	−
	2.2 住房支出占据家庭收入 30%~50% 的家庭比例	+	~	−
	2.3 无家可归的人口比例	+	~	−
3. 公共基础设施	3.1 城市地区没有儿童照料服务的比例	−	~	+
	3.2 住宅 800m 范围内有杂货店的居民比例	+	−	−
	3.3 住宅 800m 范围内有公立小学的居民比例	+	−	−
	3.4 初高中 800m 范围内有快餐店的比例	~	−	−
	3.5 住宅 400m 范围内有公园的居民比例	+	−	−
	3.6 住宅 3.2km 范围内有医疗中心的居民比例	+	−	−
	3.7 住宅 800m 范围内有老年人活动中心的老年人口比例	+	−	−
	3.8 住宅密度	+	~	−
4. 公共安全和社区凝聚力	4.1 酒驾概率	待定	待定	待定
	4.2 火灾响应时间	+	~	−
	4.3 应急场所 / 对居民的训练	+	~	−
	4.4 社区隔离指数	+	~	−
5. 健康经济	5.1 支付最低生活工资的工作比例	待定	待定	待定
	5.2 提供医疗保险的工作比例	待定	待定	待定
	5.3 需要一定教育水平的工作数量	待定	待定	待定

续表

	影响因子	方案一	方案二	方案三
6. 环境管理	6.1 人均住宅用电量	+	~	－
	6.2 城市地区每千人所占公共开放空间面积	－	－	－
	6.3 保留耕地面积比例	~	－	－
	6.4 保留用于木材生产的土地面积比例	~	－	－
	6.5 食品消耗中本地来源所占比例	~	－	－
	6.6 不透水面积	~	－	－
	6.7 使用市政供水系统的家庭比例	+	~	－

注：+——积极影响，－——消极影响，~——无显著变化，待定——当前没有足够资料进行评估。
资料来源：San Francisco Department of Public Health. Healthy Development Measurement Tool（HDMT）[EB/OL]，2007. http://www.thehdmt.com/.

（3）报告

由工作组组织进行非正式会议，撰写报告，并提交给洪堡县规划委员会、洪堡县政委员会、几个市议会和一些社区团体，同时编写培训材料供公众阅读。由社区发展服务部规划处（CDSPD）审查并将报告作为附录纳入总体规划修编，成为决策的重要依据之一。

（4）评价

工作组对此次评估工作进行了过程评价和结果评价。利益相关者全程参与评估过程，保证了评估报告最终能被决策者采用。评估过程有效实现了决策者和公众关于健康的讨论，其最终结果和建议也被纳入总体规划草案。通过此次评估工作，卫生部门官员提出在本次总体规划修编中，应加强健康概念和相关政策，例如鼓励公共交通、步行和自行车发展。

洪堡县的居民参与了评估过程的各个阶段，包括对影响因子进行优先级的排序，使评估小组了解居民的担忧和诉求。评估报告发布后，许多洪堡县居民在公开听证会和公众意见信中赞成健康影响评估，倡导城市健康发展。

4. 总结与结论

洪堡县总体规划健康影响评估是国际上第一例以县总体规划作为对象进行的评估工作，为将来在总体规划编制过程中纳入健康影响评估程序提供了值得借鉴的经验。首先，在整个评估程序中实现了多方参与。健康影响评估的基本目标之一是保证评估结果被决策者采纳，最终从健康角度影响规划结果。因此，决策者全程参与评估工作，使评估结果最终有效地纳入规划方案。其次，为了让评估结果具有实用性和科学性，评估小组在筛选范围阶段组织不同背景的居民共同参与筛选健康影响因子，使评估内容符合洪堡县的乡村地区特点。在评估阶段，工作组在理论依据的基础上对每个影响因子进行了定性、定量分析，有效地预测了总体规划的三个替代方案对健康影响的差异。

此次评估工作虽然是针对洪堡县的总体规划进行的，但从工作组选取的健康影响因子以及评价过程中的具体建议来看，同样涵盖了对社区层面规划布局的考虑。这也提供了对总体规划以及其他不同尺度的规划方案进行健康影响评估的可能性。此次评估的目的是确定洪堡县未来发展的空间方向，通过对比三个备选方案的影响结果，最终选择其一。这提供了在总体规划编制过程中融入健康影响评估的基本思路。总体规划中的功能布局、交通系统、生态环境、基础设施等核心要素的决策都会对居民健康产生直接或间接的影响，健康影响评估的意义在于科学地分析这些影响，为决策者提供基于健康角度的最优方案。

三、城市规划中的健康影响评估案例——社区尺度

与城市规划中常见的评价工具相比，健康影响评价在内容上有部分交叉，同时，它更侧重于评估城市建成环境中涉及影响公众健康决定因素的规划方案，具有广度广和系统性思维、多样性评价标准的优势与特点。下文以美国加利福尼亚州奥克兰的杰克伦敦门户高级住区（Jack London Gateway Senior Housing）（图5-10）为例，介绍健康影响评价在社区规划实施中的过程和结果。

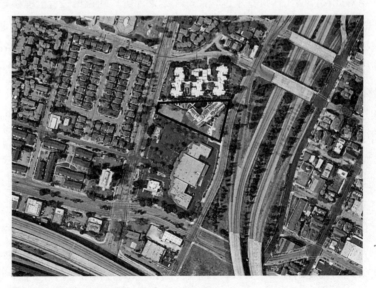

图5-10　Jack London Gateway Senior Housing
（资料来源：谷歌地图）

1. 项目背景

奥克兰西部的主要居民是低收入群体，1999年61%以上的居民收入低于3万美元（阿拉梅达县仅26%）。大部分居民是非洲裔美国人，一直面临着健康不公问题，如住区周边的工业用地导致较高的哮喘病发率。该地区的预估人均寿命比阿拉梅达县低7.3年。政府希望通过实现资源型战略规划和建设可持续建筑来改善这个问题。

2. 建立健康影响评估合作

关于环境和健康的问题，西部奥克兰环境指标项目（West Oakland Environmental Indicators Project，WOEIP）和西部奥克兰减少有毒物质合作组织（West Oakland Toxics Reduction Collaborative，WOTRC）建立了合作关系。2006年6月，WOEIP和WOTRC举办了一个介绍会，使社区参与到关于健康和土地利用的讨论中，并向社区介绍健康影响评估工作。约20个社区成员出席了会议，包括居民和社区代表。在会议最后，社区成员要求进行一个案例研究来进一步了解健康影响评估。WOEIP、WOTRC和人类健康伙伴组织（Human Impact Partners，HIP）对于这次评估工作制定了一系列目标：

（1）增进社区居民和社区代表对健康影响评估的了解。组织者希望通过对社区的健康影响评估工作，向社区证明健康影响评估会通过一些工具，表达社区对健康和发展的担忧。

（2）增进政府官员和决策者对健康影响评估的认识，使健康影响评估能够被广泛地接受和运用，并使决策者对评估工作进行深入了解。

（3）使居民参与到土地利用项目的决策过程中。奥克兰西部的居民认为在一些会影响他们生活的项目中缺少发言权。本项目可以通过健康影响评估表达出他们的意愿。

总体来说，从健康角度优化土地利用，是健康影响评估的主要目标。改善项目的健康影响是社区共同的目标，只有实现了这个目标，才能使健康影响评估被社区公众和决策者接受。

3. 健康影响评估过程

健康影响评估不是一个单一的过程和工具，而是通过各种方法向决策者展示政策、规划、项目等是如何对居民健康产生影响的。对杰克伦敦入口项目的健康影响评估是按照筛选、界定范围、预评估、报告、监控和评估六个程序实施的。

1）筛选

在这个案例中，WOEIP的主席选择了杰克伦敦入口项目，他也是西奥克兰的居民。此项目是由东湾亚洲本地发展公司（East Bay Asian Local Development Corporation，

EBALDC）提出的。这家公司是一个非营利性的开发商，由于在西奥克兰进行了一些社区导向的项目而受到尊重。因此，在这个评估过程中没有正式的筛选过程，但社区利益与项目、健康之间的联系是存在隐含的筛选标准的。

2）界定范围

项目确定后，评估小组安排了一次会议，确定本次健康影响评估项目的重要议题。会议召开前，HIP与发展公司的项目经理已经讨论过并交换了电子邮件和关于项目的文件。会议上讨论了很多关于本次项目的问题，如由社区代表、居民提出的与健康有关的问题。发展公司项目经理解释回答了许多有关项目的问题。16位与会人员收到了一张表格，表格上列出了在第一次会议上所提出的15个健康决定因素（表5-14）。会上要求这16位参与者说明此次项目对健康决定因素潜在的正面或负面影响，并在界定范围工作表中记录下这些影响，同时在工作表中总结了证明这些健康影响的证据。最后，把整理检查过的工作表通过邮件发给与会人员，并提交给开发商。

15 个健康决定因素   表 5-14

分类	健康因素
1. 住房	1.1 适当的遮蔽 1.2 负担能力 1.3 物理危害 1.4 搬家 1.5 疫病
2. 空气质量	2.1 室内外空气污染物 2.2 环境中的烟草烟雾
3. 噪声	3.1 环境噪声 3.2 工作噪声
4. 安全	4.1 暴力犯罪 4.2 经济犯罪 4.3 火灾隐患 4.4 交通隐患
5. 社交网络	5.1 与朋友、家人保持联系，获得支持
6. 营养	6.1 食品成本 6.2 食品质量 6.3 食品安全 6.4 食物来源的距离
7. 公园和自然空间	7.1 公园质量 7.2 公园服务 7.3 公园可达性

续表

分类	健康因素
8. 私人服务	8.1 金融机构的质量和距离 8.2 托儿服务 8.3 健康服务
9. 公共服务	9.1 健康服务的质量和可达性
10. 交通	10.1 工作、购物、服务、教育的便捷性 10.2 非机动交通 10.3 车辆公里数
11. 社会公平	11.1 相对贫穷的人口比例 11.2 对少数种族、社会、民族人群的态度 11.3 居住隔离
12. 民生	12.1 就业保障 12.2 收入 12.3 福利和休假 12.4 职业危害 12.5 工作自由 12.6 收入多样性
13. 水质量	13.1 饮用水中的污染物 13.2 饮用水中的感染物质 13.3 再生水水质
14. 教育	14.1 学校的质量 14.2 距学校的距离
15. 民主程度	15.1 决策中公众参与的程度和质量 15.2 政府责任

资料来源：Completed Scoping Worksheet［DB/OL］. Human Impact Partners（HIP）. http://www.humanimpact.org/downloads/jack-london-hia-worksheet/ 2006.

3）预评估

WOEIP、WOTRC和HIP组织了第三次会议。会上审核了界定范围的文件，讨论了健康影响数据，并对社区提出的健康问题进行优先级排序。五人出席了本次会议，他们代表了居民、环境保护组织和商业利益。与会者在15个健康决定因素中，选择了四个因素优先考虑：空气质量、噪声、安全和私人服务（后具体为零售业规划）。会上，五位与会者都各自对15个健康决定因素进行优先级排序，并阐述理由和健康影响证据。对于最重要的因素，很快达成共识，并马上讨论了潜在的减缓措施。会议决定，由与会者起草文件，阐述社区的担忧、相关的健康影响证据和潜在的减缓措施，并发送给发展公司。

4）报告

发送给发展公司的文件中总结了分析结果，在设计审查委员会（奥克兰规划委员会下属委员会）开会之前，发展公司回给社区一封信。在信中公司表示他们承诺此项目会满足社区的需求，但不能保证提出的缓解措施会全部实施。因为没有得到承诺，健康影响评估工作组的两位工作人员在设计审查委员会作证，保证他们会总体支持项目。最后，设计审查委员会批准了该项目，但要求发展公司与健康影响评估小组一起实施缓解措施。

5）监控

健康影响评估小组继续与发展公司合作，对四个健康因素进行监控。

（1）空气质量

发展公司找到了一个了解空气质量问题的工程师，讨论设计一套中央通风系统，能够过滤进入私人住宅的空气。发展公司还研究了较差的空气质量与健康的关系，提出了潜在的改善措施，并把发现结果细化，与健康影响评估小组共享。此外，发展公司还提供了一套基地内住宅单元试用的图纸，包括中央通风过滤系统。这套系统估价约100000美元，但由于这次项目预算为16000000美元，发展公司并没有承诺会实施这个系统。相反，尽管知道中央通风过滤系统更能改善空气质量，他们仍考虑在每个房间装过滤系统。由于预算有限，除了中央通风过滤系统，还会去掉一些健康方面提出的指标，如花园、后院面积等。此外，发展公司改变了面向高速公路阳台的设计，在公共空间设计了一套通风过滤系统，以改善空气质量问题。

（2）噪声

发展公司还修改了住宅建筑的设计，如在离高速公路较远的建筑一侧设计第二个入口；通过花园庭院缓冲。这些措施有助于降低居民室外的噪声，建立社区人际关系、增强邻里互动，使老年人行走时避开繁忙路段，提高安全性。

（3）安全

发展公司一直与美国犯罪预防委员会（National Crime Prevention Council，NCPC）讨论该区域内的犯罪情况以及改善措施。

（4）零售业规划

发展公司向社区提供了一份关于零售服务的调查结果，评估了社区关于零售的利益。但之后由于零售租户的不确定性，发展公司决定推迟零售业发展，专注于住宅开发。因为还没完全达到社区的要求，发展公司与健康影响评估小组依然存在合作关系，持续的建设性对话有助于双方了解问题以及改善的限制因素，找到解决方案。

6）评估

在评估工作过程中，不同程度地实现了WOEIP、WOTRC和HIP最初提出的四个工作目标。

（1）增进社区居民和社区代表对健康影响评估的了解。在这次项目之前，西奥克兰的居民、社区组织、开发商和政府官员只接触过一次健康影响评估（由加州大学伯克利分校师生实施的对奥克兰第五大道的健康影响评估）。对杰克伦敦门户高级住区的健康影响评估展示了一个社区参与的过程，居民和社区代表有效地参与了开发和设计审查委员会的工作。

（2）增进政府官员和决策者对健康影响评估的认识。发展公司积极与居民合作，参与健康影响评估。发展公司还进行了空气质量和健康的研究，他们向工程师寻求意见，并估算实施费用。此外，设计审查委员会承认了社区对健康问题的担忧，以及健康证据的真实有效。这可能促使奥克兰市的官员和规划人员关注土地利用与健康问题。

（3）使居民参与到土地利用项目中的决策过程。通过评估过程，一共有27位居民和社区代表至少参与了一次会议。平均每次与会者达到17位。许多参与者在会上积极发言、编辑文档、发送信件给发展公司，并在设计审查委员会作证。

（4）从健康角度开展土地利用项目。发展公司实施了改善措施，改善了由社区提出的潜在健康影响。例如，前文提到的通风过滤系统的安装、住宅建筑设计的改进等。

4. 健康影响评估结论

总体来看，杰克伦敦门户高级住区的健康影响评估工作达到了预期目标，而且奠定了将来与西奥克兰居民共同实施健康影响评估工作的基础。在这个项目中，健康影响评估通过告知居民、开发商、决策者土地利用和健康之间的联系，改善了土地利用项目对居民健康的影响。健康影响评估能够有助于实现社会共同的目标，促进建设性对话，最终降低慢性疾病、环境相关疾病的发病率，减少居民健康差距。

参考文献

［1］ Bhatia R., Wenham A. Integrating Human Health into Environmental Impact Assessment：An Unrealized Opportunity for Environmental Health and Justice ［J］. Environmental Health Perspectives，2008，116（8）：991-1000.

［2］ BMA Board of Science and Education. Health and Environmental Impact Assessment ［M］. London：Earthscan，1998.

［3］ Human Impact Partners（HIP）. Completed Projects：Humboldt County CA ［DB/OL］，2008.http://www.humanimpact.org/downloads/humboldt-general-plan-update-hia-case-study/.

［4］Design，Community and Environment，Reid Ewing，Lawrence Frank and Company，et al. Understanding the Relationship between Public Health and the Built Environment：A Report Prepared for the LEED-ND Core Committee［DB/OL］．2006．http://www.usgbc.org/Docs/Archive/General/Docs3901.pdf.

［5］Design for Health. Building Public Understanding：The Link between Health and Planning［DB/OL］．2007．http://designforhealth.net/wp-content/uploads/2012/12/BCBS_PublicPart_091007.pdf.

［6］Forsyth A.，Slotterback C.S.，Krizek K. Health Impact Assessment（HIA）for Planners：What Tools Are Useful?［J］．Journal of Planning Literature，2010，24（3）：231-245.

［7］Human Impact Partners（HIP）．HIA Summary Guides［DB/OL］．2014.http://www.humanimpact.org/new-to-hia/faq/#steps.

［8］World Health Organization（WHO）.How to Make HIA Work with Policy Making and Decision Making［DB/OL］．2016．http://www.who.int/hia/policy/hia_work/.

［9］Ison E. Rapid Appraisal Tool for Health Impact Assessment：A Task-Based Approach［R］．Eleventh Iteration. Oxford：Institute of Health Sciences，2002.

［10］Human Impact Partners（HIP）．Jack London Gateway HIA［DB/OL］．2016.http://www.humanimpact.org/projects/hia-case-stories/jack-london-gateway-hia/.

［11］Kemm J.，Parry J.，Palmer S. Health Impact Assessment［M］．Oxford：Oxford University Press，2004.

［12］National Assembly for Wales. Developing Health Impact Assessment in Wales［M］．Cardiff：National Assembly for Wales，1999.

［13］Quigley R.，Broeder D.，Furu L.，et al. Health Impact Assessment International Best Practice Principles：Special Publication Series No. 5［J］．International Association for Impact Assessment，2006.

［14］Ratner P.A.，Green L.W.，Frankish C.J.，Chomik T.，Larsen C. Setting the Stage for Health Impact Assessment［J］．Journal of Public Health Policy，1997，18（1）：67-79.

［15］Ross C.，Orenstein M.，Botchwey N. Health Impact Assessment in the United States［M］．New York：Springer，2014.

［16］San Francisco Department of Public Health. HDMT Development Project Checklist Version 1.01［DB/OL］．2007.

［17］Scottish Office. Towards a Healthier Scotland（A White Paper on Health）［M］．Edinburgh：The Stationery Office，1999.

［18］Scott-Samuel A. Health Impact Assessment—Theory into Practice［J］．Journal of Epidemiology and Community Health，1998，52（11）：704-705.

［19］The National Research Council of the National Academies. Improving Health in the United States［M］．Washington，D.C.：The National Academies Press，2011.

［20］U.S. Department of Health and Human Services Public Health Service Agency for Toxic Substances and Disease Registry（ATSDR）．Public Health Assessment Guidance Manual［M］．2005.

［21］U.S. Green Building Council. Pilot Version：LEED for Neighborhood Development Rating System［DB/OL］．2007．http://www.usgbc.org/Docs/Archive/General/Docs2845.pdf.

［22］Human Impact Partners（HIP）.What Are the Steps Conducted in a HIA［DB/OL］．2013.http://www.humanimpact.org/new-to-hia/faq/#steps.

［23］National Center for Environmental Health（NCEH）from Centers for Disease Control and Prevention（CDC）.What Is HIA［DB/OL］．2009.http://www.cdc.gov/healthyplaces/hia.htm.

［24］Human Impact Partners（HIP）. What Is the Purpose of HIA［DB/OL］. 2013.http://www.humanimpact.
org/new-to-hia/faq/#whatisthepurposes.

［25］World Health Organization（WHO）European Centre for Health Policy（ECHP）. Health Impact
Assessment：Main Concepts and Suggested Approach Gothenburg Consensus Paper［M］. 1999.

［26］Human Impact Partners（HIP）. Why Have Most HIAs Focused on the Built Environment［DB/OL］. 2013.
http://www.humanimpact.org/new-to-hia/faq/#focus.

［27］World Health Organization（WHO）European Centre for Health Policy（ECHP）. Regional Office for Europe
WHO / EURO［M］. 1999.

［28］World Health Organization（WHO）Centre for Urban Health. Health Impact Assessment Toolkit for Cities
Document 1 Background Document：Concepts，Processes，Methods Vision to Action［M］. 2011.

［29］安·福赛思，卡丽莎·希弗利·斯洛特巴克，凯文·克里泽克，蒋希冀，唐健. 健康影响评估之规划师版：
哪些工具有用［J］. 国际城市规划，2016（4）：32-43.

［30］丁国胜，蔡娟. 公共健康与城乡规划——健康影响评估及城乡规划健康影响评估工具探讨［J］. 城市规划
学刊，2013（5）：48-55.

［31］环境保护部.环境影响评价技术导则——人体健康（征求意见稿）［Z］. 2008.

［32］黄正. 我国建设项目健康影响评价的问题与对策［D］. 武汉：华中科技大学，2011.

［33］李潇. 健康影响评价与城市规划［J］. 城市问题，2014（5）：15-21.

［34］王兰，廖舒文，赵晓菁. 健康城市规划路径与要素辨析［J］. 国际城市规划，2016（4）：4-9.

［35］吴颖苗，王志刚. 健康影响评价纳入环境影响评价初探［A］//中国环境科学学会. 2014中国环境科学学会
学术年会（第四章）.中国环境科学学会，2014：6.

第六章
区域层面城乡土地利用变迁
对癌症发病率的影响研究：
以泛长三角为例

第一节 研究背景

2004~2005年全国第三次死因回顾抽样调查结果显示，中国癌症死亡居全死因的第二位，占全部死亡的22.3%。Globocan2012数据显示，我国拥有世界上最多的新发癌症病例[①]。2011年我国癌症的发病率为250.28/10万，世界人口标化发病率为182.76/10万，我国癌症的死亡率为156.83/10万，世界人口标化死亡率为111.82/10万。列居我国癌症发病前十位的癌症分别为肺癌、女性乳腺癌、胃癌、肝癌、结直肠癌、食管癌、宫颈癌、膀胱癌、前列腺癌和卵巢癌[②]。在城市地区，癌症已经成为第一位死亡原因。目前，我国是世界上癌症负担最重的国家之一。此外，相对于社区、人群等的健康数据库，癌症登记体系相对比较完善，可以提供不同时间断面的数据，为时间序列的研究提供了可能。1975年全国肿瘤防治研究办公室组织完成了全国人口的3年（1973~1975年）死亡情况调查，出版了《中华人民共和国癌症性肿瘤地图集》。20世纪90年代初和2006年我国曾先后开展了两次

---

① 2014-12-24. http://globocan.iarc.fr/Default.aspx.
② Annual Report on Status of Cancer in China, 2011. Chin J Cancer Res 2015, 27（1）：2-12.

以肿瘤为重点的全死因抽样调查，掌握了我国居民死因状况和分布情况及相关数据。改革开放30多年来，中国的肿瘤登记工作也有了长足发展，肿瘤登记点从20世纪90年代初的11个，增加到2014年的308个，覆盖人口也由3000多万增加到两亿多人。目前，国家肿瘤登记中心正在编制新版《中国癌症地图集》，相对完善的癌症登记数据为跨学科的研究提供了可行性。

伴随着改革开放30多年来快速的城镇化与工业化进程，我国的城市建成区面积在1981年到2013年间扩展了6.44倍（中国城市建设年鉴，2014）。基于我国以工业化推进城镇化的发展特征，在建设用地的大幅扩张过程中，工业用地的增长幅度尤为惊人。如2003~2012年全国批租的土地中，72%是工业用地（城市建设年鉴，2005~2014）。工业用地的大量增长对空气、水、土壤环境质量和公共健康带来的影响十分显著。伴随着工业化进程的加速，某些与环境质量密切相关的疾病发病率也呈增长趋势。以肺癌为例，1988~2005年间，我国肺癌的发病率以年均1.63%的速度增加（Chen, et al, 2010）。在城市地区，癌症已经成为第一位死亡原因。目前，我国是世界上癌症负担最重的国家之一。为建设可持续和健康的城乡环境，城乡规划师迫切需要关注工业化和城市化对公共健康的影响。

第二节　土地利用／覆盖变化与公共健康的关系

随着气候变化、人口增长、环境污染、能源短缺等诸多全球性问题的日益突出，人们相继开展了一系列关于全球气候变化的研究。20世纪70年代，科学家们通过研究发现土地利用变化可以通过改变地表反照率、局地蒸散量等影响水分循环进而引起局地、区域，甚至全球气候变化。随着全球变化研究的深入发展，科学家们也提出土地利用/覆盖变化对全球气候变化有重要的作用。

一、土地利用／覆盖变化的概念

土地利用是人类根据土地的特点，按照一定的经济与社会目的，采取一系列生物和技术手段对土地进行的长期性或周期性的经营和治理改造活动，它是一个把土地的自然生态系统变为人工生态系统的过程；强调了土地的社会属性，是人类对土地自然属性的利用方式和利用状况，包含着人类利用土地的目的和意图，是一种自然、经济和社会等因素综合作用的过程（比如居住用地、商业用地等属于此概念）。土地覆盖是指地表自然形成的或者人为引起的覆盖物总和，它强调的是土地的自然属性，是自然活动和人类活动共同作用的结果（比如河流、森林等属于此概念）（Turner II B.L.，1994，1995）。

土地利用的变化会导致土地覆盖的变化，通过渐变（modification）和转化（conversion）两种作用形式影响土地覆盖变化；土地覆盖是土地利用的表现形式，同时其变化又会反过来影响土地利用的方式，二者构成统一的整体。转换是一种土地覆盖类型完全为另一种类型取代，土地属性发生了根本变化，如森林变为农田或草原；改变则是指同一种土地覆盖类型内部的局部性变化，但土地属性未发生根本变化，如森林的间伐或疏伐、草原的改良等（贺秋华，2011）。此外，维护（maintenance）也是一种土地利用引起土地覆盖变化的方式，即通过采取一定的措施，让土地覆盖保持比较稳定的状态（摆万奇等，1999）。其实，土地利用变化和土地覆盖变化之间是一种互为因果的关系，一方面土地利用变化可以导致土地覆盖的变化，另一方面土地覆盖的变化影响土地利用决策，进而导致土地利用方式的改变。当土地覆盖被不合理地改变后，引发了严重的区域生态环境问题，对区域的生存与发展构成了威胁，人们必须改变原有的土地利用方式，如退田还湖、退耕还林还草等（陈佑启等，2000）。

二、土地利用/覆盖变化的环境效应与公共健康的关系

土地利用/覆盖变化（LUCC）作为全球变化的重要内容，对全球生态环境产生了巨大的影响，引起国内外众多学者的普遍关注。LUCC的环境效应主要体现在两方面：一方面，LUCC通过影响气候、生物地球化学循环、土壤质量、区域水分循环等要素对自然环境产生深刻的影响（李秀彬，1996）；另一方面，LUCC可造成生态系统的生物多样性、物质循环与能量流动以及景观结构的巨大变化，使得生态系统的结构和功能均发生改变（丁正兴等，2008）。

1. 区域气候和大气质量

目前，土地利用/覆盖变化对区域气候和大气质量的影响主要表现在三个方面（郭旭东等，1999）。一是土地利用/覆盖变化引起太阳辐射在地表的重新分配，从而影响气候的变化。Changon和Semonin总结了大城市气象实验（METROMEX）、区域大气污染研究（RAPS）和其他有关城市气候研究的结果（Changon等，1891~1900），发现土地利用/覆盖变化极大地影响了城市气候和城市水资源的供给。二是土地利用/覆盖变化改变了地表反射率，从而影响温度和湿度的变化。Gornitz（1987）根据历史记录、调查数据、描述性报告等资料总结了西非土地利用变化情况，计算了由于土地利用变化而导

致反射率的变化，他认为西非沙化的主要原因是人类破坏植被引起土壤侵蚀和地表水的减少。三是土地表面是温室气体如CO_2、CH_4、N_2O等的重要来源，森林减少、土壤碳的氧化、化石燃料的燃烧等都增加了大气中的CO_2、CH_4和N_2O的浓度。而19世纪全球大气中CO_2含量增加，土地利用变化起到了重要的作用，仅次于化石燃料的燃烧（Stuiver，1978），如森林向农业用地的转变以及森林的砍伐都会导致空气中碳浓度的增加；N_2O可以破坏臭氧层而引起地表辐射的增强；CH_4可以氧化成CO，据估计60%的CO来源于土地利用/覆盖变化。此外，土地利用/覆盖变化引起了S的释放，大量的SO_2会引起酸雨（Crutzen等，1991；keller等，1991）。

　　土地利用/覆盖变化通过改变区域气候和大气质量，引起空气中大气组成的变化和环境的变化。CO_2浓度的增高造成全球气温变暖和部分地区超常高温，超常高热的气温可直接造成心血管和呼吸道疾病患者死亡，尤其是在老年人中。例如，在欧洲2003年夏季的热浪中，记录了超过7万例额外死亡（Robine等，2008）。高温还使臭氧和空气中其他污染物的水平上升，过多的臭氧对人类健康会造成显著的影响，导致呼吸问题、引发哮喘、降低肺功能并引起肺部疾病，加剧了心血管和呼吸道疾病的发作。目前，它是欧洲最为令人关切的空气污染物之一，若干项欧洲研究报告称，对臭氧的暴露每增加$10\mu g/m^3$，日死亡率上升0.3%，心脏病增加0.4%。而据世界卫生组织（2016）报道，空气中的SO_2可影响呼吸系统和肺功能，并刺激眼睛。呼吸道的炎症导致咳嗽、黏液分泌、加重哮喘和慢性支气管炎并使人们更易患呼吸道感染。在空气中SO_2水平较高的日子里，因心脏病去医院就诊的人增多，死亡率增长（WHO，2016）；大气中SO_2的浓度也与肺癌发病率呈正相关（沈永洲等，2006）。

　　2. 土壤环境

　　LUCC对土壤的环境效应累积为土壤质量、土壤生产力的下降，主要表现为不同形式的土壤退化，主要包括土壤侵蚀（水蚀、风蚀）、土壤化学退化（土壤污染、盐碱化、水浸、酸化等）、土壤物理退化如土壤紧实等（于兴修等，2004）。而宋成军等（2009）研究发现，土地利用方式和覆被类型/格局是控制土壤重金属空间积累和分布的重要因子，土地利用/覆被可以直接吸纳或吸附重金属，亦能通过改变土壤物理、化学和生物性质从而控制重金属在土壤中的移动性和活性，造成土壤中重金属的积累直至污染。

　　工矿企业的缓块状分布往往形成以工矿为中心的污染点，距离污染点越近，土壤重金属积累越高；交通活动往往沿路域形成条带式的重金属污染格局；集约化农田利用也加速了农田生态系统的重金属输入；松散型景观形状（长宽比很大或边界蜿蜒曲折）比紧密型形状更有利于物质交换，因此，农用地和交通用地更易造成周边土壤重金属的积累。而土壤中的施肥量对土壤的重金属含量也有一定的影响，徐京萍等（2006）以九台市为例，分析了黑土地区菜地、旱地和水田中的铬含量，结果表明菜地和水田土壤中的铬含量明显高于背景值，而旱地和背景值相差不大；Zhou等（2008）研究了宜兴市不同农业用地对表层土壤重金属积累和分布的影响，发现重金属在菜地和稻田中有显著积累，并造成了铜、汞和镉的污染，而茶园和竹林土壤积累不明显。

而大量的研究表明，土壤的重金属污染对癌症发病率有着重要的影响，土壤环境中超过一定量的重金属会随着土壤、植物到人的迁移分配方式危害人类健康（刘洪莲等，2006），除了通过各种食物链，土壤中的重金属还可间接影响水体和大气环境质量，被重金属污染的水源也有可能作为饮用水被人类直接饮用或者被污染的农产品、水产品被人类间接食用。杨刚等（2010）对雅安市耕地的土壤重金属研究发现，耕地土壤中的重金属对成人和儿童的致癌风险均大于十万分之0.1，且儿童比成人更容易受到土壤重金属的影响；单礼堂等（2007）研究发现癌症高发区的土壤环境呈污染状态；张钰洁（2015）、黄成敏等（2002）对河南、三峡库区等地的食道癌发病区进行研究，发现该地区的土壤重金属元素含量过高，微量元素失调与肿瘤发病率的高低有直接且明显的关系。

3. 水环境

LUCC对水环境的影响主要表现在对水质、水量以及区域水循环的影响上。土地利用/覆盖变化对水质的影响主要是通过非点源污染途径。非点源污染同点源污染相对应，指溶解的或固体污染物从非特定的地点，在降水和径流冲刷作用下，通过径流过程而汇入受纳水体（如河流、湖泊、水库、海湾等），引起的水体污染。在美国，非点源污染已成为环境污染的第一因素，60%的水资源污染起源于非点源污染（USEPA，1995）。土壤侵蚀是规模最大、危害程度最为严重的一种非点源污染（贺缠生等，1998）。农业被美国国家环保局列为全美河流污染的第一污染源，化肥、农药、杀虫剂的大量使用，农田污水灌溉都是非点源污染的重要来源；森林采伐区由于采伐的影响，地表植被遭到破坏，引起森林附近流域沉积物增加；而城镇用地的扩展导致的土地覆被变化，会增加营养元素及悬浮物的入河流量，污染地表水和地下水。在水量方面，由于农业用地和工业用地的扩张，导致世界用水量剧增，造成的水资源短缺影响了居民的日常生活和生态环境。而水循环方面，则表现为水量空间分布的变化，由于不同的土地利用与土地覆被类型（草地、耕地、林地等）对降水的截留、阻挡、蒸腾及下渗作用不同，因而LUCC不但导致地表或地下水量的变化，而且会改变区域水循环的方式。

而水环境效应中的水污染对癌症的发病率有着重要的影响。中国国家疾控中心（2013）通过对淮河流域内的河南、江苏、安徽等地多发"癌症村"的跟踪研究，也证实了癌症高发与水污染的直接关系。Ebenstein（2012）利用中国疾病监测系统死因监测数据集1991~2005年的数据，运用两阶段最小二乘法对水质和消化道癌症之间的关系作了定量分析，发现水质下降一个等级，消化道癌症死亡率上升9.7%；蔡鹤生等（2002）通过对河南林州、安阳地区的饮用水的调查，发现当地居民食管癌及食管上皮增生的得病率与饮用水中超标的NO_3呈正相关关系；王志强等（1997）对福建长乐县16年的调查表明，饮用河水人群的胃癌死亡率明显高于饮用井水人群，胃癌高发区的饮用水中重金属（铅、汞）污染物以及有机物污染物（亚硝酸盐、氨氮等）含量明显高于中低发区；关于结直肠肛门癌，Griffith等（1989）认为，常饮用河水等易被污染的水源，其结直肠癌的患病率较其他水源饮用者明显增高；汤洁等（1995）对扶缓肝癌高发和饮水类型之间关系的研究发现，其肝癌高发是因为扶缓塘水中含有致癌物质和化学诱变物，并认为肝癌死亡率与饮用水中的亚硝酸盐、氮、COD、氨氮等呈正相关关系。

　　总体而言，土地利用会影响空气、水、土壤和建成环境的质量，这对公共健康有着直接或间接的影响，其影响机制如图6-1所示。

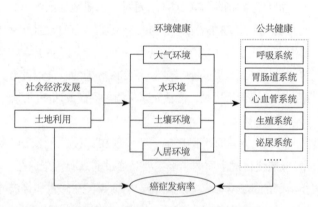

图6-1　社会经济和土地利用因素对癌症发病率的影响途径

三、土地利用构成与形态对公共健康的影响机制

　　在中/微观空间尺度上，城市和社区层面的土地利用构成（工业用地、商业用地、绿地等）和土地利用格局（形态、混合度、强度等）会对公共健康产生影响。有学者发现工业用地对健康会有不良的影响，由于工业区的空气污染和水中有毒物质的排放，先天性异常、脑血管疾病、癌症和抑郁症的高发病率在工业区更为显著（Factor，Awerbuch，Levins，2013）。Vaz，Cusimanob和Hernandez（2015）发现工业地区和商业地区的自评健康水平较低。同时有学者研究发现居住在工业区附近的居民患肺癌的风险更大（Lópezcima，Garcíapérez，Pérezgómez，et al.，2011）。而居住在有更多机构性用地（如社区中心、学校和医疗设施）的社区，人们有更高的休闲步行水平，这对改善公共健康有利（Oliver，Schuurman，Hall，et al.，2011）。Weng等人（2016）的研究

发现，开放空间会促使人们进行社会交往活动，从而改善健康状况。

在土地利用格局方面，近期的一项研究发现在深圳的57个街道中，土地利用丰度、形态和设施临近度与部分健康指标密切相关，如哮喘、心血管疾病、癌症和低出生率（Su等，2016）。而具有较高水平土地利用组合和多样性的社区和城市中居民的健康不良程度也较低（Frank等，2004；Wu等，2016）。Ebisu等（2011）发现城市土地利用强度的增高会加重婴儿呼吸道疾病。

在前述研究的基础上，我们提出了一个跨尺度的研究框架，希望分析不同尺度下土地利用对公共健康的影响机制，如图6-2所示。总的来说，社会经济、环境、土地使用和公共健康之间的关系十分复杂。在特定的社会、经济和文化背景下，土地利用影响公共健康的方式和结果亦有所不同。

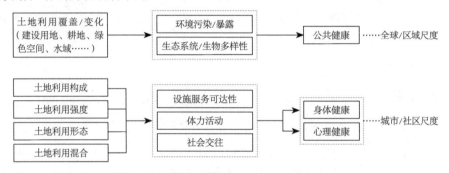

图6-2　不同尺度的土地利用对公共健康的影响机制

第三节　数据来源和研究方法

一、研究对象

在本章案例研究中，我们选择泛长江三角地区的癌症登记地区作为研究对象，研究土地利用变迁对癌症发病率的影响。泛长江三角地区包括上海市、江苏省、浙江省和安徽省，面积约359040km^2，占中国总面积的3.72%，2016年末人口达到2.22亿人，占全国总人口的16.06%。选择该地区的原因如下：①伴随着快速的工业化和城镇化进程，该地区成为中国发展最快的地区之一，这些因素对癌症发病率有显著影响；②空间尺度适合：一方面，研究必须覆盖一定数量的癌症登记区域样本以便进行统计分析，另一方面，这些登记点的生活方式、地理和气候条件相似，在统计分析中可以忽略这些因素的区域差异性；③数据可获得性也是选择该地区的主要原因。

改革开放后，我国建立了以户籍人口为基础的癌症登记制度。从1990年到2014年，癌症登记地区的数量由11个增加到308个，登记人口从约3000万增加到3亿左右（Chen et al., 2016）。泛长三角地区的癌症登记点在2000年、2005年、2010年和2012年共有121个样本，覆盖58个市县（图6-3），其中包括上海市、江苏省31个市县、浙江省8个市县、安徽省18个市县。

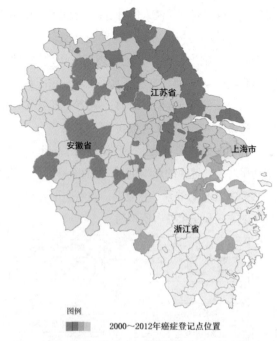

二、数据来源

研究采用四类数据：健康数据

图6-3　泛长三角地区癌症登记点分布图

（癌症发病率）、社会经济数据、环境数据和土地利用数据。现有研究发现社会经济、环境因素对癌症发病率的影响通常存在5～15年的滞后期。Jagai、Messer、Rappazzo等（2017）发现空气、水、建成环境、社会人口和土地利用变化数据对癌症的影响存在5年的滞后期。Silverman、Samanic、Lubin等（2012）发现环境暴露导致人类癌症存在15年的滞后期，而Zhang、Dhakal、Zhao、Li（2012），Portnov、Stevens、Samociuk等（2016）也发现环境因素导致癌症存在10年的滞后期。在本章案例研究中，我们采用10年的时间滞后期。换言之，1990年、1995年、2000年和2005年的社会经济、环境和土地利用数据对应于2000年、2005年、2010年和2012年的癌症发病率数据。目前所能获得的最新癌症数据是2012年，将其作为2015年癌症发病率的替代指标。

癌症数据来源于全国肿瘤登记中心（NCRC）。2002年，为了推进癌症登记工作，卫生部成立了全国肿瘤登记中心，在全国范围内收集癌症数据。当新病例发生时，医院的工作人员需要填写癌症报告卡并将汇总数据提交给NCRC，由NCRC汇总和分析数据，撰写并发布年度报告。全国肿瘤登记中心提供准确的最新的癌症数据，包括癌症发病率、死亡率和生存率，这对于癌症预防和控制决策至关重要。癌症登记点从诊所、医院、健康保险数据库、死亡监测数据库和合作医疗保险数据库中收集癌症统计数据。限于中国肿瘤数据的敏感性，不支持获得肿瘤患者的个体特征数据。肿瘤登记中心提供的发病率是用标准人口构成计算得来的，依据中国人口构成进行计算得出标准化发病率（也称年龄调整发病率），单位为1人/10万人。在我们的研究中，除了癌症总体发病率，我们还选择了肺癌、胃癌、乳腺癌、肝癌、食管癌、胰腺癌、肾癌和泌尿癌。这些是2012年发病率最高的前几种癌症，并且对环境质量敏感（Zou，2014），共占癌症发病总数的60%左右（中国肿瘤登记年度报告，2014）。

社会经济数据和环境数据主要源于各地区统计年鉴。土地利用信息是从1990年、1995年、2000年和2005年分辨率为30m×30m的多光谱Landsat TM图像生成的。进行大气校正和几何校正，然后进行人机交互解释。根据中国农业委员会1984年颁布的土地利用分类制度，本章的土地利用数据包括6个一级分类的土地利用/土地覆盖的分类体系，有耕地、林地、草地、水域、建设用地（其中包括城镇建设用地、农村居民点用地和独立工矿用地）和未利用土地。图6-4为部分癌症登记点市县的LUCC变化图。

三、研究设计

1. 变量的选取

影响健康的因素有很多，如前文所述，综合国内外文献，本章认为影响健康的因素包括生活方式、社会经济因素、医疗服务水平和物质环境。而土地利用作为环境的重要组成部分，对癌症发病率会产生影响，不同的土地利用类型会对癌症发病率产生不同的效应，本章通过定量的方法来进行验证。

社会经济对健康的影响主要体现在居民的收入水平上，一般来说，居民收入提高，生活方式发生改变，更注意健康的生活习惯，从而促进健康。而健康与医疗服务水平在很大程度上也有相关性。在医疗设施服务水平良好的地区，居民更容易进行定期体检和检查，这会降低癌症的发病率；此外，随着医疗水平的提高，很多治疗疾病的技术也得到了提升，这也会极大地改善居民的健康状况。而居民的生活环境与健康也是密不可分的，其中自然环境中的空气环境和水环境对肿瘤的发病率有重要影响，如空气、水污染会造成肺部和胃部疾病的发生。建成环境中的居住环境、交通环境、土地利用环境、街道环境都会通过影响居民活动来作用于居民健康。

根据上文分析，基于自变量指标的可得性和可靠性，指标的选取如下。

（1）被解释变量

被解释变量为癌症发病率，本章节选择与建成环境相关性较大且属于高发癌症类型中的几种癌症发病率及癌症总体发病率。2009年位居我国癌症发病前十位的癌症依次是

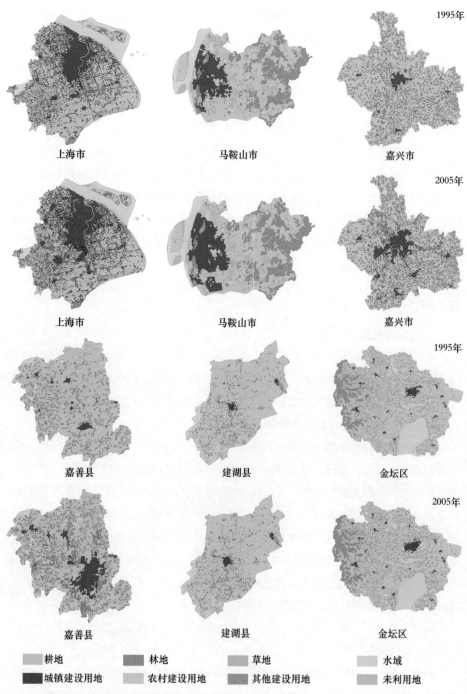

图6-4 部分癌症登记点的土地利用覆盖/变化图

肺癌、胃癌、结直肠癌、肝癌、食管癌、乳腺癌、胰腺癌等，占全部癌症发病的76.39%（2012年，肿瘤登记年报）。所以本节主要选取总体发病率，食管，胃，结直肠肛门，肝脏，胰腺，气管、支气管、肺，乳房（女性），子宫颈（女性），肾及泌尿系统不明和膀胱癌症发病率这11种指标作为被解释变量。

（2）解释变量

与公共健康相关的土地利用指标分为三类：土地利用数量、土地利用形态和土地利用混合。在土地利用数量方面，我们选择建设用地（城市、农村居民点、独立建设用地）总面积、耕地面积、林地面积、（草地＋水域）面积四种指标作为变量。城镇居民点、农村居民点和独立建设用地构成非农用地，其总用地面积对环境质量的影响显著，特别是独立的建设用地包括工业和矿业用地等，并被定义为独立的产业集群和矿业用地，而在大多数情况下，工业和采矿用地被认为对公众健康有负面影响（Factor等，2013），因此，这一比例是土地利用的一个重要指标；耕地对公共健康的影响尚不清楚，由于农业面源污染的存在，耕地可能对健康产生负面影响；林地、草地和水域可构成"开放空间"，对健康有积极的影响。

相关研究表明，不紧凑的城市形态，如土地利用越破碎、形状越复杂会产生更多的空气污染，引发居民的健康问题（McCarty & Kaza，2015；Rodríguez等，2016；Su等，2016）。在土地利用形态方面，选择了城镇建设用地的景观形状指数（Landscape Shape Index，LSI，表示景观的复杂程度，见公式1）和城镇建设用地的破碎度指数（Number of Patches，NP）。

在土地利用混合度方面，采用总用地的香农多样性指数（Shannon's Diversity Index，SHDI，见公式2）来衡量土地利用混合度。通过多重共线性检验，排除了具有较强共线性的3个变量：耕地占地比例、独立工矿用地占地比例和城镇建设用地的破碎度指数（NP），最终保留4个变量作为衡量土地利用方面的指标：建设用地面积的比例、开放空间面积的比例、城镇建设用地的景观形状指数（LSI）和总用地的香农多样性指数（SHDI）。

$$\text{LSI} = \frac{.25E^*}{\sqrt{A}} \qquad\qquad (1)$$

其中，E^*=景观边缘的总周长（m）；A=总景观面积（m^2）。

$$\text{SHDI} = -\sum_{i=1}^{m} (P_i^* \ln P_i) \qquad\qquad (2)$$

其中P_i=斑块类型i占景观比例。

其他的解释变量包括社会经济特征变量，同时也作为控制因素纳入模型的构建中，这可以排除非土地利用这个核心解释变量外其他的因素对居民健康指标产生的影响，目的在于通过控制社会经济的差异，来关注土地利用的变迁对公共健康的动态影响。根据数据可得性选择六个指标作为变量。人口数据包括人口密度和城市化率；经济数据包括人均国内生产总值（GDP），工业总产值占国内生产总值（GDP）的百分比，城乡居民人均收入；医疗卫生数据包括每千人拥有的医务人员数。经过多重共线性检验，最终保留3个变量作为衡量社会经济方面的指标：城镇化率、人均国内生产总值（GDP）、工业总产值占GDP比重。

（3）中介变量

环境数据来自各地区统计年鉴。我们选择了两个变量：废水排放总量和废气排放总量。事实上，如空气、水和土壤质量等变量更适合作为影响公共健康的因素，如PM2.5、土壤污染情况等。但由于数据所限，中国从2012年才开始在北京等重点城市监测PM2.5等空气污染数据，2005年开展首次全国土壤污染状况调查，国家尚未建立系统的数据库，我们无法获得本研究年份的空气质量、土壤质量数据，所以选择了代理变量——废水和废气的排放总量作为中介变量来进行替代。快速的工业增长通常伴随着环境污染，产生废气和废水等污染物（Fujii, Cao, & Managi, 2015; Managi & Kaneko, 2006）。空气污染会对人体的各个方面造成损害，如心血管、免疫、呼吸系统，也是肺癌和不良分娩风险增加的主要原因（Fujii, Managi, Kaneko, 2013）。工业污染的废水可能引发消化系统癌症，如肝脏、胃、食道和结直肠癌。根据卫生部报道，约11%的消化系统癌症与工业水污染密切相关（Cao, Fujii, Managi, 2015）。由于无法直接获取县区层面的环境数据，我们先获得癌症登记点所在地级市的废气和废水的总量，然后根据国内生产总值的GDP比例进行插补，获得癌症登记点的废水废气排放总量。

2. 模型构建

结构方程模型（Structural Equation Modeling，SEM）通常用于评估不可观察的"潜"变量。可通过使用一个或多个可观测的变量来调节明确潜在变量的测量模型，结构方程模型就是用来推断潜变量之间关系的模型。本节采用基于路径分析的结构方程模型（SEM）来探索社会经济、土地利用、环境和公共健康之间的因果途径和中介变量。中介变量（Mediator）是统计上的重要概念，考虑自变量X对因变量Y的影响，如果X通过影响M来影响Y，则称M为中介变量。中介变量可以解释社会经济和土地使用指标对癌症发病率的影响途径。我们的模型中采用了9种类型的健康数据作为因变量，3个社会经济和4

个土地利用指标作为自变量，2个环境指标作为社会经济土地因素对健康影响的中介变量
（表6-1），变量的描述性统计分析见表6-2。图6-5为本章案例的研究框架。

研究指标　　　　　　　　　　　　　　　　　表 6-1

	变量	时间	数据来源
因变量 （健康指标）	癌症总体发病率	2000、2005、 2010、2012	中国肿瘤登记中心
	肺癌		
	胃癌		
	乳腺癌（女性）		
	肝癌		
	结直肠癌		
	食管癌		
	胰腺癌		
	肾及泌尿系统癌		
自变量 （社会经济指标）	城镇化率（%）	1990、1995、 2000、2005	中国县市统计年鉴、 中国城市统计年鉴 （1991–2006）
	人均 GDP（RMB）		
	第二产业占 GDP 比重		
自变量 （土地利用指标）	建设用地比例；开放空间比例	1990、1995、 2000、2005	Landsat TM 图像 （分辨率为 30m）
	城镇建设用地形状复杂指数（LSI）		
	香农多样性指数（SHDI）		
中介变量	废气排放总量（亿标立方米）； 废水排放总量（万吨）	1990、1995、 2000、2005	中国县市统计年鉴、 中国城市统计年鉴 （1991–2006）

健康指标的描述性统计分析　　　　　　　　　　表 6-2

（N = 121，单位：1/100000）.

	Min	Max	Mean	Std
癌症总体发病率	60.83	236.53	142.68	28.95
食管癌	2.34	70.93	17.74	13.58
胃癌	6.16	87.34	23.75	15.08
结直肠癌	2.82	23.40	11.07	4.38
肝癌	5.66	41.05	15.76	6.48
胰腺癌	0.73	7.35	3.62	1.35
肺癌	9.77	39.74	23.79	6.17
乳腺癌（女）	3.05	34.60	16.42	6.71
肾及泌尿系统癌	0.08	7.32	1.66	1.27

注：N 为样本数量。

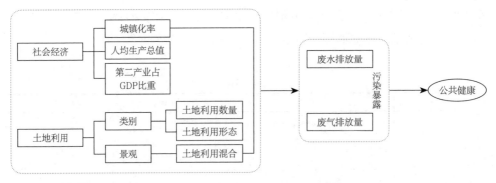

图6-5　研究框架

第四节　泛长三角土地利用变迁对癌症发病率影响的实证研究

　　癌症是严重威胁人类健康和社会发展的重大疾病。全国肿瘤登记中心负责在全国范围内开展以人群为基础的肿瘤登记工作。每年收集、整理、评估、分析全国肿瘤登记处的肿瘤登记数据，并及时发布监测结果。上海市、启东市和嘉善县的肿瘤登记处在1988年就已经成立，而海门市、淮安市楚州区、扬中市、嘉兴市、海宁市、杭州市的肿瘤登记处则在1998年开始成立，随后肿瘤登记处逐渐扩大，登记点的质量也逐年增高。本节的内容分为四部分：首先就121个总体样本描述其2000~2012年癌症发病率的时空变化特征；其次，就2000年以来四个时间节点均有数据的9个癌症登记点描述其社会经济与分病种的癌症发病率特征，以便读者可以更清楚地了解癌症发病率变化的趋势；最后，运用结构方程模型，探讨土地利用变迁对癌症发病率的影响机制。

一、泛长三角地区癌症发病率的总体时空变化特征

　　在ArcGIS中绘制2000~2012年癌症总体发病率和八种癌症的发病率数据时空分布图（图6-6），可以看到，癌症总体发病率以每年0.40%的速度增长，食管癌、肺癌、乳腺癌，肾癌和泌尿系癌发病率分别以每年2.34%、0.82%、0.69%和0.49%的速度增长（表6-3）。胃癌、结直肠癌、肝癌和胰腺癌的发病率分别以每年0.18%、0.84%、1.84%和0.92%的速度下降（表6-3）。

2000~2012年泛长三角地区登记点癌症发病率年变化（单位：1/10^{5}人）　表6-3

年份	癌症总体发病率	食管癌	胃癌	结直肠癌	肝癌	胰腺癌	肺癌	乳腺癌（女）	肾及泌尿系统癌
2000年	139.84	13.68	23.82	12.52	19.27	4.15	22.66	16.13	1.60
2005年	145.43	17.83	27.66	12.11	17.17	3.95	22.18	15.21	1.57
2010年	137.18	18.06	23.22	10.22	15.17	3.33	22.86	15.38	1.63
2012年	146.74	18.05	23.32	11.31	15.42	3.71	25.01	17.52	1.70
年增长率	0.40%	2.34%	−0.18%	−0.84%	−1.84%	−0.92%	0.82%	0.69%	0.49%

从癌症发病率的空间特征来看，在许多癌症登记区域（除杭州和扬中）癌症发病率2000~2012年呈上升趋势（图6-6）。扬中市癌症发病率呈显著下降趋势是由于胃癌和食道癌发病率的急剧降低，而2000年扬中市的胃癌和癌症发病率最高，肺癌、肝癌和胰腺癌的发病率最低。2000~2012年，上海、杭州和连云港等大城市的乳腺癌发病率高于小城市，这同Chen等（2016）的研究结果一致。2012年，上海和连云港的肾癌和泌尿癌发病率最高，嘉善县结直肠癌发病率最高。

二、样本地区社会经济、环境、土地利用与癌症发病率的时空变化特征

自2000年以来，泛长三角地区具有时间连续性的肿瘤登记点累计为9个，包括上海市，浙江省的杭州市、嘉兴市、嘉善县、海宁市和江苏省的扬中市、启东市、海门市和淮安市楚州区。本节对这9个市县从1990~2005年间的社会经济、环境与土地利用数据，及2000年至2012年的癌症发病率变化情况进行分析总结，肿瘤发病率数据均为采用我国1982年人口构成的标化率，单位为人/10万人。

1. 经济和产业演进特征

（1）人均GDP发展情况

改革开放之前，9个市、县、区的经济发展状况接近，发展速度都较为缓慢。上海市和杭州市人均GDP处于领先状态，1990年上海市人均GDP为5199元，杭州市区人均GDP为6072元，浙江省其他3个市、县、区维持在3000元以内，江苏省除扬中市人均GDP在3013元，其他3个市、区的人均GDP均位于1500元以下。

改革开放以来，凭借着良好的区位和国家的优惠政策，长三角步入快速工业化阶段，发展成效显著，到2005年各地的人均GDP已经发生巨大的变化，上海市的人均GDP达到49649元，浙江省杭州市区、嘉兴市区、嘉善县、海宁市的人均GDP分别为57746元、29080元、26444元、29997元，江苏省扬中市、启东市、海门市、淮安市楚州区的人均GDP分别为34678元、20194元、22644元、10683元，较1990年分别有不同程度的提高（图6-7）。

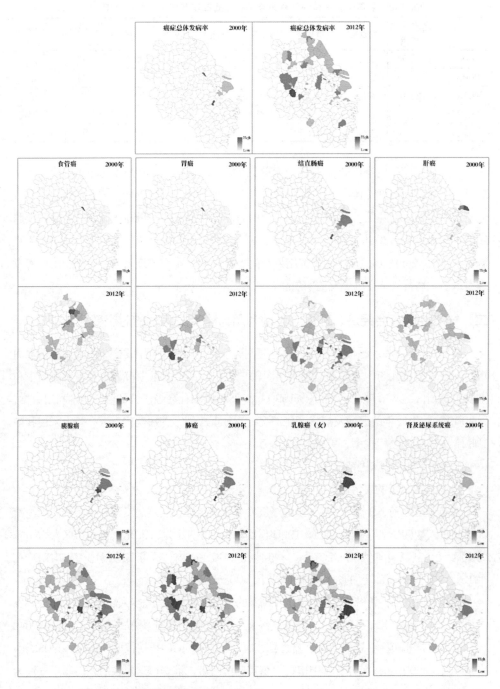

图6-6　2000～2012年泛长三角地区癌症发病率的时空变化

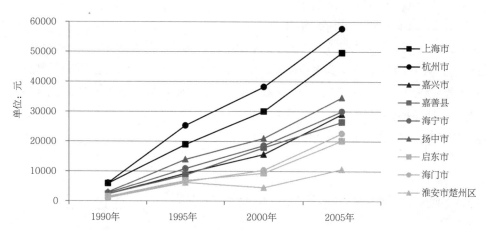

图6-7　1990～2005年间泛长三角样本地区人均GDP增长情况
（资料来源：历年江浙沪统计年鉴）

（2）第二产业结构变化情况

1990～2005年间，上海二产比重由0.64降低至0.49，而江浙两省城市的第二产业结构略有上升趋势，演变较为一致，至2005年底，浙江省杭州市区、嘉兴市区、嘉善县、海宁市的第二产业比重为0.49、0.53、0.56、0.61；江苏省扬中市、启东市、海门市、淮安市楚州区的第二产业比重为0.62、0.51、0.58和0.43。这也说明上海的产业结构处于转型过程中，第三产业逐步占据主导地位，而江浙两省部分地区的产业还维持在第二产业增速发展的状态，如图6-8所示。

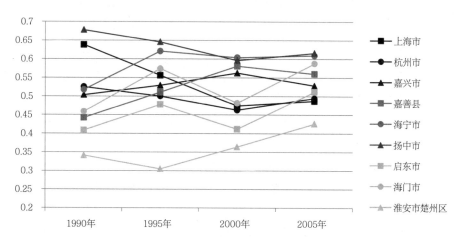

图6-8　1990～2005年间泛长三角样本地区第二产业占比变化情况
（资料来源：历年江浙沪统计年鉴）

2. 人口和社会特征

（1）人口密度与城镇化率增长情况

人口密度方面江浙沪的9个市、县、区在1990~2005年间基本维持平稳，略有波动（图6-9），其中上海市区的人口密度一直在维持在45000人/km²以上，杭州市紧随其后，1990年至2000年维持在10000人/km²，嘉兴市的人口密度维持在3200~3500人/km²的范围内，其他的6个市县的人口密度都在1000人/km²以下的范围内小幅度波动，其他市县的人口密度维持在5000人/km²上下。

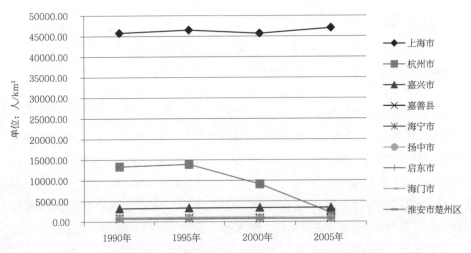

图6-9 1990~2005年间泛长三角样本地区人口密度变化情况
（资料来源：历年江浙沪统计年鉴）

城镇化水平（户籍非农业人口/户籍总人口）方面，2000年以后江浙沪城镇化水平均高于全国平均水平。其中，上海市的城市化水平始终处于整个区域的最高水平，从1990年的67.4%增长到2005年的84%，浙江省和江苏省的8个市、县、区城镇化率水平也基本呈上升趋势，只有海门市有所下降，从1990年的城镇化率22.5%减少至2005年的17.4%，如图6-10所示。

（2）职工平均工资与农村居民纯收入增长情况

20世纪以来，长三角样本地区城市居民人均收入呈持续增长状态，如图6-11所示。1990年上海市平均工资为2917元，而到2005年，上海市职工平均工资已经达到26823元，浙江省的四个市、县，杭州市职工平均工资最高，2005年达到30580元，其他市、县和江苏省的市、县、区职工平均工资都在稳步上升，均超过1万元整。这也说明居民的生活

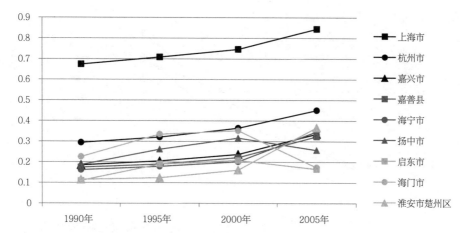

图6-10　1990~2005年间泛长三角样本地区城镇化水平变化情况
（资料来源：历年江浙沪统计年鉴）

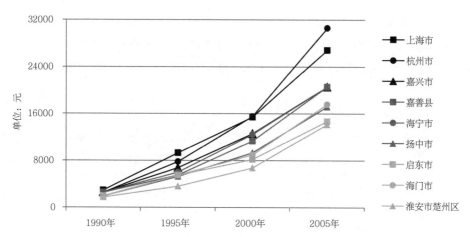

图6-11　1990~2005年间泛长三角全部职工平均工资变化情况
（资料来源：历年江浙沪统计年鉴）

水平有所改善，特别是在2000~2005年间，平均工资增率比其他年份明显。

在农村居民纯收入方面，9个市、县、区在1990~2005年间呈现稳步上升的趋势，2005年上海市的农村居民人均收入已经达到9234元，其他各市、县、区大部分均在6000~8000元间浮动，如图6-12所示。

（3）每千人拥有卫生技术人员情况

每千人拥有的卫生技术人员可以反映一个城市的医疗服务水平。1990年到2005年间，9个市、县、区的千人拥有卫生技术人员呈小幅度波动水平，其中上海市、启东市、淮安市

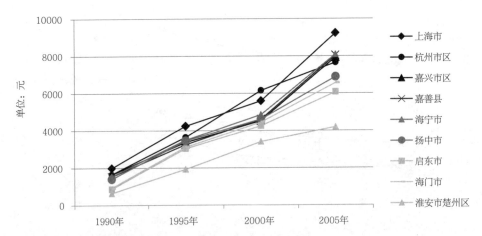

图6-12 1990～2005年间泛长三角样本地区农村居民纯收入变化情况
（资料来源：历年江浙沪统计年鉴）

楚州区呈下降趋势，这可能与这几个地区的城市人口增长幅度较大有关，杭州市、嘉兴市、扬中市、海门市、嘉善县、海宁市呈上升趋势。上海市每千人拥有的卫生技术人员达到7人以上，其他8个市、县、区每千人拥有的卫生技术人员数在1至5人间波动，如图6-13所示。

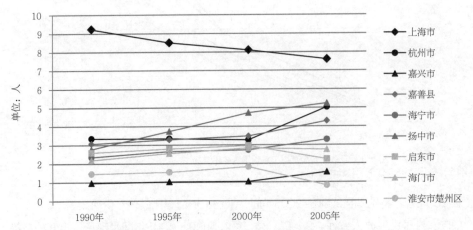

图6-13 1990～2005年间泛长三角样本地区每千人拥有卫生技术人员变化情况
（资料来源：历年江浙沪统计年鉴）

3. 环境指标变化特征

长三角样本地区在环境方面的特征主要集中在废水和废气的排放总量上，泛长三角的这九个市、县、区的废气排放总量从1990～2005年大部分均呈上升趋势，而废水排放总量则在1995年以来呈下降趋势（图6-14～图6-16）。

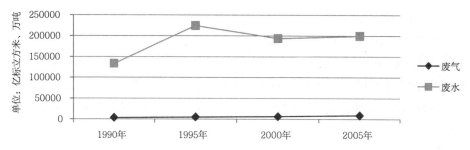

图6-14　1990～2005年间上海市废气、废水排放量变化情况
（资料来源：历年江浙沪统计年鉴、环境统计年鉴）

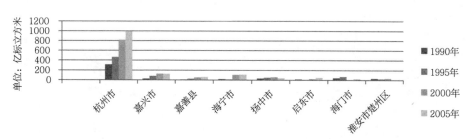

图6-15　1990～2005年间浙江省、江苏省部分市、县、区废气排放量变化情况
（资料来源：同图6-14）

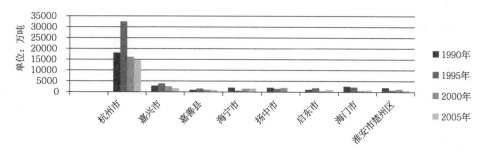

图6-16　1990～2005年间浙江省、江苏省部分市、县、区废水排放量变化情况
（资料来源：同图6-14）

　　上海市的废水废气排放总量相对于其他8个市、县、区来说，总量偏多，增速最快。1990年至2005年上海市的废气排放量从3354亿标立方米增加到9103亿标立方米，其次是杭州市，废气排放量从1990年的314.56亿标立方米增加到2005年的991.32亿标立方米，其他市、县、区的废气都在150亿标立方米范围以内。废水排放量方面，也属上海市与杭州市的总量居多，上海市废水排放量超过10亿吨，杭州市超过1亿吨，其他市、县、区均在200万吨以下的范围内。

4. 土地利用的变化特征

（1）土地利用数量变化的时空特征

从1990～2005年间建设用地总量扩张的数量来看（图6-17），总体上9个市、县、区的建设用地都在稳步增长，杭州市区由于在2001年新设两个市辖区——萧山区和余杭区，因此市区面积增长迅速。截止到2005年，淮安市楚州区的建设用地数量增量最小，仅5.41km²。

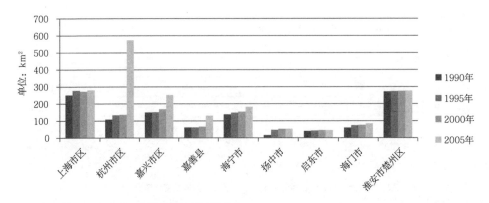

图6-17　1990～2005年长三角样本地区建设用地总量

从1990～2005年间耕地总量的变化来看（图6-18），总体上9个市、县、区的耕地面积都在降低。只有杭州市区有所增长，这是因为2001年杭州新设两个市辖区的行政区划调整带来的。浙江省的嘉兴市区、嘉善县和海宁市的耕地降低情况比江苏省的四个县市总体幅度都大。

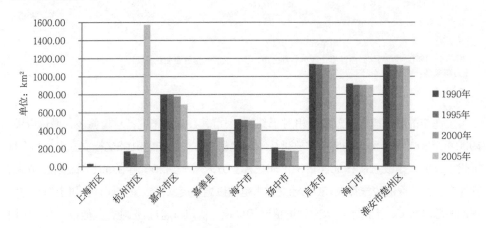

图6-18　1990～2005年长三角样本地区耕地总量

从1990～2005年间林地总量的变化来看（图6-19），9个市、县、区的林地面积变化不一，其中嘉善县、扬中市和启东市无林地面积，而嘉兴市区和淮安市楚州区的林地面积有所增加，海宁市和海门市的林地面积有所下降，杭州市同样因为行政区划的问题，林地面积有所增加。但从总量上看，所有市县的变化幅度都很小。

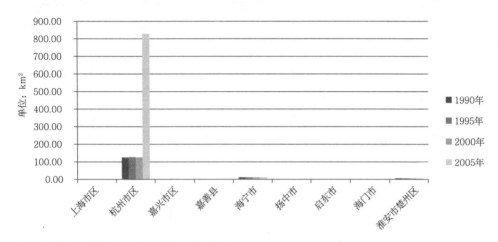

图6-19　1990～2005年长三角样本地区林地总量

从1990～2005年间草地和水域总量的变化来看（图6-20），总体上9个市、县、区的变化各不相同，但总量变化不大。其中上海市区、扬中市和海门市呈下降趋势，嘉兴市区、嘉善县、海宁市、启东市和淮安市楚州区呈增加趋势，杭州市同样因为行政区划调整的原因，草地和水域面积有所增加。

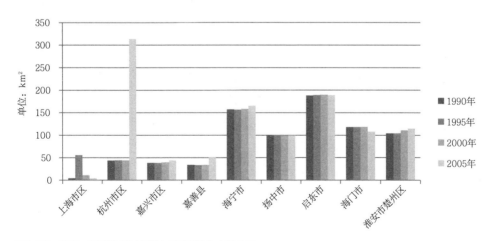

图6-20　1990～2005年长三角样本地区草地和水域总量

（2）土地利用结构变化的时空特征

长三角样本地区9个市、县、区的各种土地利用类型占总用地面积的比例如图
6-21～图6-24所示。其中建设用地（建设用地包括城镇用地、农村居民点用地和其他
建设用地）数量从1990年至2005年均呈上升趋势，建设用地占比也呈小幅度持续上升趋
势；而在耕地部分，大部分市、县、区的耕地所占比例在15年间呈逐年下降的趋势，只
有杭州市的耕地比例在2005年有所上升，同样是因为行政区划调整而出现的现象。所有
市、县、区的林地占总面积的比例在1990～2005年间基本维持不变，变化幅度不超过百
分之二。草地面积占比方面，大部分呈现下降的趋势，如海宁市、扬中市、海门市、启
东市、淮安市楚州区，但变化幅度不超过千分之七。水域面积占比基本维持不变，其中
嘉善县、海宁市呈现上升状态，其他市、县、区2005年的水域面积占总面积比例同1990
年相比没有发生变化。

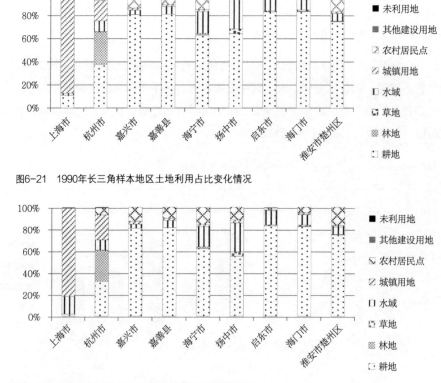

图6-21 1990年长三角样本地区土地利用占比变化情况

图6-22 1995年长三角样本地区土地利用占比变化情况

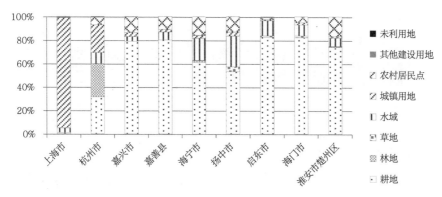

图6-23　2000年长三角样本地区土地利用占比变化情况

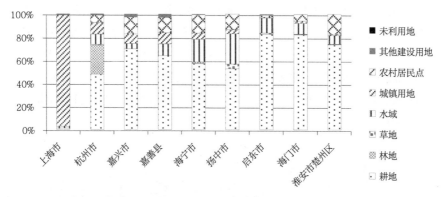

图6-24　2005年长三角样本地区土地利用占比变化情况

从建设用地的比例结构上看，15年间上海的建设用地占总用地面积比重从1990年的87.2%增长至2005年的97.3%；杭州的建设用地占总用地面积比重从1990年的24.1%增长到2000年的30.4%，其他市、县、区的建设用地占比在2005年超过20%的有嘉兴市区25.6%、嘉善县25.8%、海宁市21.8%，部分已经远远超过东京（21.4%）、巴黎（22.7%）、香港（23.4%）和伦敦（23.7%）等世界大都市的建设用地占都市区的比重（石忆邵等，2008）。可见，大部分市县的建设用地扩张压力十分严峻，尤其是上海。

5. 癌症发病率的变化

（1）癌症总体发病率

研究区域的9个市、县、区的癌症总体发病率总体呈上升趋势，如图6-25所示。其中，江苏省扬中市的癌症总体发病率在2000年、2005年相对于其他几个市（县）来说呈现出最高的发病率，2000年为218/10万人，2005年上升至236/10万人，随后在2010年和2012年有所下降。上海市、嘉兴市、嘉善县、启东市、海门市的肿瘤总体发病率在2000年至2012

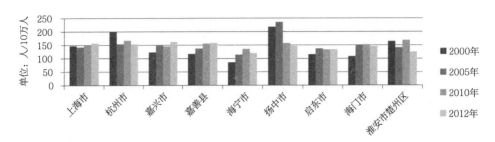

图6-25　癌症总体发病率变化情况

年都有所增加，而杭州市、扬中市和淮安市楚州区的肿瘤总体发病率呈现下降趋势。

（2）气管、支气管、肺肿瘤发病率

肺癌是最典型的环境癌症。肺癌的发病率在肿瘤发病率中属于最高的，其受很多因素的影响，如遗传因素、生活方式和环境因素等。研究区域的9个市、县、区的气管、支气管、肺部肿瘤发病率，在上海市、杭州市、嘉兴市、嘉善县和扬中市总体呈下降趋势，在启东市、海门市、淮安市楚州区呈上升趋势。近12年来，2000年杭州市的气管、支气管、肺肿瘤发病率最高，为36/10万人，扬中市的发病率在2000年至2012年都属于最低，2012年仅为9.8/10万人，如图6-26所示。

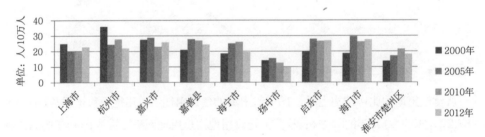

图6-26　气管、支气管、肺肿瘤发病率变化情况

（3）胃部肿瘤发病率

胃部肿瘤被证明是与地域环境紧密相关的一种癌症，胃癌的发病受很多因素的影响，居民的饮食习惯和环境对其有很大的影响。水环境的污染和农业中化肥农药的使用，会通过食物链对居民的消化系统产生影响，从而引发消化系统癌症的发生。研究区域的9个市县的胃部肿瘤发病率，基本呈逐年下降趋势。在2000年至2012年间，扬中市的发病率始终最高，2005年为87.3/10万人；淮安市楚州区的发病率次高，2000年为37.1/10万人。其他7个市、县的胃部肿瘤发病率基本维持在20/10万人以下，波动较小，如图6-27所示。

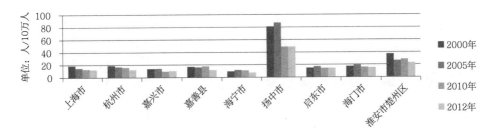

图6-27　胃部肿瘤发病率变化情况

（4）结直肠肛门肿瘤发病率

影响结直肠肛门肿瘤的发病率也有很多因素，除了关于肥胖和体力活动缺乏引起的发病之外，环境和遗传因素也占很大一部分比例，而随着老龄化的增加，结直肠癌的发病率也有所上升。研究区域的9个市、县、区的结直肠肛门肿瘤发病率，在2000年至2012年间大部分呈上升趋势，只有杭州市区有所下降，这可能与当今社会普遍缺乏体力活动的生活方式相关。其中，上海市、杭州市、嘉兴市、嘉善县的结直肠肛门肿瘤发病率偏高，都在15/10万人以上浮动，江苏省的四个县市发病率相对较低，淮安市楚州区在5/10万人上下浮动，如图6-28所示。

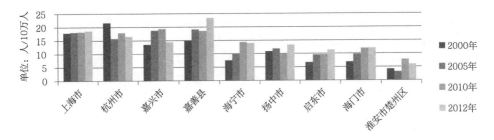

图6-28　结直肠肛门肿瘤发病率变化情况

（5）肝脏肿瘤发病率

肝脏肿瘤的发病率在癌症中也占据了较高的比例，其空间分布具有显著的特征。而在我国肝癌高发地区，通常饮用水水质较差，农药和杀虫剂污染的水源极易导致肝癌的发病。研究区域的9个市（县）的肝脏肿瘤发病率在2000~2012年间大部分呈下降趋势，在江苏省的启东市、海门市和淮安市楚州区发病率较高。其中2000年启东市的肝脏肿瘤发病率达到41/10万人，启东市的有机氯农药污染普遍，水质污染可能是导致启东市肝癌高发的重要因素之一。上海市和浙江省的肝脏肿瘤发病率都在20/10万人以下波动，发病率逐年下降，也可能是进行水污染治理取得的成果，如图6-29所示。

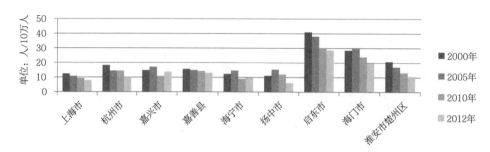

图6-29　肝脏肿瘤发病率变化情况

（6）食管肿瘤发病率

食管癌是人类常见的一种恶性消化道肿瘤。同胃部肿瘤发病率类似，环境因素中水环境和土壤环境造成的食物链污染间接影响了消化系统癌症的发病率。研究区域的9个市（县）的食管肿瘤发病率，在2000～2012年间大部分市（县）呈下降趋势。而在江苏省的扬中市和淮安市楚州区发病率呈现高态势，同胃癌的发病率分布类同，在2000年和2005年的食管肿瘤发病率都超过60/10万人，其他7个市、县的发病率都在10/10万人以下波动，如图6-30所示。

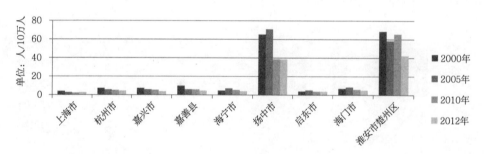

图6-30　食管肿瘤发病率变化情况

（7）女性乳腺肿瘤发病率

女性乳腺肿瘤是近年来增长最快的肿瘤之一。在实际环境中，农药在土壤、水体和人类食物中的残留，通过居民饮用水和食物链对身体产生影响，这都是乳腺癌的引发因素。研究区域的9个市、县、区的女性乳腺肿瘤发病率，与结直肠肛门肿瘤发病率同样在2000年至2012年间，绝大部分市（县）都呈逐年上升趋势。其中上海市的女性乳腺肿瘤发病率最高，在2012年达到34.6/10万人，浙江省的嘉兴市、嘉善县和海宁市在这12年间增长速率较快，而江苏省的扬中市乳腺肿瘤发病率却有所下降，如图6-31所示。

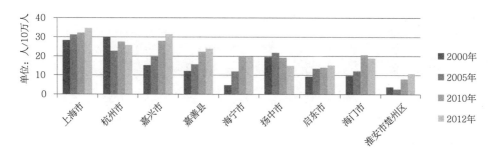

图6-31　女性乳腺肿瘤发病率变化情况

（8）胰腺肿瘤发病率

胰腺癌是一种严重危害人类健康的消化道癌症，近年来发病率不断升高。居民的生活方式、遗传和环境会对其发病产生影响。研究区域的9个市（县）的胰腺肿瘤发病率，在2000～2012年间发病率趋势各有不同，其中在杭州市、扬中市呈现下降趋势，其他市、县、区维持平稳或有所上升，在12年间都在8/10万人的发病率以下波动，如图6-32所示。

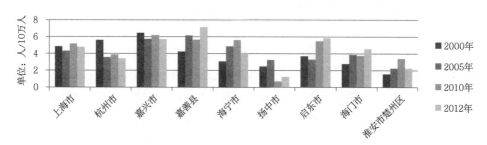

图6-32　胰腺肿瘤发病率变化情况

（9）膀胱肿瘤发病率

膀胱肿瘤与肺部肿瘤相类似，暴露于空气污染，会增加膀胱癌的患病风险。研究区域的9个市、县、区的膀胱肿瘤发病率，在2000～2012年间发病率趋势各有不同，其中在上海市始终维持在3/10万人的发病率左右，在杭州市呈下降趋势，2000年杭州市的膀胱肿瘤发病率达到6.4/10万人。而在嘉善县、扬中市、启东市和海门市呈现增高趋势，都在4/10万人的发病率以内浮动，如图6-33所示。

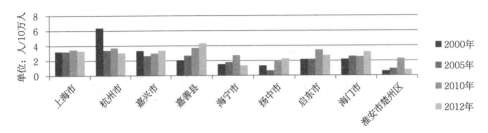

图6-33　膀胱肿瘤发病率变化情况

三、SEM 模型结果

表6-4、表6-5和图6-34展示了SEM模型的结果以及土地利用对癌症发病率影响的路径和中介变量。表6-6为模型拟合度检验的结果，拟合度结果较好。主要发现如下：城市化率、人均GDP和城市建设用地景观形状指数（LSI）对废水和废气排放量有显著正向影响，进而影响四种类型癌症：大肠癌、胰腺癌、乳腺癌以及肾和泌尿系癌症。在社会经济指标中，城市化率和人均GDP是显著的，在土地利用指标中，只有LSI对癌症发病率有显著影响。土地利用对癌症总体发病率和其他四种癌症——食管癌、胃癌、肝癌和肺癌无显著影响。

在M1（废气排放总量）模型中得出，城市化率和人均GDP对废气排放总量产生显著正向影响，城镇化率和人均GDP越高，废气排放总量越高；废气排放量对结直肠癌也有正向影响，废气排放量的增加会导致结直肠癌发病率的增长。可以看出，城市化率和人均GDP是通过中介变量（废气排放总量）影响结直肠癌发病率的。同时，LSI也是通过正向影响废气排放总量而作用于结直肠癌发病率。同时，废气排放总量也是城镇化率、人均GDP和LSI影响胰腺癌、乳腺癌和肾及泌尿系统癌发病率的中介变量。同样在模型M2（废水排放总量）中，结果类似，废水排放总量是城镇化率和LSI与结直肠癌、胰腺癌、乳腺癌和肾及泌尿系统癌发病率之间关联的中介变量。

城市化率对废气、废水排放总量有显著的正向影响，这意味着随着城镇化率的增高，废水废气的排放总量会增加。关于环境与健康之间的关系，研究发现十年前的废水和废气排放总量对结直肠癌、胰腺癌、乳腺癌、肾及泌尿系统癌的发病率有显著影响。换言之，这四种癌症的发病率也随着废水和废气量的增加而增加。同时，研究发现城市建设用地的LSI显著影响废水和废气排放总量，同样也会导致这四种癌症的增长。

	Estimate 非标准化回归 系数	Estimate （Standardized） 标准化回归系数	S.E. 估计参数的标准 误差	C.R. 临界比值	P 显著性
M1<--- X1	2238.482	.479	565.481	3.959	***
M1<--- X2	.024	.252	.010	2.460	.014
M1<--- X3	−2911.987	−.314	1919.629	−.589	.585
M1<--- X4	529.951	.090	601.102	.882	.378
M1<--- X5	30.165	.004	929.739	.032	.974
M1<--- X6	153.954	.337	38.645	3.984	***
M1<--- X7	−435.915	−.102	471.374	−0.925	.355
Y1<--- M1	.002	.070	.002	.765	.444
Y2<--- M1	−.003	−.249	.001	−2.818	.005
Y3<--- M1	−.002	−.139	.001	−1.543	.123
Y4<--- M1	.001	.355	.000	4.159	***
Y5<--- M1	−.001	−.203	.001	−2.271	.023
Y6<--- M1	.000	.183	.000	2.035	.042
Y7<--- M1	.000	−.017	.000	−.181	.856
Y8<--- M1	.003	.493	.000	6.204	***
Y9<--- M1	.001	.526	.000	6.782	***
M2<--- X1	63523.574	.454	17147.968	3.704	***
M2<--- X2	.466	.167	.290	1.604	.109
M2<--- X3	−76470.847	−.276	61869.617	−1.235	.206
M2<--- X4	25606.727	.146	18228.186	1.405	.160
M2<--- X5	13613.823	.057	28193.958	.483	.629
M2<--- X6	5130.029	.375	1171.903	4.378	***
M2<--- X7	−16672.713	−.131	14294.215	−1.166	.243
Y1<--- M2	.000	.063	.000	.697	0.486
Y2<--- M2	.000	−.246	.000	−2.776	.006
Y3<--- M2	.000	−.121	.000	−1.339	.181
Y4<--- M2	.000	.372	.000	4.383	***
Y5<--- M2	.000	−.197	.000	−2.206	.027
Y6<--- M2	.000	.190	.000	2.120	.034
Y7<--- M2	.000	−.060	.000	−.653	.514
Y8<--- M2	.000	.481	.00	6.010	***
Y9<--- M2	.000	.509	.000	6.484	***

SEM 方程结果　　　　　　　　　　　　表 6-4

注：X1 = 城市化率(％)，X2 = 人均 GDP，X3 = 工业总产值占 GDP 总量的百分比，X4 = 开放空间面积比例，X5 = 建设用地比例，X6 = LSI，X7 = SHDI；Y1 = 癌症总体发病率，Y2 = 食管癌发病率，Y3 = 胃癌发病率，Y4 = 结直肠癌发病率，Y5 = 肝癌发病率，Y6 = 胰腺癌发病率，Y7 = 肺癌发病率，Y8 = 乳腺癌（女性）发病率，Y9 = 肾及泌尿系统癌发病率；M1 = 废气总排放量，M2 = 废水排放总量；<--- 指影响路径；*** 为 P 低于 0.001 的显著水平。

城市化率、人均 GDP、土地利用影响公共健康的通径和中介变量　　　表 6-5

Y 因变量	M 中介变量	因果通径
结直肠癌发病率（Y4）	M1 废气排放总量	城镇化率→废气排放总量→ Y； 人均 GDP →废气排放总量→ Y； LSI（城镇建设用地）→废气排放总量→ Y
	M2 废水排放总量	城镇化率→废水排放总量→ Y； LSI（城镇建设用地）→废水排放总量→ Y
胰腺癌发病率（Y6）	M1 废气排放总量	城镇化率→废气排放总量→ Y； 人均 GDP →废气排放总量→ Y； LSI（城镇建设用地）→废气排放总量→ Y
	M2 废水排放总量	城镇化率→废水排放总量→ Y； LSI（城镇建设用地）→废水排放总量→ Y
乳腺癌发病率 （Y8）	M1 废气排放总量	城镇化率→废气排放总量→ Y； 人均 GDP →废气排放总量→ Y； LSI（城镇建设用地）→废气排放总量→ Y
	M2 废水排放总量	城镇化率→废水排放总量→ Y； LSI（城镇建设用地）→废水排放总量→ Y
肾及泌尿系统癌发病率（Y9）	M1 废气排放总量	城镇化率→废气排放总量→ Y； 人均 GDP →废气排放总量→ Y； LSI（城镇建设用地）→废气排放总量→ Y
	M2 废水排放总量	城镇化率→废水排放总量→ Y； LSI（城镇建设用地）→废水排放总量→ Y

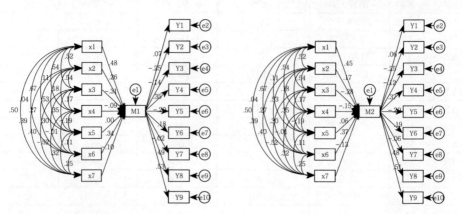

图6-34　SEM方程结果图示

模型拟合度分析　　　表 6-6

指标	CMIN/DF	GFI	CFI	IFI	NFI	RMR	RMSEA	TLI
数值	3.961	0.912	0.907	0.917	0.906	0.055	0.065	0.914
标准	<5	>0.9	>0.9	>0.9	>0.9	<0.08	<0.08	>0.9

第五节　结论与讨论

一、城镇化率对居民癌症发病率的影响

上节研究发现，在泛长三角地区，快速的城市化进程导致了废水和废气排放总量的增加，这对公共健康产生了巨大影响。世界卫生组织称，城市化是农村人口向城市迁移的过程。快速的城镇化引起了生活水平、生活方式、社会行为和环境景观的巨大变化，这些压力可能导致更高的癌症发病率。这与Fan、Strasser-Weippl、Li等（2014）的研究一致，某些城市，城市化会导致不健康的生活方式和行为，包括吸烟、饮酒、肥胖和缺乏运动，这些都会增加乳腺癌的发病风险。

此外，城市化的发展会带来大量机动车的增加，导致大量的污染物排放，造成环境污染，给公共健康带来更多负面的影响。快速的城市化引发的环境污染成为中国日益严重的问题，特别是我国以煤燃烧为主的能源消费结构排放的二氧化硫、烟尘等污染物造成了严重的大气污染，增加了废气的排放量，导致癌症发病率的增加。除了空气污染物外，废水中有很多致癌的化学元素（如砷、铬、镍等），会对水环境造成污染，后又会通过食物链和饮用水对人体产生危害，诱发癌症的发生。此外，重金属污染对消化系统和泌尿系统造成的损害非常严重，砷元素被国际癌症研究机构（International Agency of Research on Cancer，IARC）归类为有害于人体健康的一级致癌剂，通过水体污染威胁人体健康，长期接触砷及其化合物，尤其是三氧化物（Arsenic trioxide，As_2O_3），可能会促进结直肠癌的发生（Zhao，2014）。

本章的研究成果在很大程度上与上述发现一致。本章研究表明，快速的城市化进程导致了废水和废气排放总量的增加，从而对泛长三角地区居民的公共健康产生了巨大的影响。十年前的城市化率与结直肠癌、胰腺癌、乳腺癌、肾及泌尿系统癌的发病率呈正相关。这与Botteri、Iodice、Bagnardi等（2008）和Robert、Strombom、Trenthamdietz等（2004）的研究结果一致，城镇化率的增加会引起癌症发病率的上升。同样，Ionescu等（2006）和Snedeker（2001）的研究也发现，重金属污染（镉、铬、铅、砷和汞）与乳腺癌的发病率密切相关。此外，工业废气、能源焚烧、汽车尾气导致的大气污染中的空气污染物如PM2.5、二氧化氮（NO_2）和臭氧（O_3），与乳腺癌发病率、肾脏和结直肠癌的死亡率之间存在关联（Qin等，2014；Huo，2015；Turner，2017）。

二、土地利用方式对癌症发病率的影响

研究发现，复杂而分散的土地使用格局会导致某些类型癌症的发病率较高，城镇建设用地土地利用格局越复杂、越分散，居民通勤距离越长，能源消耗和交通污染越严重，对公众健康产生的负面影响越严重。而更分散的城市形态也可能会导致更分散的人居形态，从而造成水环境恶化。紧凑的土地利用模式可以减少通勤距离和交通污染总量（Lu & Liu，2016），增加骑自行车和步行等非机动交通方式（Rodríguez等，2016）。因此，通过限制破碎的城市土地使用模式来减少机动车的使用，这种土地使用策略将有效遏制污染和改善公共健康。此外，绿色空间是环境污染的保护因素，并可以促进体力活动，较高的土地使用混合度意味着居民拥有更高的服务、设施可达性，可以增强居民的社会互动（Hajna等，2014）。

与许多其他研究（Alcock，White，Lovell等，2015；Factor，Awerbuch & Levins，2013；Li，2008；Picavet，Milder，Kruize等，2016；Su等，2016；Su，Zhang，Pi，Wan & Weng，2016）中发现绿色空间和土地利用的混合可以促进公共健康不同，本章研究中，开放空间、土地利用混合与癌症发病率之间的关系并不显著。这可能是因为研究的尺度和土地利用信息的详细程度不同，我们的研究尺度是区域范围的，土地利用信息是基于Landsat TM图像，只有6个大类的土地利用类型，没有更详细的土地利用信息。例如，Landsat TM图像无法将住宅用地与公共设施的用地区分开，也无法识别城市内公园或广场的边界。我们无法获取足够详细的土地利用信息，在城市层面的研究如果能够获得更详细和准确的土地利用信息，将有助于进一步探索土地利用与癌症发病率之间的关系。

本章研究在区域尺度上获得了一些对土地利用形态与癌症发病率之间关系的新认知。我们发现十年前复杂且分散的土地利用形态可能会增加某些类型癌症的发病率，这是由较长的通勤距离引起的能源消耗和交通污染造成的。此外，分散的城市形态下人类聚居点的分散可能会导致水环境的恶化。这与Sun、Huang、Hong等（2011）和Bao、Li、Wang等（2014）的研究一致，较高的城市建设用地LSI可能会导致水质的恶化。目前的研究表明，土地利用与公共健康密切相关。然而，土地利用形态对公共健康的影响却有所忽略。尽管土地利用对公共健康的影响机制更为复杂，学者达成的共识也较少，但我们的研究证实，十年前分散的土地利用形态对公共健康会产生负面影响。

三、土地使用规划和降低健康风险的政策

自19世纪中期以来，土地利用规划和公共健康就有着深厚的渊源。例如，1854年英国伦敦发生霍乱疫情，地理分析就被用作识别作为疾病根源的公共水系统的工具（Kochtitzky, Frumkin & Rodriguez, 2006）。土地利用规划和政策可以在不同的空间尺度上通过改善环境品质来促进公共健康。在全球/区域尺度上，划定城市增长边界、增加绿地比例等土地利用政策有利于公共健康。例如，通过在城市建成区周围设置控制边界和绿化带，来限制城市蔓延；或者通过建立生态保护区，来限制土地所有者的开发。在城市/社区尺度上，通过增加娱乐设施、绿色空间的可达性，规划适当的通勤距离和土地利用组合，有助于减少居民环境污染的暴露，并可以作为减少健康风险的规划原则。

土地使用形态与健康有显著关系，这对制定土地利用规划健康效益的政策框架具有重要的影响，如通过避免城市土地使用的碎片化，在土地利用规划过程中，规划人员应该尽量保证建设用地的形态规整，规划一个紧凑的城市，减少通勤距离和交通污染，从而对公共健康起到积极的促进作用。同时应创造更高品质的开放空间供居民进行户外活动，英国卫生部和美国公共卫生协会都发布了关于自然、健康和幸福的政策声明（Alcock等，2015），强调增加城市绿色空间的可达性，加强通过优化公园绿地等开放空间内的基础设施设计，如道路无障碍的设计，登山路径、趣味性路径的设计，鼓励居民使用户外休闲资源。

解开城市化与健康之间的因果关系是复杂的，需要采用多学科的方法（Gong等，2012）。随着城市化和工业化进程的加快，中国面临着前所未有的复杂局面，如环境污染、食品安全和公共健康问题（Li, Li, Liu & Miao, 2016）。当今的城市发展模式总是以最大限度提高经济效益为目的，因牺牲当代人的健康和环境而为人们所诟病。本章的研究表明，十年前的城市化率、土地使用形态和人均GDP会通过中介变量环境指标对某些癌症发病率产生影响。本章提出了区域尺度上土地利用和公共健康关系的初步框架，并在以下方面取得了新成果：①建立了区域尺度上土地利用和癌症发病率的初步框架。通过追踪癌症发病率的纵向变化，并通过环境变量的中介效应确定土地利用对癌症发病率影响的途径；②与以往的研究不同，我们发现分散的土地利用模式会导致某些类型癌症发病率的增长，对土地利用形态的控制对公共健康具有重要意义；③本章研究还在全球性问题上提供了区域尺度的政策启示。快速的城镇化和在这个过程中快速的土地利用变化引起的癌症爆发性增长，有助于政策制定者更好地理解社会经济发展、土地利用和人类健康之间的复杂作用，并帮助他们及时制定政策，指导经济结构调整，平衡以公共健

康和可持续发展为宗旨的经济增长和环境之间的关系（Li, Li, Liu & Miao, 2016）。为了创造一个健康和可持续发展的社会，我们应该采取动态的土地利用规划方法，以限制分散的城市土地使用模式，通过适当的工作、服务、设施的混合提供便捷的可达性，保护开放空间，如绿地、农田和生态敏感用地以及水域。

同时，本章研究也存在一定的局限性。不同类型癌症的影响因素不同，例如，肺癌对空气质量的敏感性高于胃癌，而胃癌对水和土壤质量的敏感性更高。然而，医学界对大多数癌症的病因仍不清楚，很难选择特定癌症的影响因子。在我们的研究中，对不同的癌症采用了相同的变量来确定社会经济和环境因素对癌症发病率的影响。此外，时间一致的癌症数据难以获取，在泛长三角地区只有9个登记点同时拥有四年横截面的数据。我们希望未来研究可以通过更细致和准确的土地利用、社会经济和环境信息，来探索区域尺度上土地利用与健康之间的关系。

参考文献

［1］Anselin L. Spatial Econometrics: Methods and Models［M］. Dordrecht: Kluwer Academic, 1988.

［2］Anselin L., Varga A., Acs Z. Geographical Spillovers and University Research: A Spatial Econometric Perspective［J］. Growth and Change, 2000, 31（4）: 501-515.

［3］Chen X., Shao S., Tian Z., Xie Z., Yin P. Impacts of Air Pollution and Its Spatial Spillover Effect on Public Health Based on China's Big Data Sample［J］. Journal of Cleaner Production, 2016.

［4］Changon S. A., R. G. Semonim. Impact of Man upon Local and Regional Weather［J］. Reviews of Geophysics and Space Physics, 1979（17）: 1891-1900.

［5］Crutzen P. J., Andreae M. O. Biomass Burning in the Tropics: Impact on Atmospheric Chemistry and Biogeochemical Cycles［J］. Science, 1991, 250（4988）: 1669-1678.

［6］Ebenstein A. The Consequences of Industrialization: Evidence from Water Pollution and Digestive Cancers in China［J］. The Review of Economics and Statistics, 2012, 94（1）: 186-201.

［7］Factor Roni, Tamara Awerbuch, Richard Levins. Social and Land Use Composition Determinants of Health: Variability in Health Indicators, 2013.

［8］Gornitz V. Climatic Consequences of Anthropogenic Vegetation Changes from 1880-1980［M］//Climate: History, Periodicity and Predictability. New York: Van Nost rand Reinhold, 1987: 47-69.

［9］Jack Griffith Ph. D, Robert C. Duncan Ph. D, Wilson B. Riggan Ph. D, et al. Cancer Mortality in U. S. Counties with Hazardous Waste Sites and Ground Water Pollution［J］. Archives of Environmental Health: An International Journal, 1989, 44（2）: 69-74.

［10］Keller M., Jacob D. J., Wofsy S. C., et al. Effects of Tropical Deforestation on Global and Regional Atmospheric Chemistry［J］. Climatic Change, 1991, 19（1）: 139-158.

［11］Lee L-f, Yu J. Estimation of Spatial Autoregressive Panel Data Models with Fixed Effects［J］. Journal of Econometrics, 2010, 154（2）: 165-185.

［12］Nicholas C.，Welters R. What Drives Long Distance Commuting into Australian Regions ［J］？Journal of Rural Studies，2017（49）：140-150.

［13］Robine J. M.，Cheung S. L.，Le Roy S.，Van Oyen H.，Griffiths C.，Michel J. P.，et al. Death Toll Exceeded 70，000 in Europe during the Summer of 2003 ［J］. C R Biol.，2008，331（2）：171-178.

［14］Stuiver M. Atmospheric Carbon Dioxide and Carbon Reservoir Changes ［J］. Science，1978，199（4326）：253-258.

［15］Turner Ⅱ B. L.，Meyer W. B.，Skole D. L. Global Land Use/Land Cover Change：Towards an Integrated Program of Study ［J］. Ambio，1994，23（1）：91-95.

［16］Turner Ⅱ B. L.，Skole D.，Sanderson S. Land Use and Land Cover Change：Science / Research Plan[R]. IGBP Report，No. 35 and IHDP Report，No. 7. Stockholm and Genev，IGBP，1995.

［17］Tobler W. R. A Computer Movie Simulating Urban Growth in the Detroit Region ［J］. Economic Geography，1970，46（Supp 1）：234-240.

［18］USEPA. National Water Quality Inventory：Report to Congress Executive Summary，Washington，D. C.，1995：497.

［19］Zhang J.，Dhakal，I. B.，Zhao Z.，Li L. Trends in Mortality from Cancers of the Breast，Colon，Prostate，Esophagus，and Stomach in East Asia：Role of Nutrition Transition ［J］. Eur J Cancer Prev. 2012，21（5）：480-489.

［20］Zhou S. L.，Liao F. Q.，Shaohua W. U. Heavy Metals Contents in Soil Profiles of Typical Agricultural Lands in Yixing，Jiangsu Province，China ［J］. Science Bulletin，2008，53（1）：177-187.

［21］摆万奇，柏书琴. 土地利用和覆盖变化在全球变化研究中的地位与作用 ［J］. 地域研究与开发，1999，18（4）：13-16.

［22］陈佑启. 试论城乡交错带土地利用的形成演变机制 ［J］. 中国农业资源与区划，2000，21（5）：22-25.

［23］陈竺. 全国第三次死因回顾抽样调查报告 ［M］. 北京：中国协和医科大学出版社，2008：11-12.

［24］单礼堂，李铁松，王文成等. 中国癌症高发区的土壤环境 ［J］. 河南预防医学杂志，2007，18（2）：151-152.

［25］蔡鹤生，刘存富，周爱国等. 饮用水NO₃污染与食管癌发病率及死亡率相关性探讨——以河南省林州安阳地区为例 ［J］. 地质科技情报，2002，21（1）：91-94.

［26］陈丽琴. 金融结构与经济增长的空间面板计量模型的应用 ［D］. 福州：福建农林大学，2016.

［27］丁正兴，郝志敏. 浅谈土地利用/土地覆被变化研究现状及发展趋势 ［J］. 水土保持应用技术，2008（5）：18-20.

［28］贺秋华. 江苏滨海土地利用/覆盖变化及其生态环境效应研究 ［D］. 南京：南京师范大学，2011.

［29］贺缠生，傅伯杰，陈利顶. 非点源污染的管理及控制 ［J］. 环境科学，1998，19（5）：87-91.

［30］黄成敏，何毓蓉，冯子道. 三峡库区食管癌高死亡率区的土壤环境特征研究 ［J］. 环境与健康杂志，2002，19（1）：32-34.

［31］郭旭东，陈利顶，傅伯杰. 土地利用/土地覆被变化对区域生态环境的影响 ［J］. 环境工程学报，1999（6）：66-75.

［32］郭国强. 空间计量模型的理论和应用研究 ［D］. 华中科技大学，2013.

［33］李秀彬. 全球环境变化研究的核心领域——土地利用/土地覆被变化的国际研究动向 ［J］. 地理学报，1996，51（6）：553-557.

［34］刘洪莲，李艳慧，李态卿等. 太湖地区某地农田土壤及农产品中重金属的分布及风险评价 ［J］. 安全与环

境学报，2006（5）：60-63.

[35] 任英华. EViews应用实验教程［M］. 长沙：湖南大学出版社，2008.

[36] 宋成军，张玉华，刘东生等. 土地利用/覆被变化（LUCC）与土壤重金属积累的关系研究进展［J］. 生态毒理学报，2009，4（5）：617-624.

[37] 沈永洲，余晓琴，徐雪良等. 海宁市大气质量与肺癌发病率关系研究［J］. 中国肿瘤，2006，15（1）：10-13.

[38] 石忆邵，彭志宏，陈华杰等. 国际大都市建设用地变化特征、影响因素及对上海的启示［J］. 城市规划学刊，2008（6）：32-39.

[39] 汤洁，林年丁. 扶绥肝癌高发与饮水有机污染关系的研究［J］. 环境与健康杂志，1995（5）：193-195.

[40] 王志强，陈昱，林育纯等. 胃癌高发现场长乐县饮水类型、改水与胃癌死亡率的研究［J］. 中国公共卫生学报，1997（1）：6-7.

[41] 吴玉鸣. 中国区域能源消费的决定因素及空间溢出效应——基于空间面板数据计量经济模型的实证［J］. 南京农业大学学报（社会科学版），2012，12（4）：124-132.

[42] 徐京萍，张柏，王宗明，郭跃东，宋开山. 九台市不同利用方式下土壤铬含量及其空间分布特征［J］. 水土保持学报，2006，20（3）：36-39.

[43] 于兴修，杨桂山，王瑶. 土地利用/覆被变化的环境效应研究进展与动向［J］. 地理科学，2004，24（5）：627-633.

[44] 杨刚，伍钧，孙百晔等. 雅安市耕地土壤重金属健康风险评价［J］. 农业环境科学学报，2010，29（增刊）：74-79.

[45] 张钰洁. 河南省林县食道癌发病影响因素分析［J］. 医药，2015（25）：122.

第七章
城市层面土地利用与
公共健康的关系研究：
以深圳为例

第一节　研究背景

一、背景

当前，50%以上的全球人口居住在城市地区，这一比例预计到2050年将达到约70%（联合国，2012）。城市地区不仅是正在进行中的城市化和人口密集化的主要区域，而且也是全球环境变化的热点。考虑到空气污染、噪声、极端气候事件、不健康的食物环境和社会经济压力所造成的综合暴露，城市环境提供社会经济基础设施来支持生活质量，城市居民可能面临不利健康结果带来的巨大负担。世界卫生组织估计，全球卫生负担的约24%归因于不断变化的城市环境（Romano，Knechtges，2014）。此外，城市地区普遍存在的非传染性疾病已成为全球最大的健康威胁，占全球死亡人数的63%（Hanson，Gluckman，2015）。规划者和决策者一直希望提出创建更宜居的城市的解决方案，而在研究议程和国际政策中，提升城市的宜居性和确定城市环境如何影响健康的因果关系路径已经成为重大挑战。

土地利用规划、公共健康促进和环境管理全都发端于为了应对居民健康负担（例如环境污染、传染病和城市拥挤）的各种挑战而尝试付出的努力（Barton，2009；Chapman，2011）。然而，这些学科已经体现出差异化，目前分属于不同的学术领域（Harris等，2016；Koohsari等，2013；Wernham，2011）。近期的研究广泛地将土地利用与疾病和死亡原因联系起来，包括哮喘（Son等，2015）、高血压（Langerudi等，2015）、癌症（Lopez-Cima等，2011）、心血管疾病（Chum，O'Campo，2015；RéquiaJúnior等，2015）、损伤（Factor等，2013）、心理疾病（Barton，Pretty，2010）、肥胖症（Brown等，2009）和整体健康问题（Gascon等，2016；Richardson，Mitchell，2010）。学者们在理论上有充分的理由相信和实证两者之间的联系，因为土地利用可以塑造居民的生活方式，并随后影响到他们的健康（Brown等，2009；Heinrich等，2010；Wu等，2016）。在图7-1的概念框架中，笔者总结了公共健康与土地利用的可能通联路径：

- 一些土地利用类型可以作为环境污染的防护因素（例如，林地、森林、草坪和自然水体）和休闲活动的促进因素（例如，机构用地、露天场所和绿色土地），这反过来又与若干非传染性疾病有关，比如心血管疾病、肥胖症、高血压和糖尿病（Durstine等，2013；Mackenbach等，2014；Jones等，2007）。

- 土地混合可以促使居民更好地获取满足日常基本需求的服务和设施，从而能够增强社会互动和独立生活能力（Hajna等，2014；Nelson等，2006；Wu等，2016）。这些活动可能对生活质量、非传染性疾病发展和心理健康产生潜在的心理社会影响（Brennan-Olsen等，2015；Weng等，2016）。

- 良好的道路交通条件（例如，连通性、可步行性和安全性）可以更好地促进通勤和社会交往，同时减少不适感和压力（Badland等，2015；Factor等，2013）。这些心理和行为影响使居住地土地利用成为健康的关联因子（Barton，Pretty，2010）。

此类研究结果向城乡规划发起了一个巨大的挑战：土地规划超出了卫生部门的权限范围，城乡土地规划往往缺乏卫生专业人员的参与。这一挑战促使了使用跨部门方式对"健康融入所有政策（Health in all Policies）"的呼声日益高涨（世界卫生组织和南澳大利亚州政府，2010）。因此，城乡规划部门应当制定与公共健康实践密切相关的目标，并制定有助于促进公共健康的规划。最核心的目标是相关部门借助有助于将健康纳入规划决策的实用工具，来修改城乡土地规划，并制定相应的法律法规。为了实现这些目标，首先需要由证据驱动的、可复制的框架来指导健康促进与土地利用规划的紧密结合。本章旨在通过如下几个方面的研究来推动土地利用规划与健康促进的结合：①多维度分析土地利用特征与公共健康的关联；②制定一套标准化的土地利用指标来评估土地利用与公共健康之间的关联；③识别关键土地利用变量，这些变量与不同的健康因子存在普遍

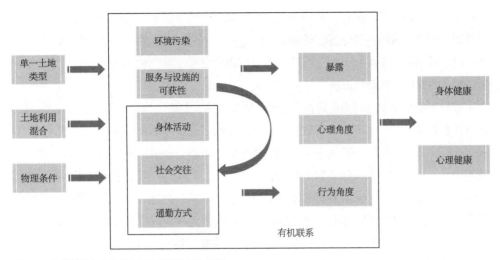

图7-1　土地利用与公共健康有机关联的概念框架

的关联；④分析土地利用影响公共健康的因果关系通径；⑤为制定以健康为准绳的土地利用规划提供参考。

二、文献综述

针对土地利用与公共健康的关系，研究学者初期认为居住地周围的土地利用格局可以代表环境污染的暴露水平（例如，空气污染、噪声、热污染和其他因素）（Durstine等，2013；Mackenbach等，2014；Jones等，2007）。他们开始研究不同城市地区的公共健康因子与各种土地利用类型之间的相关性（Brown等，2009；Chum，O'Campo，2015；Factor等，2013）。相关性分析可以用作了解关联的工具，尽管它们可能不一定意味着因果关系（Langerudi等，2015）。例如，绿色空间（如树林、森林和草坪）被认为对心理和身体的适宜性产生积极的影响（Bowler等，2010；Zhang等，2011）。学者们将绿色空间与心血管和脑血管疾病、怀孕流产、低出生体重、癌症和心理问题的风险降低关联起来（Barton，Pretty，2010；Dadvand等，2012；Richardson，Mitchell，2010；Gascon等，2016；Sugiyama等，2016）。另一方面，工业用地与抑郁症、癌症、低出生体重、死亡率过高有关（Cambra等，2011；Hendryx等，2012；Lopez-Cima等，2011）。另外，卫生设施（例如，诊所和医院）和机构用地（如学校、广场和社区中心）的占地面积越大的地区往往公共健康水平越好（Brown等，2009；Mobley等，2008）。相反，建设用地增加与不良出生结果（例如，低胎龄和低出生体重）（Ebisu等，2016）

和哮喘症状（Son等，2015）风险加大显著关联。有些案例从城市过渡到农村。一项面板数据分析结果表明，良好的心理健康与英格兰农村的自然用地面积正相关（Alcock等，2015）。Almberg等人（2014）报告，不良的出生结果（早产和低出生体重）与种植水稻和棉花的农用土地面积正相关。

部分研究指出土地利用格局在塑造个人通勤行为（例如，步行）和生活方式（例如，健康饮食和健身活动）方面发挥着关键的作用（Christian等，2011；Frank等，2003；Southworth，1997）。一项基于个人的调查显示，道路交通条件（例如，城市形态、道路连接性、可步行性和交通要素）与肥胖、死亡率、心脏病、高血压和哮喘存在显著相关性（Samimi等，2009）。在许多不同的城市均有此类研究报道，它们尤其关注肥胖症领域（Feng等，2010）。尽管如此，这些研究没有提到一个问题：访问或问卷调查需要耗费相当大的劳动力和时间成本，通常只能涵盖本地有限的地理范畴（Xu等，2015）。由于计算复杂性和数据需求的限制，直到最近，土地利用格局与公共健康之间的空间关联才成为热门研究课题。所谓"空间层面"指具有相似的异质性和同质性的特征的空间单位，它因具体研究而异，可以是小区、社区、行政区、邻里或人口普查区。Langerudi等（2015）考察了芝加哥城市土地特征与一套健康指标之间在人口普查区尺度上的关联性。Xu和Wang（2015）分析了美国邻里尺度上建筑环境与肥胖的关联性。研究人员还将土地利用格局与健康水平联系起来。据报道，土地利用混合度较高的社区其不良健康发生率稍低（Christian等，2011；Clarke，Nieuwenhuijsen，2009）。学者们指出，居住区内更高水平的土地利用混合度通常表明社会参与和户外活动的条件更好，居民更容易获得当地设施和服务，从而为心理和生理健康提供裨益（Rosso等，2013）。RéquiaJúnior等人（2015）提出了城市结构类型的概念，将其视为土地利用格局的表征因子，并将这些城市结构类型因子作为心肺疾病发病率的预测因子。

前人的研究加深了对公共健康与土地利用关联性的了解。然而，依然有许多问题需要进一步解决。首先，大多数的先前案例集中在发达国家，对发展中国家土地利用与公共健康的关联情况知之甚少。第二，前人的研究重点放在个人层面上，而空间层面上的关联在很大程度上被忽视。在这方面需要作出更多的努力，因为政策和干预目前以空间单位为最小单位，决策者急需了解疾病的高风险地区。第三，大多数的先前案例重点讨论了单一土地利用类型与健康的关联性，缺少对整体土地利用格局的分析。第四，需要开展更确切的尝试来弄清楚具体的因果关系路径。最后一点也最重要的就是，应该跳出过去不同地方的研究结果复制的框框，针对关键的政策背景下的不同健康指标谋求范围更广泛的证据。

三、研究概述

深圳市位于中国华南地区广东省的南部（图7-2），面积约2000km²，常住人口1000万（深圳统计年鉴，2014）。作为中国第一个经济特区，深圳的城市化进程非常快速，近期经历了传染病流行向慢性疾病流行的流行病学转变。特别是深圳市被认为是研究全球问题的"自然实验室"，因为：①它体现了世界上许多发达地区同样面临的、正在加速中的城市化进程；②它暴露了与发展中国家面临的城市化相关的各种问题。本章试图通过深圳的案例研究，量化邻里土地利用与公共健康在行政区尺度上的关联。具体的目标是：①形成一套土地利用变量以辅助健康促进；②分析土地利用变量与不同健康结果之间的关联性；③识别土地利用与公共健康之间的因果关系路径的中介变量；④为城乡土地利用规划提供参考。为了实现这些目标，我们使用了多种方法，其中总体方法框架如图7-3所示。本章的研究实例有利于识别因区域、指标不同而表现出的细微健康差异，进而催生更具普适性的知识，最终有助于制定促进公共健康的城乡土地利用规划。如前所述，沟通和缩小案例间的异质性对于实现"健康融入所有政策"至关重要。因此，本章案例的研究结果可以为中国及其他国家和地区的发展提供参考。

第二节　材料与方法

一、数据

我们获取了深圳市15个健康指标（哮喘、心脏病、儿童早夭、慢性肝炎、慢性肾炎、慢性肺炎、高血压、体质、肝癌、低出生体重、心理疾病、新发癌症、肥胖症、甲状腺疾病和II型糖尿病）的数据。通过使用式（7-1），计算每个疾病在57个街道（人口普查的基本单位）的发病率（p）。

$$p_i = \frac{n_i}{N} \tag{7-1}$$

其中，p_i是疾病i的发病率；n_i是特定时间段的病例总数（或称为"人次"）；N是地区内的总样本人口。

二、土地利用指标

获取的2010年土地利用数据（图7-2）包括十个类别，即居住用地、商业用地、机构用地（教育和医疗用地）、交通用地、工业用地、绿地（公园和绿地）、公共设施、水域（自然和人造水体）、森林和农业用地。为了全面描述土地利用，本章案例从类别（单个土地利用类型）、景观（土地利用混合度）和交通（街道物理条件）三个维度对每个街道内的土地利用格局进行测算。

先前的研究表明，仅使用面积指标无法有效描述单一类别土地利用特征（Akpinar，2016；Francis等，2012；Nutsford等，2013；Paquet等，2013）。我们采用三个类

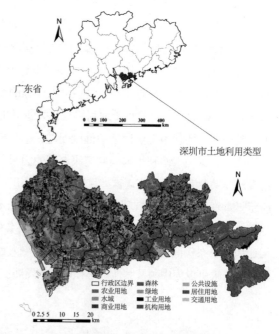

图7-2　深圳市的区位和土地利用（彩色图见240页）

型的空间指标对单一类别土地利用特征进行描述，即丰度、形态和可达性。丰度描述了数量特征，形态表明了质量特征，可达性揭示了空间特征。更具体地说，我们使用三个空间指标来衡量丰度：人均面积（TAPI）、占地比例（TAPD）、建筑均面积（TAPU）。形态由三个空间指标予以描述：平均斑块大小（Mean Patch Size，MPS）、面积加权形状指数（Area-weighted Shape Index，AWSI）、欧几里得最近邻距离（Euclidean Neighborhood Nearest Distance，ENND）。为了测量可达性，我们计算了距离不同土地利用类型0.6km缓冲区内的两个空间指标：服务住宅建筑物总数（TSB）、服务居民总数（TSI）。0.6km阈值主要是通过现场访谈和居民通勤调查得到。另外还有一个空间指标——聚合指数（Aggregated Index，AI）被选择用来测量可达性。

采用熵指数（式（7-2））和辛普森多样性指数（式（7-3））来测量土地利用度。为了有效衡量土地利用混合度，我们采用了四个指标：所有土地利用在内的熵指数（AME）、将居住用地排除在外的熵指数（REME）、所有土地利用在内的辛普森指数（AMS）和将居住用地排除在外的辛普森指数（REMS）。交通条件用两个指标描述：道

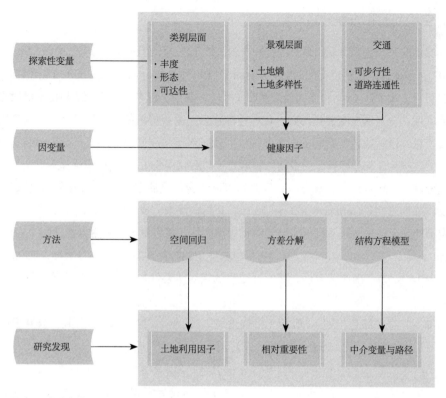

图7-3　方法流程

路连通性和可步行性。道路连通性由交点密度表示，即每平方公里的交点数量。通过参考Front Seat（2013）提出的方法，测量了可步行性。简而言之，首先从POI到附近设施（包括娱乐、零售、教育、娱乐和餐饮），计算欧几里得最近邻距离；然后它们被通过距离衰减函数和设施类型优先级所确定的权重进行线性整合。一个地区内每个小区的平均值用于指示该区的可步行性。

$$M = \frac{\sum_{i=1}^{n} P_i \ln(P_i)}{\ln(n)} \qquad (7\text{-}2)$$

其中，P_i表示土地利用类型i的比例；n表示类型的总数。

$$D = 1 - \sum_{k} (n/N)^2 \qquad (7\text{-}3)$$

其中，D表示辛普森多样性；n表示特定土地利用类型的数量；N表示类型的总数。

三、空间回归和方差分解

深圳的公共健康呈现出显著的空间自相关性（Su等，2016；Wan，Su，2016；Weng等，2016）。因此，笔者利用空间回归（Anselin，1988；LeSage，Pace，2009），包括空间滞后回归（式（7-4））和空间误差回归（式（7-5）），以考察邻里土地利用与健康之间的关联性。在对所有变量进行归一化和标准化后，采用传统的方差膨胀因子来确定输入的自变量，以解决自变量间的多重共线性问题。对于每个回归，采用具有鲁棒性的拉格朗日乘数检验，来选择特定的空间依赖形式（滞后或误差），并使用最近邻距离法来构建空间矩阵。选择最近邻距离方法，因为它可以包含足够的空间信息（Su等，2013）。所有操作都通过使用GeoDa 0.9.5-i（Beta）分析软件来完成（Anselin等，2006）。为了确定土地利用因子对于不同健康结果的相对重要性，笔者进一步利用方差分解（VD）法（Anderson，Gribble，1998），来计算相应自变量的解释方差（Heikkinen等，2005；Su等，2014）。为了确保兼容性，将解释变量的相对重要性与土地利用特征的主要类别相对应。

缩写：绿（绿色土地）、机构（机构土地）、工业（工业用地）、公共（公共设施）、蓝（蓝色土地）、交通（运输）、丰度（A）、形态（M）、邻近度（P）。

$$Y = \alpha + \beta X + \lambda W_Y + e \qquad (7\text{-}4)$$

$$Y = \alpha + \beta X + e(e = \lambda W_e + u) \qquad (7\text{-}5)$$

其中，X是自变量；Y是因变量；β是自变量的系数；e是误差项；W_Y是因变量的空间矩阵；W_e是误差项的空间矩阵；λ 表示空间自回归系数；α 和u是标量变量。

四、结构方程建模

采用基于偏最小二乘回归的结构方程建模（SEM），来分析土地利用与公共健康之间的因果关系路径和中介变量。作为一种先验统计技术，SEM首先基于先验知识构建表征变量间结构因果关系的假设模型，然后根据观察数据的协方差矩阵，测试模型的效率（Bollen，1989；Koufteros，1999）。若干指标可以用于评价SEM的有效性，包括反应拟合优度（Hu，Bentler，1995；Kellowway，1998）的卡方（X^2）统计值；均方根误差（RMSEA）小于0.05；拟合优度指数（GFI）小于0.90，则为最佳。临界比（CR）的绝对值大于2.0（Koufteros，1999）。此外，通过项目可靠性（R^2）估计特定变量的可靠性，其推荐水平大于0.5（Bollen，1989；Koufteros，1999）。当所有估计满足建议水平时，可能的中介变量被认为具有统计学意义。考虑到数据可获性，我们分析了三种可能的中介变量：空气污染、体育锻炼和社会交往。对于空气污染，根据$PM_{2.5}$官方数据，建立了土地利用回归（Ross等，2007）。然后，估计2.5km网格内的$PM_{2.5}$浓度，并对每个区域平均值进行加总。街道平均体育锻炼强度（每周小时数）用来表示体育锻炼。数据来源于国家全民健身调查。对于社会交往，居民社会互动的频率基于每个区域社会互动性强的居民的百分比。数据来源于深圳市社会调查。

第三节　研究结果

一、健康水平的土地利用解释变量

表7-1（a）和表7-1（b）显示了通过空间回归获得的不同健康因子的土地利用解释变量。除甲状腺疾病外，土地利用变量与各个健康因子之间均存在显著关联。但不同疾病的土地利用解释变量不尽相同。其中，绿地的丰度变量（TAPU、TAPI和TAPD）与大多数健康因子（例如，哮喘、心脏病、儿童早夭、慢性肺炎、高血压、低出生体重、心理疾病、新发癌症、肥胖症和Ⅱ型糖尿病）呈负相关。绿地形态变量MPS也与各种健康指标（例如，哮喘、心脏病、慢性肺炎、心理疾病和肥胖症）呈负相关。这些结果表明，街道内更多大而完整的绿地有利于居民健康。机构用地可达性和公共设施可达性是大多数慢性疾病（包括心脏病、慢性乙型肝炎、慢性肾炎、慢性肺炎、肝癌和新型癌症）的负向解释因子。这一结果揭示了越靠近教育和医疗机构以及公共设施，居民表现出越低的发病率。此外，工业用地与健康因子显著关联。丰度变量（TAPD）与哮喘和新型癌症呈正相关，同时形态变量（MPS）与心脏病呈正相关。此外，可达性变量（TSB）与哮喘、慢性肺炎和低出生体重呈正相关。水域的丰度变量（TAPU和TAPD）与几项健康指标呈正相关关系，包括哮喘、心脏病、慢性肺炎、高血压、低出生体重、心理疾病住院和II型糖尿病。这意味着街道内的水域占地越大，居民的健康状况就会更好。土地利用混合度（REME和REMS）是六个健康因子（例如，哮喘、慢性肝炎、高血压、身体适宜性、肥胖症和II型糖尿病）的解释变量。这样的结果表明，公共健康可以从高土地利用混合模式中受益。交通变量（可步行性和道路连通性）表现类似的关联性，表明街道物理特征也与公共健康有着重要关联。

通过空间回归获得的探索性土地利用变量的标准系数（N=57） 表 7-1

（a）

	哮喘	心脏病	儿童早夭	慢性肝炎	慢性肾炎	慢性肺炎	高血压	体质
TAPU_绿	-0.457***	-0.327**				-0.369***	-0.415***	
TAPD_绿			-0.224**					0.639**
MPS_绿	-0.109*	-0.257***				-0.228**	-0.117**	
TAPI_机构							-0.087	
TSB_机构		-0.179*		-0.103**	-0.285**			
TSI_机构						-0.103**		0.229**
TAPD_工业	0.209***							
TSB_工业	0.087**		0.257**			0.451***		
MPS_工业		0.547**						
TSI_公共			-0.105*					
TAPU_蓝	-0.379**						-0.519***	
TAPD_蓝		-0.107***				-0.077**		
REME				-0.059*			-0.114**	0.138***
REMS	-0.116*							
可步行性		-0.113**		-0.154**		-0.052*		0.206**
道路连通性					-0.305*		-0.307**	0.086***
空间依赖	滞后	滞后	误差	滞后	滞后	滞后	滞后	滞后
R^2	0.27	0.54	0.16	0.18	0.07	0.49	0.45	0.51

（b）

	肝癌	低出生体重	心理疾病	新发癌症	肥胖症	甲状腺疾病	II型糖尿病
TAPU_绿			-0.445***				-0.468**
TAPI_绿					-0.352**		
TAPD_绿		-0.346**		-0.111**			
MPS_绿			-0.318**		-0.099**		
TSB_机构		-0.443**		-0.102**			-0.301**

续表

（b）							
	肝癌	低出生体重	心理疾病	新发癌症	肥胖症	甲状腺疾病	Ⅱ型糖尿病
TSI_机构	-0.159**		-0.209**		-0.228***		
TAPD_工业				0.361***			
TSB_工业		0.087*					
TSI_公共	-0.106***				-0.304**		
TAPU_蓝		-0.315**					-0.205**
TAPD_蓝			-0.597***				
REME							-0.319**
REMS					-0.198**		
可步行性					-0.443***		-0.108**
道路连通性	-0.410**		-0.269**				
空间依赖	误差	滞后	滞后	误差	滞后		滞后
R^2	0.07	0.28	0.56	0.10	0.41	不显著	0.39

滞后：空间滞后回归；误差：空间误差回归。

缩写：人均面积（TAPI）、占比（TAPD）、建筑均（TAPU）、平均斑块大小（MPS）、服务住宅建筑物总量（TSB）、服务居民总数（TSI）、不显著（N_s）、绿（绿地）、机构（机构土地）、工业（工业用地）、公共（公共设施）、蓝（水域）。

*：$p < 0.05$；**：$p < 0.01$；***：$p < 0.001$。

二、土地利用因子的相对重要性

图7-4显示了土地利用变量在解释不同疾病发生时的相对重要性。对于大部分健康因子（例如，哮喘、心脏病、儿童早夭、慢性肺炎、高血压、心理疾病和肥胖症）来说，绿地丰度和形态表现出较高的相对重要性。此外，工业用地也解释了几个健康因子（例如，哮喘、慢性肺炎、低出生体重和新发癌症）相对较大的方差。这些结果表明，与其他用地类型相比，绿地和工业用地对公共健康的影响较大。对于慢性疾病（慢性肺炎、慢性肝炎、慢性肾炎）而言，机构用地可达性的相对影响较多。土地利用混合度和交通对体质、肥胖症和II型糖尿病具有较为重要的影响。这些结果表明，土地利用变量在解释不同健康因子上表现出较大的差异。

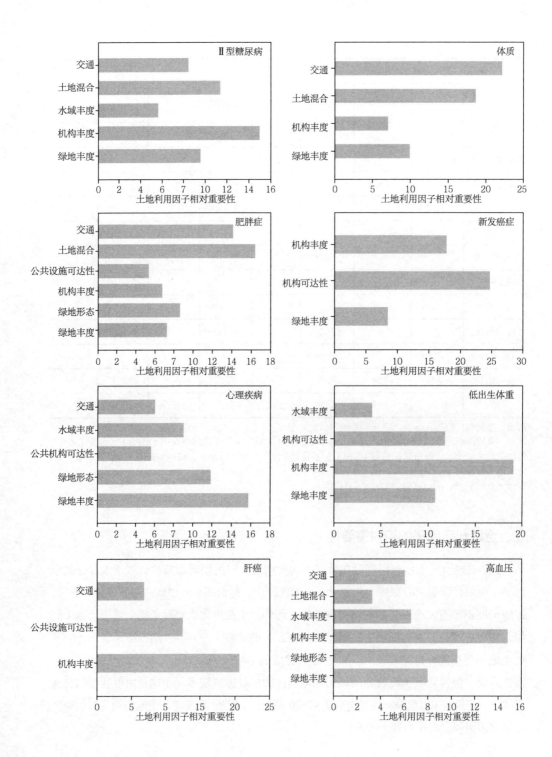

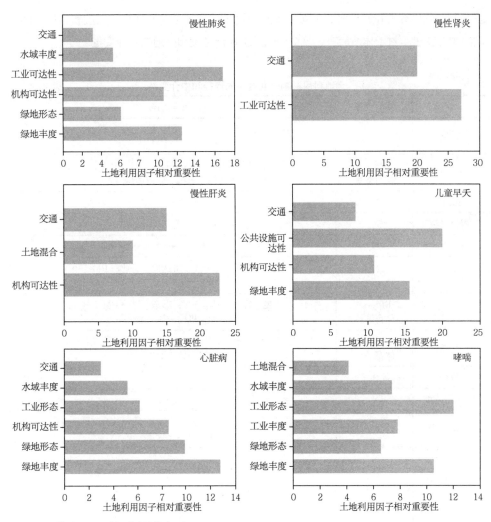

图7-4　土地利用因子的相对重要性（%）

三、土地利用和公共健康之间的因果关系路径

表7-2总结了SEM识别的土地利用对公共健康的影响路径和中介变量。总共有6个健康因子与土地利用间存在中介变量。对于哮喘和慢性肺炎，$PM_{2.5}$作为绿地丰度、工业用地可达性和水域丰度影响作用的中介变量。同样，$PM_{2.5}$也是绿地丰度和形态影响心脏病发病率的中介变量。另外，机构用地可达性通过影响体育锻炼进而影响心脏病和高血压发病率。体育锻炼是绿地丰度与高血压之间关联的中介变量，而$PM_{2.5}$是绿地形态与高血

压关联性的中介变量。此外，社会互动是绿地丰度和形态与心理疾病入院和体质之间关联的中介变量。对于体质而言，体育锻炼是土地混合度和交通的中介变量。

土地利用影响公共健康的通径和中介变量   表 7-2

Y	中介变量	因果通径
哮喘	PM$_{2.5}$	丰度 _ 绿→PM$_{2.5}$→Y；可达性 _ 工业→PM$_{2.5}$→Y；丰度 _ 蓝→PM$_{2.5}$→Y
心脏病	PM$_{2.5}$、体育锻炼	丰度 _ 绿→PM$_{2.5}$→Y；形态 _ 绿→PM$_{2.5}$→Y；可达性 _ 机构→体育锻炼→Y
儿童早夭	N$_s$	—
慢性肝炎	N$_s$	—
慢性肾炎	N$_s$	—
慢性肺炎	PM$_{2.5}$	丰度 _ 绿→PM$_{2.5}$→Y；可达性 _ 工业→PM$_{2.5}$→Y；丰度 _ 蓝→PM$_{2.5}$→Y
高血压	PM$_{2.5}$、体育锻炼	丰度 _ 绿→PM$_{2.5}$→Y；形态 _ 绿→PM$_{2.5}$→Y；可达性 _ 机构→体育锻炼→Y
身体适宜性	社会交往、体育锻炼	丰度 _ 绿→社会交往→Y；土地混合→社会交往→Y；交通→体育锻炼→Y
肝癌	N$_s$	—
低出生体重	N$_s$	—
心理健康	社会交往	丰度 _ 绿→社会交往→Y；形态 _ 绿→社会交往→Y；丰度 _ 蓝→社会交往→Y
新发癌症	N$_s$	—
甲状腺疾病	N$_s$	—
肥胖症	N$_s$	—
II 型糖尿病	N$_s$	—

缩写：不显著（N$_s$）、绿（绿地）、机构（机构土地）、工业（工业用地）、公共（公共设施）、蓝（水域）。

第四节　结论与讨论

一、土地利用与公共健康

通过使用空间回归的方法，本章分析了街道尺度上土地利用变量与不同健康因子的关联性。我们的结果与前人的研究存在一定的一致性。第一，绿地面积越大，健康风险越低（如哮喘、低出生体重、心理健康、心脏病、肥胖和高血压）（Alcock等，2015；Bowler等，2010；Gascon等，2016；Zhang等，2011）。第二，工业用地越多的地区，癌症死亡率和低出生体重的风险更高（Cambra等，2011；Hendryx等，2012；Lopez-Cima等，2011）。第三，邻里内更多的机构土地和公共设施将会更有利于公共健康（Mobley等，2008）。第四，土地利用混合有利于体质健康和预防慢性疾病，比如肥胖、糖尿病和高血压（Brown等，2009；Christian等，2011；Frank等，2003）。第五，更好的街道物理条件（可步行性和连通性）有益于公共健康（Brown等，2009；Samimi等，2009）。

我们的研究也获取了一些新的发现。首先，单一土地类型的形态特征对公共健康有显著的影响。形态特征有不同的维度，例如斑块大小、分形和连通性。城市居民倾向于使用大面积、结构完整的绿地（Giles-Corti等，2005年；Reyes，Figueroa，2010）。不规则的、规模小的绿色土地更有可能在城市发展中被占用。另外，空间上连通的工业用地可以促进经济集聚，但会产生更多的污染（Cheng，2016）。这些都说明了土地利用形态特征与公共健康之间存在显著关联。第二，研究发现水域有利于公共健康。问卷调查报告指出，居民将水域视为促进情感联系和社会交往的重要因素（Volker，Kistemann，2015）。此外，水域可以吸收部分污染物。因此，水域可以提供各种各样的健康益处。第三，居住用地除外的土地混合，与全部土地类型混合相比，可以更有效地揭示土地利用混合与公共健康之间的关联。这一发现意味着考虑居住用地可能会弱化土地利用混合度的测度。

学者们提出了土地利用和公共健康关联的几个理论机制。量化这种关联性中的因果关系是一项重大的研究挑战。相关研究报告了多种中介变量，包括体育锻炼（Sugiyama等，2008；Richardson等，2013）、社会交往（Maas等，2009）、压力（de Vries等，2013；Roe等，2013）、恢复经历（Korpela等，2014）和环境污染暴露（Dadvand等，2012；van den Berg等，2015）。然而，前期的研究都集中在绿地上，关于其他土地利用类型影响公共健康的中介变量的研究仍然很少。此外，大多数现有研究集中在美国和欧洲，相关结论在发展中国家的适用性尚不能确定（Nieuwenhuijsen等，2014）。我们的研究证实了绿地与公共健康存在复杂的因果联系，因为人们出于各种目的而利用绿色空间（Alcock等，2015）。由此产生了三个影响通径，它们表明绿地可以通过净化空气、增强体育锻炼和促进社会交往来影响公共健康。但是，也有部分学者指出体育锻炼不是绿地与健康的中介变量（de Vries等，2013）。我们的研究结果证明，蓝色土地可以减少

PM$_{2.5}$，增强社会交往，从而促进公共健康。这一结果与Triguero-Mas等人（2015）的研究发现不一致，后者报告水域与健康关联性没有固定的中介变量。本章的研究也证明了机构土地、土地利用混合和交通主要通过促进体育锻炼（Badland等人，2015）对公共健康产生影响。

二、指示公共健康的关键土地利用变量

为了加快健康促进与土地利用规划的有机结合，需要制定一套可以有效指示公共健康的关键土地利用变量。这样一套变量必须充分指示邻里土地利用与公共健康的关联性。为了避免评估土地利用特征时的偏差，本章从三个方面构建了一套土地利用变量：类别（单个土地利用类型）、景观（土地利用混合度）和交通（道路物理特征）。具体地，从三个维度对类别层面土地利用特征进行了描述：丰度、形态和可达性。丰度的测度，考虑了人口和建筑用地的分布，而不仅仅是计算个体土地利用类型的总体百分比。TAPI和TAPU反映了在特定邻域内的人口需求和城市发展压力方面的丰度重要性。形态学指标以土地利用图为基础采用空间指数计算而来，大大减少了大量人力投入，且这些指标更易于监测和比较。这三个空间指数可以全面描述与形态相关的不同特征。我们的研究证明，土地形态与公共健康有显著联系，这在以前的文献中很大程度上被忽略。可达性是一个有价值的维度，因为它超出了土地利用的实体结构范畴，并且必然与居住地建筑和人口密度相关。景观层面包括土地利用混合和多样性的四个变量。考虑到居住用地的影响，而不仅仅是衡量土地利用总体混合度和多样性。这种分析可以有助于更科学地解释邻里土地利用所发挥的作用。交通层面则由揭示可步行性和道路连通性的变量来衡量。在这组土地利用变量集合中，我们确定了与各种健康指标广泛存在有显著相关性的数个变量作为关键土地利用变量。这些关键变量包括：绿地丰度、绿地形态、机构土地可达性、工业用地可达性、水域丰度和交通。鉴于行政区是实施土地利用规划的基本单元，这一组关键变量可以帮助决策者找到盲区，以便开展健康促进行动。这些变量也可以作为评估一系列土地利用规划方案的模型基本输入，以实现更好的公共健康促进效果。最重要的是，这些变量是易于计算的，并且易于被规划者和管理者理解，因此在实践中对土地利用规划是有用的。虽然我们是以中国城市为研究对象对这些变量进行概念化，然而，它们也可以用于国际上的其他城市。

三、将健康促进纳入土地利用规划

在历史上，公共健康与土地利用规划密切相关。一个世纪以前，制定和实施土地

利用规划是为了击退病魔（例如精神错乱）和防止传染病的扩散（Oka，2011；Sallis，2009）。维多利亚州健康促进基金会总结表示，良好的土地利用规划可以有效地促进公共健康，因为：①可以增加交通和设施的可达性，提供更多的多重效用的、可步行的社区，间接促进体育锻炼和体质健康；②可以减少噪声和空气污染，从而有助于改善健康；③可以提高社区的适应力和凝聚力，间接促进居民的社会交往和心理健康。然而，在以经济为导向的城市发展中，公共健康与土地利用规划的共生关系逐渐被割裂。经过几十年的分离，治理层面上存在的复杂问题对重新连接这两个领域的努力构成了挑战。Harris等人（2016）对勾勒澳大利亚新南威尔士州全新的土地利用规划系统前景的立法草案的一系列利益相关者进行了审查。他们发现，只有以健康工作为重点的机构才将公共健康确定为相关政策问题，而其他机构提交的资料并不牵涉健康。Barton（2009）认为，部门孤岛是在实践中土地利用规划与公共健康之间脱钩的原因所在。例如，卫生当局负责消除成瘾疾病和传染病，而并非提供健康的生活环境。城市规划者和决策者负责经济发展和环境保护，而并非健康促进。土地利用政策和公共健康政策在独立领域各行其是，各机构在具体目标下完成任务。这导致两类政策之间的相互依存的情况未能被掌握或妥善处理。同样，Miller（2015）指出，土地利用规划者和卫生部门的各自为政减少了实现共同利益和潜在融合的机会。卫生部门主要集中在中央政府层面，对涉及广泛地域单元的一些地区进行监督。例如，英国卫生部和美国公共健康协会起草了强调越来越多的绿色空间的健康促进政策。然而，它们与当地负责将健康原则转化为实践的土地利用规划者没有通力合作。Kerstens等人（2016）指出了卫生规划方面的障碍，包括投资不足、社区意识低下、跨部门政策协调有限、缺乏监管框架。

上述几个例子所凸显的挑战在世界上各个发达国家和发展中国家都广泛存在。我们提出一些可能的解决方案，将健康促进与土地利用规划重新联系起来（图7-5）。加强健康促进与土地利用规划有机结合的一个难点在于如何将公共健康价值观纳入土地利用规划。目前，中国和大多数发达国家的土地利用规划注重平衡经济考虑与社会环境问题。因此，立法应当要求土地利用政策承认公共健康是土地利用规划的平衡的、可接受的目标，制定强调土地利用规划的经济、社会、环境和卫生作用的相应法规。另一个难点在于如何建立卫生专业人员、城市规划者和土地利用决策者之间的有效合作机制。政策制定者和公共健康专业人员通常依靠城市规划者和设计师将他们的想法转化为实践。这需要致力于土地利用、城市规划、公共健康和非政府组织等领域的专业人员组成决策委员会。这种参与性合作机制应当有效推进将健康促进原则纳入土地利用政策，并将一系列健康问题与土地利用决策挂钩。健康影响评估也是将健康问题纳入土地利用政策的颇具

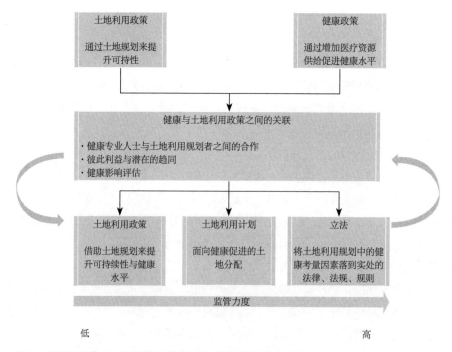

图7-5   将健康促进与土地利用政策重新联系起来的可能的解决方案

前景的选择。这种评估允许利用土地利用计划和决定来处理各种相关的健康结果。这些评估还可以带来土地利用和公共健康部门之间的广泛合作，并在今后的土地利用决策中更加重视健康。例如，由于合作开展健康影响评估，旧金山规划局通常采纳来自旧金山卫生局的意见，并征求土地规划决策。然而，在许多国家，特别是在中国的土地利用政策制定程序中，通常不开展健康影响评估。

第五节   总结

　　本章提出了邻里土地利用与公共健康关联的概念框架；然后以深圳市为典型案例，定量分析了两者在行政区尺度上的空间关联。结果表明，土地利用解释变量因健康指标的不同而表现出较大的差异性。同时，我们识别了一些关键土地利用变量：绿地丰度、绿地形态、机构用地可达性、工业用地可达性、水域丰度、道路。这些土地利用变量与多数健康因子存在显著关联。土地利用与公共健康之间的因果关系路径是相当复杂的。在实践中，治理层面上的几个复杂问题对使得土地利用规划和公共健康促进的有机结合带来了挑战。为解决这一困境，我们提出三个有用的解决方案。本章研究在两个方面取得了新的成果：①比较不同类别土地利用在影响不同健康因子时的相对重要性；②量化土地利用与公共健康的关联的通径和中介变量。理论框架（图7-1）和方法（图7-3）框架在我们的案例研究中不受限制，适用于世界上其他城市。本章研究的限制条件值得提及。首先，性别和年龄的影响没有考虑。其次，我们仅使用一年期数据，来考察邻域土地利用与公共健康之间的关系。空间关联如何随时间推移而变化仍然是未知数。需要说明的是，这几个疾病发病率在2009~2014年间比较稳定。因此，可以降低土地利用影响公共健康的滞后效应。第三，未分析城市土地的立体化结构。第四，鉴于数据可用性，我们只考察了三个可能的中介变量。最后，我们的样本规模相对较小，这可能会降低SEM的效率。后续研究应识别更多关键土地利用变量，采用更复杂、精细的建模方法，并考察土地利用与健康因子之间的动态关联。此外，土地利用与不同健康因子之间的中介应该得以量化，尤其是应当理解在理论上与实践中如何将土地利用规划和公共健康促进重新结合起来。

参考文献

［1］Akpinar A. How Is Quality of Urban Green Spaces Associated with Physical Activity and Health［J］？Urban for Urban Green, 2016（16）：76-83.

［2］Alcock I., White M. P., Lovell R., Higgins S. L., Osborne N. J., Husk K., Wheeler B. W. What Accounts for "England's Green and Pleasant Land"？A Panel Data Analysis of Mental Health and Land Cover Types in Rural England［J］. Landscape Urban Plann, 2015（142）：38-46.

［3］Almberg K. S., Turyk M., Jones R. M., Anderson R., Anderson J., Banda E., Waller L. A., Gibson R., Stayner L. T. A Study of Adverse Birth Outcomes and Agricultural Land Use Practices in Missouri［J］. Environ. Res., 2014（134）：420-426.

［4］Anderson M., Gribble N. Partitioning the Variation among Spatial：Temporal and Environmental Components in a Multivariate Data Set［J］. Aust. J. Ecol., 1998（23）：158-167.

［5］Anselin L., Syabri I., Kho Y. GeoDa：An Introduction to Spatial Data Analysis［J］. Geogr. Anal.,2006（38）：5-22.

［6］Anselin L. Spatial Econometrics：Methods and Models［M］. Dordrecht：Kluwer Academic Publishers, 1988.

［7］Badland H., Mavoa S., Villanueva K., Roberts R., Davern M., Giles-Corti B. The Development of Policy-Relevant Transport Indicators to Monitor Health Behaviours and Outcomes［J］. Transp. Health,

2015 (2): 103-110.

[8] Barton J., Pretty J. What Is the Best Dose of Nature and Green Exercise for Improving Mental Health? A Multi-Study Analysis [J]. Environ. Sci. Technol., 2010 (44): 3947-3955.

[9] Barton H. Land Use Planning and Health and Well-Being [J]. Land Use Policy, 2009 (26S): S115-S123.

[10] Bollen K. Structural Equations with Latent Variables [M]. Wiley-Interscience Publication, 1989.

[11] Bowler D. E., Buyung-Ali L. M., Knight T. M., Pullin A. S. A Systematic Review of Evidence for the Added Benefits to Health of Exposure to Natural Environments [J]. BMC Public Health, 2010 (10): 456.

[12] Brennan-Olsen S. L., Williams L. J., Holloway K. L., Hosking S. M., Stuart A. L., Dobbins A. G., Pasco J. A. Small Area-Level Socioeconomic Status and All-Cause Mortality within 10 years in a Population-Based Cohort of Women: Data from the Geelong Osteoporosis Study [J]. Prev. Med. Rep., 2015 (2): 505-511.

[13] Brown B. B., Yamada I., Smith K. R., Zick C. D., Kowaleski-Jones L., Fan J. X. Mixed Land Use and Walkability: Variations in Land Use Measures and Relationships with BMI Overweight, and Obesity [J]. Health Place, 2009 (15): 1130-1141.

[14] Cambra K., Martinez-Rueda T., Alonso-Fustel E., Cirarda F. B., Ibanez B., Esnaola S., Calvo M., Aldasoro E., Montoya I. Mortality in Small Geographical Areas and Proximity to Air Polluting Industries in the Basque Country (Spain) [J]. Occup. Environ. Med., 2011 (68): 140-147.

[15] Chapman T. Health and the Urban Planner [J]. Plann. Pract. Res., 2011 (20): 101-105.

[16] Cheng Z. The Spatial Correlation and Interaction between Manufacturing Agglomeration and Environmental Pollution [J]. Ecol. Indic., 2016 (61): 1024-1032.

[17] Christian H. E., Bull F. C., Middleton N. J., Knuiman M. W., Divitini M. L., Hooper P., Amarasinghe A., Giles-Corti B. How Important Is the Land Use Mix Measure in Understanding Walking Behaviour [J]? Results from the RESIDE Study. Int. J. Behav. Nutr. Phys. Act., 2011 (8): 55.

[18] Chum A., O'Campo P. Cross-Sectional Associations between Residential Environmental Exposures and Cardiovascular Diseases [J]. BMC Public Health, 2015 (15): 438.

[19] Clarke P., Nieuwenhuijsen E. R. Environments for Healthy Ageing: A Critical Review [J]. Maturitas, 2009 (64): 14-19.

[20] Coggon D., Rose G., Barker D. J. P. Quantifying Diseases in Populations [M]. BMJ, Epidemiology for the Uninitiated (4th ed), 1997.

[21] Dadvand P., DeNazelle A., Figueras F., Basagana X., Su J., Amoly E., Jerrett M., Vrijheid M., Sunyer J., Nieuwenhuijsen M. J. Green Space: Health Inequality and Pregnancy [J]. Environ. Int., 2012 (40): 110-115.

[22] de Vries S., van Dillen S. M. E., Groenewegen P. P., Spreeuwenberg P. Streetscape Greenery and Health: Stress: Social Cohesion and Physical Activity as Mediators [J]. Soc. Sci. Med., 2013 (94), 26-33.

[23] Durstine J. L., Gordon B., Wang Z., Luo X. Chronic Disease and the Link to Physical Activity [J]. Sport Health Sci., 2013 (2): 3-11.

[24] Ebisu K., Holford T. R., Bell M. L. Association between Greenness Urbanicity, and Birth Weight [J]. Sci. Total Environ., 2016 (542): 750-756.

[25] Factor R., Awerbuch A., Levins R. Social and Land Use Composition Determinants of Health: Variability

in Health Indicators [J]. Health Place，2013（22）：90-97.

［26］Feng J.，Glass T. A.，Curriero F. C.，Stewart W. F.，Schwartz B. S. The Built Environment and Obesity：A Systematic Review of the Epidemiologic Evidence [J]. Health Place，2010（16）：175-190.

［27］Francis J.，Wood L. J.，Knuiman M.，Giles-Corti B. Quality or Quantity? Exploring the Relationship between Public Open Space Attributes and Mental Health in Perth，Western Australia [J]. Soc. Sci. Med.，2012（74）：1570-1577.

［28］Frank L. D.，Engelke P.，Hourigan D. How Land Use and Transportation Systems Impact Public Health：An Annotated Bibliography [J]. ACES，2003（2）.

［29］Front Seat [Z]. Walk Score API，2013.

［30］Gascon M.，Triguero-Mas M.，Martínez D.，Dadvand P.，Rojas-Rueda D.，Plasència A.，Nieuwenhuijsen M. J. Residential Green Spaces and Mortality：A Systematic Review [J]. Environ. Int.，2016（86）：60-67.

［31］Giles-Corti B.，Broomhall M. H.，Knuiman M.，Collins C.，Douglas K.，Ng K.，et al. Increasing Walking - How Important Is Distance to，Attractiveness，and Size of Public Open Space [J]？Am. J. Prev. Med.，2005（28）：169-176.

［32］Hajna S.，Dasgupta K.，Joseph L.，Ross N. A. A Call for Caution and Transparency in the Calculation of Land Use Mix：Measurement Bias in the Estimation of Associations between Land Use Mix and Physical Activity [J]. Health Place，2014（29）：79-83.

［33］Hanson M. A.，Gluckman P. D. Developmental Origins of Health and Disease-Global Public Health Implications [J]. Best Pract. Res. Clin. Obstet. Gynaecol.，2015（29）：24-31.

［34］Harris P.，Kent J.，Sainsbury P.，Thow A. M. Framing Health for Land-Use Planning Legislation：A Qualitative Descriptive Content Analysis [J]. Soc. Sci. Med.，2016（148）：42-51.

［35］Heikkinen R.，Luoto M.，Kuussaari M.，Pöyry J. New Insights into Butterfly-Environment Relationships Using Partitioning Methods [J]. Proc. R. Soc.，2005（272）：2203-2210.

［36］Heinrich K. M.，Hughey J.，Randles A.，Wall D.，Peterson N. A.，Jitnarin N. The Census of Social Institutions（CSI）：A Public Health Direct Observation Measure of Local Land Use [J]. Urban Health，2010（87），410-415.

［37］Hendryx M.，Conley J.，Fedorko E.，Luo J.，Armistead M. Permitted Water Pollution Discharges and Population Cancer and Non-Cancer Mortality：Toxicity Weights and Upstream Discharge Effects in Us Rural-Urban Areas [J]. Health Geogr.，2012（11）：9.

［38］Hu L.，Bentler P. M. Evaluating Model Fit [M] //Hoyle R. H.，ed. Structural Equation Modeling：Concepts，Issues，and Applications. Thousand Oaks：Sage Publications，1995.

［39］Jones A. P.，Bentham G.，Foster C.，Hillsdon M.，Panter J. Tackling Obesities：Future Choices - Obesogenic Environments - Evidence Review Government Office for Science [M]. Sage Publications，2007.

［40］Kellowway E. K. Using LISREL for Structural Equation Modeling [M]. Sage Publications，1999.

［41］Kerstens S. M.，Spiller M.，Leusbrock I.，Zeeman G. A New Approach to Nationwide Sanitation Planning for Developing Countries：Case Study of Indonesia [J]. Sci. Total Environ.，2016（550）：676-689.

［42］Koohsari M. J.，Badland H.，Giles-Corti B.（Re）Designing the Built Environment to Support Physical Activity：Bringing Public Health Back into Urban Design and Planning [J]. Cities，2013，（35）：294-298.

［43］Korpela K.，Borodulin K.，Neuvonen M.，Paronen O.，Tyrväinen L. Analyzing the Mediators between Nature-Based Outdoor Recreation and Emotional Well-Being [J]. Environ. Psychol.，2014（37）：1-7.

［44］Koufteros X. A. Testing a Model of Pull Production: A Paradigm for Manufacturing Research Using Structural Equation Modeling ［J］. Oper. Manage. , 1999（17）: 467-488.

［45］Langerudi M. F., Mohammadian A., Sriraj P. S. Health and Transportation: Small Scale Area Association ［J］. Transp. Health, 2015（2）: 127-134.

［46］LeSage J., Pace R. K. Introduction to Spatial Econometrics ［M］. London: Taylor & Francis/CRC, 2009.

［47］Lopez-Cima M. F., Garcia-Perez J., Perez-Gomez B., Aragones N., Lopez-Abente G., Tardon A., Pollan M. Lung Cancer Risk and Pollution in an Industrial Region of Northern Spain: A Hospital-Based Case-Control Study ［J］. Health Geogr. , 2011（10）: 10.

［48］Maas J., van Dillen S. M. E., Verheij R. A., et al. Social Contacts as a Possible Mechanism behind the Relation between Green Space and Health ［J］. Health Place, 2009（15）: 586-595.

［49］Mackenbach J., Rutter H., Compernolle S., Glonti K., Oppert J. M., Charreire H., et al. Obesogenic Environments: A Systematic Review of the Association between the Physical Environment and Adult Weight Status, the SPOTLIGHT Project ［J］. BMC Public Health, 2014（14）: 233.

［50］Miller C. The Shared History of Public Health and Planning in New Zealand: A Different Colonial Experience ［EB/OL］. Prog. Plann, 2015-2-02. http://dx. doi. org/10. 1016/j. progress.

［51］Mobley L. R., Kuo T. M., Driscoll D., Clayton L., Anselin L. Heterogeneity in Mammography Use across the Nation: Separating Evidence of Disparities from the Disproportionate Effects of Geography ［J］. Health Geogr., 2008（30）: 32.

［52］Nelson M. C., Gordon-Larsen P., Song Y., Popkin B. M. Built and Social Environments Associations with Adolescent Overweight and Activity ［J］. Prev. Med. , 2006（31）: 109-117.

［53］Nieuwenhuijsen M. J., Kruize H., Gidlow C., et al. Positive Health Effects of the Natural Outdoor Environment in Typical Populations in Different Regions in Europe（PHENOTYPE）: A Study Programme Protocol ［J］. BMJ Open 4, 2014.

［54］Nutsford D., Pearson A. L., Kingham S. An Ecological Study Investigating the Association between Access to Urban Green Space and Mental Health ［J］. Public Health, 2013（127）: 1005-1011.

［55］Oka M. Toward Designing an Environment to Promote Physical Activity ［J］. Landscape, 2011（30）: 280-298.

［56］Paquet C., Orschulok T. P., Coffee N. T., Howard N. J., Hugo G., Taylor A. W., Adams R. J., Daniel M. Are Accessibility and Characteristics of Public Open Spaces Associated with a Better Cardiometabolic Health ［J］? Landscape Urban Plann., 2013（118）: 70-78.

［57］Réquia Júnior W. J., Roig H. L., Koutrakis P.. A Novel Land Use Approach for Assessment of Human Health: The Relationship between Urban Structure Types and Cardiorespiratory Disease Risk ［J］. Environ. Int. , 2015（85）: 334-342.

［58］Reyes S., Figueroa I. M. Distribución, Superficiey Accesibilidad de las Areas Verdes en Santiago de Chile（Distribution, Size and Accessibility of Green Areas in Santiago, Chile）. EURE, 2010（36）: 89-110（in Spanish）.

［59］Richardson E. A., Mitchell R. Gender Differences in Relationships between Urban Green Space and Health in the United Kingdom ［J］. Soc. Sci. Med., 2010（71）: 568-575.

［60］Richardson E. A., Pearce J., Mitchell R., Kingham S. Role of Physical Activity in the Relationship between Urban Green Space and Health ［J］. Public Health, 2013（127）: 318-324.

[61] Roe J., Thompson C., Aspinall P., Brewer M. J., Duff E. I., Miller D., Mitchell R., Clow A. Green Space and Stress: Evidence from Cortisol Measures in Deprived Urban Communities [J]. Environ. Res. Public Health, 2013 (10): 4086-4103.

[62] Romano J. A., Knechtges P. L. Global Public Health and Toxicology [J]. Encyclopedia of Toxicology (Third Edition), 2014: 746-750.

[63] Ross Z., Jerrett M., Ito K., Tempalski B., Thurston G. D. A Land Use Regression for Predicting Fine Particulate Matter Concentrations in the New York City Region [J]. Atmos. Environ., 2007 (41): 2255-2269.

[64] Rosso A. L., Grubesic T. H., Auchincloss A. H., Tabb L. P., Michael Y. L. Neighborhood Amenities and Mobility in Older Adults [J]. Epidemiol., 2013 (178): 761-769.

[65] Sallis J. F. Measuring Physical Activity Environments: A Brief History [J]. Prev. Med., 2009 (36): S86-S92.

[66] Samimi A., Mohammadian A., Madanizadeh S. Effects of Transportation and Built Environment on General Health and Obesity [J]. Transp. Res. D, 2009 (14): 67-71.

[67] Shenzhen Statistical Yearbook [M]. Beijing: China Statistic Press, 2014.

[68] Son J., Kim H., Bell M. L. Does Urban Land-Use Increase Risk of Asthma Symptoms [J]? Environ. Res., 2015 (142): 309-318.

[69] Southworth M. Walkable Suburbs? An Evaluation of Neotraditional Communities at the Urban Edge [J]. Am. Plann. Assoc., 1997 (63): 28-44.

[70] Su S., Xiao R., Xu X., Zhang Z., Mi X., Wu J. Multi-Scale Spatial Determinants of Dissolved Oxygen and Nutrients in Qiantang River, China [J]. Reg. Environ. Change, 2013 (13): 77-89.

[71] Su S., Hu Y., Luo F., Mai G., Wang Y. Farmland Fragmentation Due to Anthropogenic Activity in Rapidly Developing Region [J]. Agric. Syst., 2014 (131): 87-93.

[72] Su S., Gong Y., Tan B., Pi J., Weng M., Cai Z. Area Social Deprivation and Public Health: Analyzing the Spatial Non-Stationary Associations Using Geographically Weighed Regression[J/OL]. Soc. Indic. Res., 2006. http: //dx. doi. org/10. 1007/s11205-016-1390-6, In press.

[73] Sugiyama T., Leslie E., Giles-Corti B., Owen N. Associations of Neighbourhood Greenness with Physical and Mental Health: Do Walking, Social Coherence and Local Social Interaction Explain the Relationships [J] ? Epidemiol. Community Health, 2008 (62): e9.

[74] Triguero-Mas M., Dadvand P., Cirach M., Martínez D., Medina A., Mompart A., Basagana ˘ X., Grazulevi ˘ cien ˘ e ˙ R., Nieuwenhuijsen M. J. Natural Outdoor Environments and Mental and Physical Health: Relationships and Mechanisms [J]. Environ. Int., 2015 (77): 35-41.

[75] United Nations. World Urbanization Prospects: The 2011 Revision [M]. New York: United Nations, Population Division, 2012.

[76] van den Berg M., Wendel-Vos W., van Poppel M., Kemper H., van Mechelen W., Maas J. Health Benefits of Ggreen Spaces in the Living Environment: A Systematic Review of Epidemiological Studies [J]. Urban for Urban Green, 2015 (14): 806-816.

[77] Völker S., Kistemann T. Developing the Urban Blue: Comparative Health Responses to Blue and Green Urban Open Spaces in Germany [J]. Health Place, 2015 (35), 196-205.

[78] Wan C., Su S. Neighborhood Housing Deprivation and Public Health: Theoretical Linkage,

Empiricalevidence, and Implications for Urban Planning [J/OL]. Habitat Int. , 2016-06-10. http: //dx. doi. org/10. 1016/j. habitatint.

[79] Weng M., Pi J., Tan B., Su S., Cai Z. Area Deprivation and Liver Cancer Prevalence in Shenzhen, China: A Spatial Approach Based on Social Indicators[J/OL]. Soc. Indic. Res. http: //dx. doi. org/10. 1007/s11205-016-1358-6.

[80] Wernham A. Health Impact Assessments Are Needed in Decision Making about Environmental and Land-Use Policy [J]. Health Aff. (Millwood), 2011 (30): 947-956.

[81] Wey W. M., Wei W. Urban Street Environment Design for Quality of Urban Life [J]. Soc. Indic. Res. http: //dx. doi. org/10. 1007/s11205-015-0880-2.

[82] World Health Organization, Government of South Australia. The Adelaide Statement on Health in All Policies: Moving towards a Shared Governance for Health and Well-Being [J]. Health Promot. Int., 2010 (25): 258-260.

[83] Wu Y., Prina A. M., Jones A., Barnes L. E., Matthews F. E., Brayne C., CFAS M. Land Use Mix and Five-Year Mortality in Later Life: Results from the Cognitive Function and Ageing Study [J]. Health Place, 2016 (38): 54-60.

[84] Xu Y., Wang F. Built Environment and Obesity by Urbanicity in the U. S. [J]. Health Place, 2015 (34): 19-29.

[85] Xu Y., Wen M., Wang F. Multilevel Built Environment Features and Individual Odds of Overweight and Obesity in Utah [J]. Appl. Geogr., 2015 (60): 197-203.

[86] Zhang X., Li J., Gu Y., Zhao Y., Wang Z., Jia G. A Pilot Study On Environmental and Behavioral Factors Related to Missed Abortion [J]. Environ. Health Prev. Med., 2011 (16): 273-278.

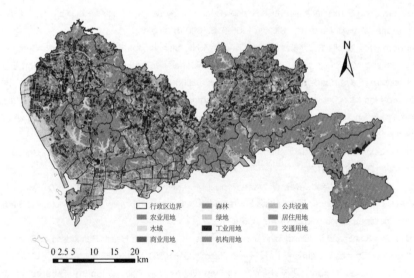

深圳市的土地利用类型（222页图7-2的一部分）

第八章
建成环境步行性与公
共健康的关系研究：
深圳的案例

第一节　研究背景

在过去的30年中，非传染性慢性疾病以及过度肥胖症已经成为现代社会最主要的健康问题（世界卫生组织，2011）。面对这一问题，世界卫生组织与联合国倡议要建立良好的居住环境以提高居民的生活质量。大量的研究表明，居住环境与人的行为习惯和健康状态有着密不可分的联系，其中最受关注的是"可步行性"（Sallis等，2012）。相关研究表明可步行性越好的社区人们户外活动频率越高，过度肥胖、心血管等疾病发病率也相应较低（Kelly等，2007；Saunders等，2013）。实际上，可步行社区的设计并不属于公共健康管理的范畴，而是城乡规划的一部分（Ricklin等，2012）。政府部门通过颁布和执行相关规划政策，对居住场所进行设计和调整，为居民创造促进健康生活方式的建设环境从而提高健康水平。城乡规划在公共健康促进方面的主要作用包括：①通过提高居住地可达性来促进健康的生活方式，如设计有利于步行、慢跑等休闲活动的交通系统，提高土地利用混合度；②创造获取新鲜食品和健康饮食行为的机会，如合理规划健康食品店的选址。新都市主义（New Urbanism）是一个著名的城乡土地规划项目，它指出要充分考虑居住地可步行性，提倡建设行人友好的居住区建设环境。除此之外，还有许多城乡土地规划（表8-1）着重强调居住地可步行性及其在公共健康促进中的作用。

考虑可步行性的土地利用计划   表 8-1

城乡土地规划	国家	内容
New Urbanism	美国	建设可步行社区，创造环境友好型居住空间
Transportation for America	美国	完善交通网络，维护丰富、健康的生活环境
Smart Growth America	美国	为居民建设步行安全的社区、城镇以及城市
National Complete Streets Coalition	美国	让每一个人都能通过步行方便地到达公共设施

在我国快速城市化的推动下，机动车的快速增长在给居民生产生活带来了便捷的同时，也使城市交通的碳排放量居高不下，城市环境问题面临更大的挑战和威胁，不利于低碳城市建设。而慢行交通——即步行和自行车出行，拥有低碳、节能、环保的特点，在满足居民交通出行的同时符合城市可持续发展的需要。2016年国务院43号文件《"十三五"国家科技创新规划》指出：未来五年，要围绕改善民生和促进可持续发展的迫切需求，推动"健康中国建设"国家战略的实施。同时，2016年国务院印发的《"健康中国2030"规划纲要》中提出：要以"加快形成有利于健康的生活方式、生态环境和经济社会发展模式"为原则，未来15年实现"居民健康水平"增长20%以及"经常参加体育锻炼人数"增加1.7亿人的目标。提高居民采用步行出行的频率及户外活动的强度已经成为以建设"健康中国"为核心的城市规划的重要课题。Gilderbloom（2015）等学者研究证明了城市中的环境要素和人们户外活动频率之间的关系。随着城镇人口的不断增加，作为大多数居民的生活载体，健康城市以及健康社区的设计、规划、建设和发展，将是健康中国建设的重要内容（中国城市规划设计研究院，2016）。2016年2月，中央发布《中共中央国务院关于进一步加强城市规划建设管理工作的若干意见》，其中第16条提出要树立"窄马路、密路网"（即"窄路密网"）的城市道路布局理念，改变当下中国通行的"宽路疏网"的格局。

虽然近年来已经有部分城市针对步行等慢行交通方式出台了一些交通规划，但对于如今以机动车为主要交通出行方式的城市出行现状来讲，缺乏针对步行出行的专项研究，缺少对城市居住地可步行性的数据收集和量度方法。那么，在城市交通机动车占主导地位的环境背景下，居住地的可步行性现状如何呢？城市居民的生活环境建设是否能满足其一定的步行出行需求呢？城市可步行性影响因素又有哪些？对于这些可步行性影响因素，城市的规划建设是否合理，需要在哪些方面加强，如何改善？可步行性如何影响公共健康？居住地可步行性与社会弱势性又有怎样的关联？这些关于居住地可步行性问题的探讨，不仅可以提高城市步行适宜性的环境建设，促进公共健康水平，还能为客观地评价城乡规划的健康促进作用提供有价值的参考依据。因此，研究居住地可步行性测度方法，推动城市居民对步行行为的认知，对于提高社会可持续、经济可持续发展具有十分重要的现实意义。

第二节　研究进展

一、可步行性

"可步行性"（walkability）最初的概念源于对人类步行的能力的描述，至今尚未形成一个统一和准确的概念，城市规划、交通运输、医疗健康等领域的众多学者都从不同的角度来对其进行诠释。概括来讲，可步行性是一种空间属性，描述了空间对于人们步行出行的引导能力（Moura等，2017）。从城乡规划的需求来讲，可步行性是指建设环境的步行友好程度及步行者对环境中步行体验的评价。一个可步行性高的街道或社区为周边或其中居民步行出行或休闲散步提供了可能性，甚至可以进一步促进居民进行户外活动。步行是居民日常生活主要的出行方式，也是一种健康低碳的生活方式，具有显著的社会、经济、环境和健康的综合效益。可步行性受到诸多因素的影响，概括起来主要有以下若干方面：

首先是居民步行出行的动机，即步行出行的目的地情况，包括目的地的类型、配置和空间布局等。如公共交通站点、公司、便利店、学校、休闲娱乐场所、公园绿地、社区广场等日常公共设施和开敞公共空间。

其次是步行出行距离。只有当目的地距出发点的距离在居民可以容忍的范围内时，人们才会选择步行到达目的地。

最后是出行的建设环境。城市建设环境直接影响居民的日常出行和生活质量。影响步行的建设环境因素有很多，如道路的设计、道路密度、尺度、交叉口组织、界面设计等，又如步行空间的开放性、美观性（绿化情况）、是否安全等，再如坡度、天气和时间等都对步行环境具有一定的影响。

根据影响可步行性的因素，许多人将它与不同的概念联系在一起，总结起来为四个方面：可达性（Accessibility），连接性（Connectivity），舒适性（Suitability），感知性（Perception）。具体地，可达性表示了土地利用混合度会减少人们居住地和目的地的距离（Moura等，2017）；连接性是街道格局类型的结果，它表现了去往目的地路线的多样性与直接性（Dowling等，2008）；舒适性表示与步行相关的自然因素，如绿化率、人行道的数量、人行道的宽度、空气质量、距机动车的距离、是否有树荫等；感知性是指在某种社会人口环境中由于交通拥堵和犯罪事件等带给人的安全感（Gilderbloom等，2015）。可步行性高的居住环境强调尊重行人的空间尺度，考虑步行环境、步行目的地类型及布局、步行距离以及社会文化等多方面的因素。因此，对各街道和社区的可步行性测度和可视化研究将对建设"健康中国"起到重要的意义。

二、可步行性的测度

在汽车和自行车等出现之前，步行是人类最主要的出行方式。20世纪30年代，社会经济的增长导致了汽车制造业的火速发展，汽车价格的持续降低，使得汽车出行的交通方式成为主流，然而汽车排放的有害气体等加重了环境污染等问题。因此，改善公共交通出行方式和建设步行设施，成了城市建设和社会发展规划者和决策者需要着重思考的问题。围绕可步行性的测度与可视化，国内外学者从不同切入点（如公共卫生、地理学、社会科学、城市规划、交通管理等）研究并提出了不同测度工具以及指标体系（Azmi，Ahmad，2015；Ewing，Handy，2009；Hajna等，2013；Leslie等，2007；Maghelal，Capp，2011）。这些分析方法主要可以分为小区（点）、街道（线）或居住地（面）三个层面（图8-1）。在居住地（社区）和小区水平，研究者强调可步行性的可达性与连接性，通常评估人们到达日常设施的便利程度。而在街道水平，研究者往往从舒适性这一方面去探讨可步行性，如步行品质。

第二次世界大战后，很多西方国家提出了"安宁交通"、"共享街道"、"新城市主义"等一系列社区步行理论。西方学者还大量运用统计学方法，进行了可步行性与建设密度、土地混合度、设施可达性、道路连通性、街道设计等因素的关联性研究，并提出了测度可步行性的方法。近年来，许多国家大量开展了关于居住环境的可步行性系统建设和研究，例如在街区层面，华盛顿地区于2010年为建设步行社区制定了地区和街区层面的发展规划；在城市层面，英国首都伦敦、阿联酋首都阿布扎比等城市先后制定了步行优先的道路设计导则。

国外关于可步行性测度方法的研究大部分面向公共健康和城市规划领域。对人的步行行为的研究主要可以概括为两种：交通步行行为和休闲步行行为。前者主要集中于

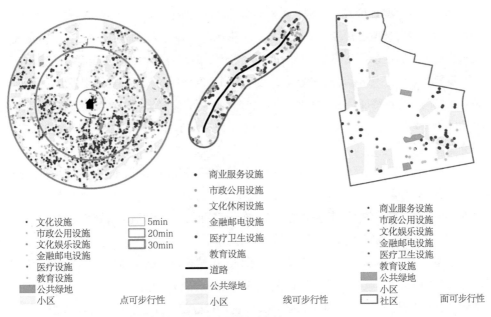

图8-1　小区（点）、街道（线）和居住地（面）水平的可步行性

定量的研究，如结合GIS工具对步行性进行评价；后者多为定性研究，通过调查获取数据，并结合相关分析进行步行性的评价。对于可步行性的评价应用最为广泛的主要有基于步行空间和步行环境两个方面的研究方法。基于步行环境的评价方法包括指标体系评价方法、行为感知评价方法和基于GIS数据库的评价方法（Adlakha等，2016；Cerin等，2007；McCormack等，2012；Moura等，2017）。

（1）指标体系方法的测度对象为中、微观的社会环境。评价工具较多，方法较为成熟。其中，被认可并已广泛使用的评价工具包括公共休闲空间环境评估（Environmental Assessment of Public Recreation Spaces，EAPRS），英国交通研究实验室（Transport Research Laboratory，TRL）开发的行人环境评价系统（Pedestrian Environment Review System，PERS），微观尺度的步行环境评价（Microscale Audit of Pedestrian streetscapes，MAPS），行人环境数据统计（Pedestrian Environmental Data Scan，PEDS）等。指标体系评价方法主要通过实地调查（如问卷调查、面对面访谈）、纸质表格、PDA等方法进行评价数据的采集，并对采集到的数据成果通过专家打分法进行评估。指标体系评价方法不仅可以针对整体的步行环境进行测度，也可应用于自行车骑行环境、城市设计评价和人行道路环境评价等方面。

（2）行为感知评价方法的测度对象为微观尺度的步行环境，主要有两种评价方式。一种是口述步行环境感知步行环境情况，这种方式主要是通过提前设定一条步行路径，要求步行者体验这条陌生路径，然后研究人员通过跟踪步行者，并对步行者进行访谈，获取步行者对于这条路径的体验感受，从而得到这条路径的步行环境主观评价。另外一种方式是调查步行路径，这种测度方式是将影响步行者路径选择的环境要素作为步行环境的评价指标，通过步行者对同一目的地不同路径的选择结果，对步行环境进行综合评价。

（3）GIS数据库的评价方法是以数据库现有的二手数据为基础，不需要前两种评价方法所需要的社会调研。这种评价方法的评价对象是多尺度的，既可以小到方格网的评价，也可大到社区、城区的可步行性评价。GIS数据库的评价方法从城市规划角度出发，对步行者的交通步行行为或休闲步行行为进行评价。

此外，基于公众参与的步行环境评分系统应用越来越广泛，得到很多专家学者和城市规划人员的认可。其中，"步行计算器"（Walkonomics）、"街道排名"（RateMyStreet）以及"步行亚洲"（Walkability Asia）是目前的打分测度方法中应用最为广泛的三种。这三种方法均以互联网应用为基础，运用开放型数据和公众参与等特点，鼓励普通居民对自己生活的社区和街道进行打分和评价。

基于步行空间的可步行性测度方法主要考虑步行空间的可达性。步行空间可达性的影响因素主要有三个方面，分别是目的地的类型、空间布局和出行距离等。国外关于步行空间可达性的步行性测度方法应用广泛。2007年，美国研究者提出了基于日常设施布局的"步行指数"（Walk Score）的概念，主要考虑了日常设施的种类和空间布局，同时引入了步行距离衰减、交叉口密度、街区长度等因素，提高测度的准确性。步行指数是目前唯一的国际性量化测度可步行性的方法，已在美国、加拿大、澳大利亚、英国、新西兰等国家广泛应用。

而国内对于社区可步行性的研究起步较晚，且大多从社区步行系统本身出发，研究微观层面步行系统的优化设计。研究多以国外相关理论方法为基础，根据国内城市的空间特征、经济特征和人口特征等，因地制宜地进行研究方法的改进。且对国内城市或社区的可步行性测量的研究实证较少，并多以定性研究为主，定量研究较少。

由此可见，对于可步行性的测度方法中定性研究方法居多，虽然定性的测度方法可以更为直观地深入到步行空间本身探究其可步行性情况，但也存在着一系列的问题。如问卷调查、面对面访谈、步行跟踪等需要大量的人力和物力、需要研究员长期监控数据，并且得到的原始数据不是完全可靠，需要进行人工整理和筛选。由此导致研究周期长、人力消耗大、数据处理任务繁重等问题。因此，需要提出定量的可步行性测量方法。

三、可步行性与健康

上文已经提到居住地可步行性对健康有至关重要的影响，Saelens和Handy（2008），Sallis等（2009），King（2013）等研究得到了一致的结论：居住在可步行性好的社区能够带来更好的健康状态，如降低肥胖、心理疾病的风险。在已有的研究中，学者们对健康与可步行性的相关机制提出了许多不同的假设。Owen等（2007）认为一个可步行性好的环境可以为城市居民带来积极的生活方式，增加步行出行活动可以有效降低肥胖和一些慢性疾病的患病风险。因此，步行行为可以提高身体素质，改善生活质量。Caspi等（2013）认为可步行性好的环境可以为居民提供更多会面、联络、交流的机会，这些社会活动可以形成一种地方依恋感、安全感和满足感，有利于人们的心理健康。另外，积极的社会交往环境也能促使步行意愿的形成。还有人认为如拥挤、污染、噪声等压力因素也与城市形态存在空间联系，这些因素可能加强了可步行性对健康的影响（Salomons，Pont，2012；She，et al.，2017；Yu，Kang，2017）。

四、可步行性与社会弱势性

社会弱势是指个人、家庭或群体自身或所在地域因具备的资源难以获取充足食物、良好住房条件、平等教育机会、充分就业机会、适量社会服务及消费型娱乐活动，从而影响其拥有正常水平的日常生活、消费和娱乐的一种不均等社会现象。社会人口特征与健康的差异也有紧密联系。学者们认为建筑环境可以减少公共健康的社会不平等性，有大量的研究证实了步行行为与社会人口特征存在显著的关联（Greenberg，Renne，2005；Leslie，et al.，2010；Pliakas，et al.，2014）。其中，一些研究发现了可步行性与个体社会弱势性间的关联，还有一些案例探究了不同社会经济群体间从可步行建筑环境中获取的健康利益是否不同。由于这些研究对建筑环境的可步行性的度量方式不同，我们无法比较其结果的差异。社会弱势性人口越多的小区可能表现出较低的可步行性。因此，深入理解可步行性与社会人口特征之间的关联可以帮助土地规划者实现一个能减少社会不均等性、提高公共健康和人类福祉的建筑环境。

第三节 实证研究

一、研究方法

基于以往的研究，我们提出了社会弱势性、可步行性与公共健康之间的复杂关系的假设，如图8-2所示。不同的建筑特点和社会环境导致可步行性呈现出异质性的空间特征，其表现出的社会不均等性说明在社会经济条件越不利的小区其可步行性也越低。社会弱势性和可步行性都与公共健康有潜在关联。可以提出三条居住地可步行性与公共健康的关联路径：①可步行性能促进人们进行体育锻炼，进而提高健康水平；②可步行性可以提高人们的社会联系，改善健康状况；③可步行性可以调节环境压力（空气污染和噪声污染），从而影响健康。社会弱势性可以由地区的社会经济不均等指数（如居民收入、教育、职业、住房类型、人口结构等）来度量；健康由统计数据（客观）和感知状态（客观）来评估；可步行性通过步行指数来评价。最终我们选择以中国深圳市小区为最小单元展开研究。

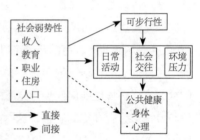

图8-2　社会弱势性、可步行性与公共健康的联系的理论假设

1. 小区步行指数的计算

以下研究基于步行指数理论提出了一种修正的可步行性测量方法（图8-3）对中国城市小区水平的可步行性进行评价。针对中国的环境对步行指数进行修正需要注意以下三点：①设施与权重的选择；②距离衰减函数；③步行特征的修正。

原始的步行指数包括九种设施：杂货店、餐馆/酒吧、商店、咖啡店、银行、公园、学校、书店、娱乐场所。每种设施的权重是根据其相对重要程度来设定的，设施的重要性体现在设施的使用频率，即人们在日常生活中对各类设施的需求程度。根据使用频率将设施分为三类：高频使用设施，权重为3；中频使用设施，权重为2；低频使用设施，

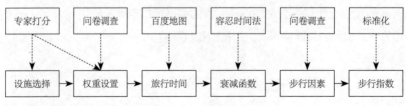

图8-3　（中国）步行指数的建立方法

权重为1，权重的总和为15。这些设施类型的选择、每类设施考虑个数的确定、不同设施的权重以及同类设施多个数量的权重确定，都是经过众多学者的研究论证和步行指数算法的反复验证最终确定的。设施分类表如表8-2所示。

设施分类表 　　　　　　　　　　　　　　　　　　　表 8-2

设施分类	分类权重	权重
杂货店	3	3
餐馆 / 酒吧	0.75, 0.45, 0.25, 0.25, 0.225, 0.225, 0.225, 0.2, 0.2	3
商店	0.5, 0.45, 0.4, 0.35, 0.3	2
咖啡店	1.25, 0.75	2
银行	1	1
公园	1	1
学校	1	1
书店	1	1
娱乐场所	1	1
总计	15	15

资料来源：www.walksore.com。

根据我国《城市居住区规划设计规范》（2016年修订版）中对公共设施的分级配建标准，将城市居住区公共设施配建分为教育、医疗卫生、文化体育、商业服务、金融邮电、社区服务、市政公用、行政管理及其他等8大类，50小项。通过专家打分和问卷调查最终确定的设施表如表8-3所示。

针对中国的可步行性度量设施表 　　　　　　　　　　　　表 8-3

一类	二类	三类	权重
教育	学校	（幼儿园、小学、中学）	1
医疗卫生	医院（门诊）	三甲医院（0.65）、普通医院与诊所（0.35）	1
	药店	—	1
市政公用	公共交通站点（公交站、地铁站）	地铁口（2）、公交站（1）	3
	公园、广场	—	1
金融邮电	储蓄	银行（1）、ATM（1）	2
	邮局	—	1

一类	二类	三类	权重
	餐饮	餐馆（1）、快餐店（0.5）	1.5
商业服务	购物	超市（1）、生鲜市场（1）、便利店（0.5）	2.5
	休闲娱乐场所	美容美发店（0.45）、KTV（0.15）、电影院（0.25）、健身会所（0.15）	1

　　基础步行指数是设施分类表确定后，加入距离衰减规律因素，计算从出发点到达一定范围内的不同目的地点的设施权重之和。在设施分类表初始权重的基础上，加入距离衰减规律，即设施的初始权重将随着其与出发点距离的增加而有规律地衰减。

　　距离衰减规律能够反映出城市居民从出发点步行至设施点的可能性会随着出发点与目标设施点的距离增加而减少，所以距离因素会导致设施使用频率和需求性的空间差异。日常设施距出发点距离越近，步行的可能性越大，距离加大，步行的可能性也随之减小，当距离超出一定范围，则该设施被步行选择到达的可能性极低，几乎没有人愿意步行到达该设施。所以，当使用频率高的、需求多的日常公共设施布置的位置符合居民的适宜距离范围时，那么该生活区域的步行指数得分就高，基于日常设施及其空间布局的可步行性就越好。

　　在具体计算基础步行指数时，首先准备好出发点周边的矢量道路网地图和日常设施分布图，然后根据已有的设施分类表寻找起点周边最远到达范围内的设施并赋予相应初始权重；然后根据距离衰减规律对设施初始权重进行衰减；最后将各类设施的权重相加，得到基础步行指数。

距离衰减规律表（国外标准） 表8-4

时间	到达范围	距离衰减规律
5min	0.25英里（约0.4km）	不发生距离衰减
20min	1英里（约合1.6km）	快速衰减，当距离达到1英里时，权重衰减到12%
30min	1.5英里（约2.4km）	衰减速度减慢，当距离超过1.5英里时，衰减率大于1

　　基于国际标准步行速度3英里/小时（约合4.8km/h）进行计算，www.walkscore.com网站上根据一系列的研究和城市监测分析及专家评价，提出了如表8-4所示的距离衰减规律标准。根据标准，距出发点5min（0.25英里）的步行范围内的所有日常公共设施，不发生距离衰减，权重值保持不变；距出发点5~20min（0.25~1.0英里）步行范围内的所

有日常公共设施，其权重值快速衰减，且当距离为1.0英里时，设施权重衰减到12%；距出发点20~30min（1.0~1.5英里）步行范围内的所有日常公共设施，其权重值缓慢衰减，当距离达到1.5英里时，设施权重衰减到0，当距离大于1.5英里时，衰减率大于1，即1.5英里以外的日常设施对出发点的步行指数无意义。

国内对步行指数衰减规律的确定多是以www.walkscore.com网站上的标准为参考，然后根据具体研究的区域范围和研究区域的人口构成特征，对国外的标准进行适当的改进，得到适宜研究区域的距离衰减规律。日常公共设施的平均容忍时间随着日常设施的使用频率和需求性高低而不同，一般来讲，使用频率高、需求性高的日常设施居民对其步行到达的平均容忍时间较短；而设施的使用频率和需求性越低，居民对其步行到达的平均容忍时间随之变长。对于公共交通站点、便利店、公园等城市居民高频使用的公共设施普遍衰减速度比较快，其中公园绿地作为散步、休闲的目的地，与其他高频率使用设施衰减趋势差别较大，衰减速度稍缓慢。对于医院、饭店、中小超市等城市居民中频使用的公共设施，距离衰减规律较为一致，衰减速度较高配使用设施缓慢一些。而低频使用设施对距离的衰减敏感程度最低。

本例通过步行指数中容忍时间的方法来分析设施使用的距离衰减规律。根据调查得到的各受访者的容忍时间建立了如图8-4所示的距离衰减函数。从小区到设施的步行时间利用百度地图获取。

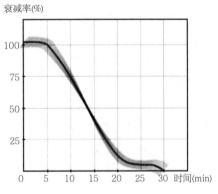

图8-4　衰减函数

通过设施表和距离衰减函数计算得到基础步行指数后，进一步考虑步行环境的影响对其进行修正，主要通过所在地区的交叉口密度、街区长度和坡度来测度。选择这三个测度指标也是经过众多学者研究和多国实践得到的，如表8-5所示。

针对不同步行环境特征的衰减率　　　　　　　　表 8-5

衰减率（%）	交叉口密度（km⁻²）	街区长度（m）	坡度（%）
0	>200	<100	<0.2
1	150~200	100~120	0.2~1.0
2	120~150	120~150	1.0~5.0
3	80~120	150~180	5.0~10.0

衰减率（%）	交叉口密度（km^{-2}）	街区长度（m）	坡度（%）
4	50~80	180~200	10.0~20.0
5	<50	>200	>20

注：坡度是指路段垂直高度与水平长度的比值。

2. 社会弱势性、可步行与公共健康关联分析

为了衡量社会弱势性，选取的指标满足以下三个条件：①数据可以获取；②数据之间的冗余性低；③可以与以往有关深圳的研究进行对比。最后，选取了七种指标来评价深圳市小区尺度的社会人口特征，即：独居人口比（%）、没有住房设施的人口比（%）、失业人口比（%）、初中以下学历人口比（%）、蓝领人口比（%）、60岁以上老年人口比（%）、儿童人口比（%）。

公共健康用五种指标来评价，即心脏病、慢性乙肝、慢性肝炎、高血压、肝癌的发病率。

考虑到可步行性的空间自相关性，我们采用空间回归分析来探究社会人口特征与可步行性以及健康与可步行性的联系。空间回归分析包括两种，空间滞后回归与空间误差回归。前者是在回归模型中引入了空间滞后因子作为因变量，参见公式（8-1），它反映了空间距离对区域现象的作用，可以用来解释区域经济中的空间扩散等现象。后者不是对解释变量进行特殊处理，而是在误差项中考虑空间自相关，参见公式（8-2），通过构造带有类似于空间滞后模型结构的误差项来估计空间自相关系数。通常空间测量误差可以用空间误差模型来度量。

$$Y=\lambda W_Y+\beta X+\alpha+\varepsilon \tag{8-1}$$
$$Y=\beta X+\alpha+\varepsilon, \ \varepsilon=\lambda W_\varepsilon+\xi \tag{8-2}$$

公式（8-1）和公式（8-2）中，X是自变量；Y是因变量；β为自变量的系数；ε为误差项；W_Y为空间滞后因子，是因变量的空间权重矩阵；W_ε为误差项的空间权重矩阵；λ为空间自相关系数；ξ为空间误差模型的误差项。

最后，利用基于最大似然估计的通径分析来揭示小区水平的社会弱势性、可步行性以及公共健康三者之间的复杂联系。利用通径分析来测试一组回归方程，反映预测值、中介变量、因变量的相互关系。然后，这些变量将依据其边界效应分为直接因子和间接因子。首先基于图8-2给出的基本假设测试所有可能的通径，移除不显著的通径（即$p<0.05$），对于可步行性与公共健康之间潜在的中介因素，由于数据的可获性，这里只

考虑空气污染（$PM_{2.5}$），将体育运动和社会影响排除在外。以官方发布的年$PM_{2.5}$监测数据为基础为深圳市建立了土地利用回归方程，分别统计了8117个小区的年平均$PM_{2.5}$浓度。

二、研究结果

深圳市8117个小区的可步行性存在着空间差异（图8-5），（标准化）步行指数高的小区主要集中在中部区域，大部分的小区可步行性水平相对较低。

空间自相关分析的结果（图8-6）表明各小区的可步行性水平与其周边小区具有相似性，可步行性呈高—高聚集的小区主要分布在深圳中部街道，而低—低聚集的小区主要分布在郊区。

空间回归分析的结果表明小区可步行性与心脏病、高血压、肝癌发病率这三种健康指标存在负相关关系，反映了可步行性较好的小区健康状况也相应较好（表8-6）。结果证明了图8-2的关于可步行性与公共健康之间的联系的假设不仅在西方国家成立，也适用于像中国这样的发展中国家。

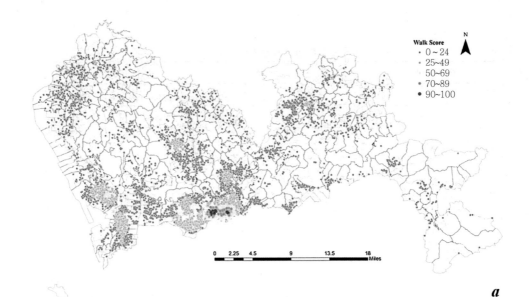

图8-5 深圳小区步行指数

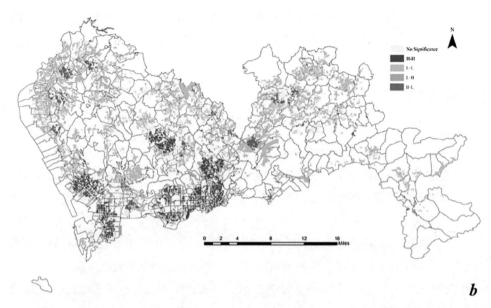

图8-6 深圳小区可步行性空间自相关分析
（H-H表示高—高聚集；L-L表示低—低聚集；L-H表示低—高聚集；H-L表示高—低聚集）

可步行性与公共健康空间回归分析   表 8-6

公共健康（Y）	回归结果	R^2
心脏病发病率	$Y^a=-0.12X+1.29W_Y+0.21$	0.26**
慢性乙肝发病率	NS^b	
慢性肝炎发病率	NS^b	
高血压发病率	$Y^a=-0.09X+1.45W_Y+1.08$	0.14**
乙肝发病率	$Y^c=-0.03X+1.58$（$\lambda=2.45$）	0.05**

注：**$p<0.01$；a 表示为空间滞后回归；W_Y 为 Y 的空间权重矩阵；NS^b 表示没有显著关联；c 表示空间误差回归。

　　表8-7显示了可步行性与社会人口特征的联系，可以看出，除了"独居人口比（%）"这一指标，其他指标都与步行指数存在显著关联。步行指数与没有住房设施的人口比（%）、失业人口比（%）、初中以下学历人口比（%）、蓝领人口比（%）、儿童人口比（%）呈负相关关系，而与老年人口比（%）呈正相关关系。这说明在儿童较多且社会弱势性高的小区往往可步行性较差。相反，老年人口多的小区通常可步行性较好。这些结果都说明了深圳小区的可步行性存在显著的社会不均等性。

可步行性与社会人口特征空间回归分析　　　　　　表 8-7

社会经济指标	回归方程	R^2
独居人口比（%）	NS^a	
没有住房设施的人口比（%）	$Y^b=-0.35X+0.87W_Y+1.56$	0.07**
失业人口比（%）	$Y^b=-0.67X+1.23W_Y+0.33$	0.19**
初中以下学历人口比（%）	$Y^b=-0.35X+0.21W_Y+1.24$	0.23**
蓝领人口比（%）	$Y^b=-0.79X+1.05W_Y+0.41$	0.15**
老年人口比（%）	$Y^b=0.14X+0.35$（$\lambda=1.51$）	0.13**
儿童人口比（%）	$Y^b=-0.05X+1.02$（$\lambda=0.67$）	0.09**

注：**$p<0.01$；NS^a 表示没有显著关联；b 表示空间滞后回归；W_Y 为 Y 的空间权重矩阵；c 表示空间误差回归。

通径分析的结果（表8-8）显示，可步行性、社会弱势性与慢性乙肝、慢性肝炎与乙肝的发病率这三个指标之间没有显著的通径，而对于心脏病和高血压，存在三种显著的关联：

（1）社会弱势性水平高的小区，居住环境可步行性较低，整体健康水平也较低；

（2）社会弱势性水平高的小区，$PM_{2.5}$暴露浓度较高，公共健康状况也较差；

（3）可步行性较差的小区，$PM_{2.5}$暴露环境中，且社会弱势性水平高的地区往往表现出较低的可步行性，公共健康水平也较差。

这些结果证明了在探究与可步行性及公共健康的联系时要考虑除了体育活动与社会交往以外更多的中介变量。同时，也说明可步行性本身也是社会弱势性与公共健康之间的一个中介因素。

社会弱势性、可步行性与公共健康的关联通径　　　　　　表 8-8

公共健康	通径
心脏病发病率	无住房设施（%）→（-）可步行性→（-）心脏病发病率 受教育程度低（%）→（-）可步行性→（-）$PM_{2.5}$→（+）心脏病发病率 失业人口（%）→（+）$PM_{2.5}$→（+）心脏病发病率 蓝领人口（%）→（-）可步行性→（-）心脏病发病率
慢性乙肝发病率	NS^b
慢性肝炎发病率	NS^b
高血压发病率	受教育程度低（%）→（-）可步行性→（-）$PM_{2.5}$→（+）高血压发病率 失业人口（%）→（-）可步行性→（-）高血压发病率 蓝领人口（%）→（+）$PM_{2.5}$→（+）高血压发病率
乙肝发病率	NS^b

注：1.（-）表示负相关关系，（+）表示正相关关系；
　　2. NS^b 表示没有显著的关联通径。

第四节　结果与讨论

步行是人类最重要、最基础的出行方式，同时也是一种绿色、环保、低碳、无污染、健康的人类活动。步行活动在健康、环境、社会、经济方面具有重要的意义。选择步行出行方式符合国家"可持续发展"规划、促进新型城市建设发展的重要举措。可步行性描述了步行空间对于人们步行出行的引导能力，是一种空间属性。其结果受到诸多因素的影响，包括居民步行出行的动机、步行出行距离，以及出行的步行环境等。前两种影响因素可以概括为步行空间的可达性。步行指数是目前唯一的国际性量化测度步行性的方法，对于研究城市步行空间可达性起到科学支撑。

针对中国本土特征进行修正的步行指数不仅给土地利用规划领域提供了一种可靠的可步行性度量方法，也提示在小区设计规划过程中应该充分考虑居民健康。本章揭示了可步行性的社会不均等性，为城市规划者提供了参考。为了解决这一问题，笔者认为在未来的土地利用规划中应该注意以下三点：①采取基于城市形态的分区模式；②加大对街道景观改善的投入；③制定保障房和廉租住房政策。以后的研究将建立更合理的步行指数计算方法，可以从以下三点进行改进：①依据人们对不同设施的容忍时间的差异对不同的设施建立不同的衰减函数；②针对不同区域的特征，设施权重的设置也应该作相应的调整；③如果数据条件允许，可以考虑更多的步行行为及人口特征。

然而，关于可步行性测度方法的研究及应用具有一定的实践意义，但同时也存在着一些不足，未来的研究还有很大的进步空间。首先，在构建可步行性评价方法步行指数的设施分类表中，设施种类的选取和分类，严格来讲需要在参考国内外相关标准、规范的基础上，辅以对研究区域城市居民的日常设施使用情况的调查问卷会更好，会更加贴合实际。其次，在确定基础步行指数衰减距离函数时，应该更贴合实际，比如根据人们对每种日常公共设施类别的需求频率和特征设置单独的距离衰减函数曲线。

研究城市可步行性测度方法及应用可以为引导步行化建设实践、新型城市建设、我国可持续发展战略的实施提供一定的参考价值，为促进居民拥有低碳、环保、健康的生活出行方式的进程起到一定的实践作用。

参考文献

[1] Adlakha D., Hipp J. A., Brownson R. C. Adaptation and Evaluation of the Neighborhood Environment Walkability Scale in India（NEWS-India）[J]. Environ. Res. Public Health, 2016（13）: 401.

［2］Azmi D. I., Ahmad P. A GIS Approach: Determinant of Neighbourhood Environment Indices in Influencing Walkability between Two Precincts in Putrajaya［J］. Social and Behavioral Sciences，2015（170）：557-566.

［3］Caspi C. E., Kawachi I., Subramanian S. V., Tuckerseeley R., Sorensen G. The Social Environment and Walking Behavior among Low-Income Housing Residents［J］. Social Science & Medicine，2013，80（C）：76.

［4］Cerin E., Leslie E., duToit L., Owen N., Frank L. Destinations that Matter: Associations with Walking for Transport［J］. Health Place，2007（13）：713-724.

［5］Cutts B. B., Darby K. J., Boone C. G., Brewis A. City Structure，Obesity，and Environmental Justice: an Integrated Analysis of Physical and Social Barriers to Walkable Streets and Park Access［J］. Social Science & Medicine，2009，69（9）：1314-1322.

［6］Dowling R. G., Reinke D. B., Flannery A., Ryus P., Vandehey M., Petritsch T. A., Landis B. W., et al. NCHRP Report 616: Multimodal Level of Service Analysis for Urban Streets[Z]. Washington，D. C.: Transportation Research Board of the National Academies，2008.

［7］Ewing R., Cervero R. Travel and the Built Environment: A Meta-Analysis［J］. Plan. Assoc. ，2010（76）：265-294.

［8］Gilderbloom J. I., Riggs W. W., Meares W. L. Does Walkability Matter? An Examination of Walkability's Impact on Housing Values，Foreclosures and Crime［J］. Cities，42（42）：13-24.

［9］Greenwald M., Boarnet M. Built Environment as Determinant of Walking Behavior: Analyzing Nonwork Pedestrian Travel in Portland，Oregon［J］. Transportation Research Record Journal of the Transportation Research Board，2001，1780（1）：33-41.

［10］Hajna S., Dasgupta K., Halparin M., Ross N. A. Neighborhood Walkability: Field Validation of Geographic Information System Measures［J］. Prev. Med.，2013（44）：e55-e59.

［11］Kelly C. M., Schootman M., Baker E. A., Barnidge E. K., Lemes A. The Association of Sidewalk Walkability and Physical Disorder with Area-Level Race and Poverty［J］. Journal of Epidemiology & Community Health，2007，61（11）：978-983.

［12］Leslie E., Cerin E., Kremer P. Perceived Neighborhood Environment and Park Use as Mediators of the Effect of Area Socio-Economic Status on Walking Behaviors［J］. Journal of Physical Activity & Health，2010，7（6）：802.

［13］Lu Y，Wang D. Walkability Measuring in America and Its Enlightenment［J］. Urban Planning International，2012.

［14］Maghelal P. K., Capp C. J. Walkability: A Review of Existing Pedestrian Indices［J］. Urban Reg. Infor. Sys. Assoc.，2011（23）：5-19.

［15］McCormack G. R., Friedenreich C., Sandalack B. A., Giles-Corti B., Doyle-Baker P. K., Shiell A. The Relationship between Cluster-Analysis Derived Walkability and Local Recreational and Transportation Walking among Canadian Adults［J］. Health Place，2012（18）：1079-1087.

［16］Moura F., Cambra P., Gonçalves A. B. Measuring Walkability for Distinct Pedestrian Groups with a Participatory Assessment Method: A Case Study in Lisbon［J］. Landscape & Urban Planning，2017（157）：282-296.

［17］Owen N., Cerin E., Leslie E., Dutoit L., Coffee N., Frank L. D., et al. Neighborhood Walkability and the Walking Behavior of Australian Adults［J］. American Journal of Preventive Medicine，2007，33（5）：

387.

[18] Pliakas T., Wilkinson P., Tonne C. Contribution of the Physical Environment to Socioeconomic Gradients in Walking in the Whitehall Ⅱ Study [J]. Health & Place, 2014, 27（3）: 186-193.

[19] Ricklin A., et al. Healthy Planning: An Evaluation of Comprehensive and Sustainability Plans Addressing Public Health [M]. Chicago: American Planning Association, 2012.

[20] Saelens B. E., Handy S. L. Built Environment Correlates of Walking: A Review [J]. Medicine & Science in Sports & Exercise, 2008（40）: S550- S566.

[21] Sallis J. F., Saelens B. E., Frank L. D., Conway T. L., Slymen D. J., Cain K. L., et al. Neighborhood Built Environment and Income: Examining Multiple Health Outcomes [J]. Social Science & Medicine, 2009, 68（7）: 1285-1293.

[22] Salomons E. M., Pont, M. B. Urban Traffic Noise and the Relation to Urban Density, Form, and Traffic Elasticity [J]. Landscape & Urban Planning, 2012, 108（1）: 2-16.

[23] Saunders L. E., Green J. M., Petticrew M. P., Steinbach R., Roberts H. What Are the Health Benefits of Active Travel? A Systematic Review of Trials and Cohort Studies [J]. Plos One, 2013, 8（8）: e69912.

[24] She Q., Peng X., Xu Q., Long L., Wei N., Liu M., et al. Air Quality and Its Response to Satellite-Derived Urban Form in the Yangtze River Delta, China [J]. Ecological Indicators, 2017（75）: 297-306.

[25] Tong X., Wang Y., Chan E. H. W. International Research Trends and Methods for Walkability and Their Enlightenment in China [J]. Procedia Environmental Sciences, 2016（36）: 130-137.

[26] World Health Organization. Global Status Report on Noncommunicable Diseases 2010[R]. Geneva: World Health Organization, 2011.

[27] Yu W. L., Kang J. Relationship between Traffic Noise Resistance and Village Form in China [J]. Landscape & Urban Planning, 2017（163）: 44-55.

第九章
城乡规划与公共健康的跨学科框架

　　随着城镇化进程加速，人口拥挤、环境污染和资源紧缺等问题日益严峻。改革开放以来，我国的流行病学模式发生转变，由传染病转向慢性病，且转变速度远远快于其他很多国家。脑血管病、恶性肿瘤等慢性非传染性疾病死亡率持续上升，成为我国城乡居民生命安全的主要威胁。此外，城市居民普遍的亚健康状态，也对生活质量带来很大的影响。党的十八大以来，党中央把"健康中国"提升为国家战略，建设健康城市是建设健康中国的基本要求。面临工业化、城镇化、人口老龄化以及疾病谱、生态环境、生活方式不断变化等带来的新挑战，必须统筹解决好关系人民健康的重大和长远问题。

　　建成环境作为城市规划建设在空间上的反映，是影响居民体力活动和健康的重要载体。从城市规划的角度看，基于土地利用、建筑和交通系统等的建成环境要素布局与优化，降低污染暴露程度，并引导居民加强体力活动和体育锻炼，继而对居民的健康进行主动的干预，变得日益重要。在慢性疾病和亚健康比例上升的背景下，在城市规划和建设阶段提前考虑对公共健康的影响，进而制定相应的措施和导则，有助于降低健康问题产生的经济和社会成本，提升个体和地区的健康水平。在此趋势下，关注建成环境对居民体力活动和促进身心健康的影响机制，并提出相应的建成环境规划改善策略显得迫在眉睫（林雄斌等，2015）。和国际学术界相比，我国在健康城市方面的跨学科研究尚未真正起步，毫无疑问，城乡规划在这一领域可以有所作为，为实现"健康中国梦"而作出学科应有的贡献。

一、"城乡健康"的模型构建

迄今为止，在公共卫生领域关于个体的健康模型已相对完善（如安德森卫生服务利用模型等），对影响个体健康的因素分析亦较为全面（图9-1），但目前尚未建立城市系统的健康理论模型。就欧美发达国家城乡规划与公共健康的研究而言，多集中在较为微观的社区尺度。这一方面是由于其规划体系的重点多集中在社区层次，如美国的区划和英国的社区规划等，另一方面是发达国家的健康数据库建设较为完善，基于个体的健康数据可获得性

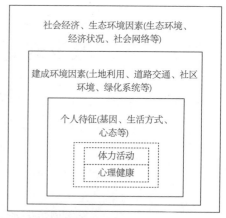

图9-1 个体健康影响因素
（资料来源：参考宋思曼（2009）改编）

较强，且社区的健康数据库建设较为完善，因此开展社区尺度的研究相对便利。在我国，由于公共卫生领域的建设起步较晚，基于社区和个体的健康数据较为稀缺，很多数据不对外公开，阻碍了城乡规划与公共卫生的跨学科研究。从建设健康城市的角度出发，结合城乡规划和公共卫生学科的相关理论，可以在区域、城市及社区层面逐步建构"城乡健康"理论模型（图9-2），探讨"城乡健康"的影响因素框架，在此框架下提出完善土地利用、改善公共设施布局等一系列城乡规划方面的对策与建议。

根据WHO的研究成果，健康城市中的公共健康可以分为三个维度：一是生理学健康程度，可以用是否患有传染病、慢性病等衡量；二是心理健康程度，可以用是否患有心

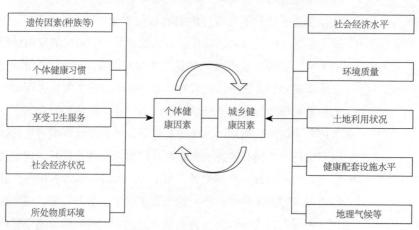

图9-2 从"个体健康"模型到"城乡健康"模型
（资料来源：田莉等（2016））

理疾病，如抑郁、焦虑或认知障碍等来衡量；三是社会健康程度，也称社会适应性，指个体与他人及社会环境相互作用并具有良好的人际关系和实现社会角色的能力。社会适应能力是指人适应自然和社会环境的能力，包括生活、学习、劳动、人际交往能力，独立思考判断问题和解决问题的能力。自然与建成环境可能鼓励或抑制社会交往，并对人的身心健康产生影响。社会健康取决于一系列要素，如社会资本和社会联系，并与幸福状况（如自尊、生活满意度、积极性等）密切相关，而建成环境的设计会从各个维度影响人的健康状况。

Sakar等（2014）基于城市规划和公共健康的视角，提出了"城市健康位"（Urban Niche）的概念，它是指每个人都被一个假定的立方体（hyper volume）所包围：包括人、场所和时间这三个流行病学要素。个体的城市健康位本质上是病因以及其在微观、中观、宏观层面对健康作用的时空演绎：微观层面包含了个体自身的作用，也即传统生理学和遗传流行病学领域内人体内针对细菌、抗体或者外来污染物质的免疫或遗传物质的作用；在中观层面，行为习惯和生活方式等对健康的影响占主要地位，特别是与体育锻炼、营养摄入、酒精消耗和吸烟状况等相关的生活习惯；宏观层面是社会流行病学（Social Epidemiology），主要包括邻里和城市层面的作用，与人工和自然环境密切相关，包括种族划分、社会–经济地位等，它与自然环境（如空气、水、土壤、噪声污染、城市所处的气候和地形条件）和建成环境（如服务设施的可达性、土地混合使用、街道设计和可步行性等）密切相关，是主要的健康决定因素。建成环境形成、引导并缓和社会与自然环境在此层面对人们健康所带来的影响。基于"城市健康位"理念的"健康城市模型"是通过系统学的方法，将多层次空间尺度中的风险因素有机地整合到一个研究模型中。这个模型由三个平行共存的体系构成：第一个是个体—群体系统（Individual-population System），展现的是健康结果（healthy outcomes）。个体定义为由组织、细胞和基因构成的有机体，而群体则由若干个体构成。第二个系统是家庭—邻里—城市系统（Household-neighbourhood-cities System）。健康决定因素在这些空间、行为和组织范围内起作用。家庭空间可能包括建筑楼板面积、温度、日照和设施等要素，而邻里空间包括众多家庭、街道和设施等要素。第三个系统是管治和决策系统（Governance and Decision-making System），包括本地到区域层面的管治和与之相关的土地、设施和健康规划的权力。

二、城乡规划与公共健康的框架构建

参考Sakar等和其他学者的研究成果，并结合我国城乡发展的实际，我们提出了基于"多尺度—多维度"的"城乡健康"模型框架（图9-3）。在每一个空间维度上，可以开展生理、心理和社会维度健康的研究；而就不同的健康维度，也可以观测不同空间尺度的影响作用机制。

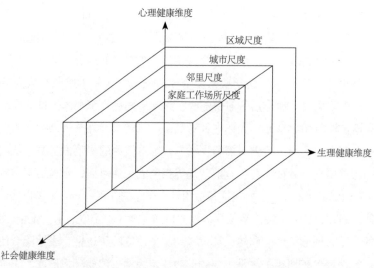

图9-3 基于多维度和多尺度的"城乡健康"模型

（一）研究的空间层次

就城乡规划对公众健康的影响而言，可以在以下三个空间层次①逐步建立交叉学科研究：

（1）宏观的国家或跨区域层面：研究癌症发病率/死亡率、慢性病、流行病等与社会经济、生态环境（含土地利用覆被、构成等）之间的关系。公共健康数据源包括全国卫生服务调查数据、中国恶性肿瘤登记年报等，城乡规划数据源包括全国土地利用调查数据和社会经济数据等。

（2）中观的城市层面：可以在更具体的空间单元，如区县（市）层面，开展各种与环境相关的疾病与土地利用变迁、公共设施布局、道路交通系统、绿化与开敞空间系统等的关系研究。

———————————
① 家庭和工作场所尺度的研究更偏重于个体健康，不属本书研究的范畴。

（3）微观的社区层面：开展微观物质环境与人群健康的关系研究，如公园等开放空间、健康休闲设施等布局对人的日常活动（physical activity）造成的影响，可以开展物质环境与心理健康、体重指数（BMI）等之间的关系研究，这也是国际城市规划学界目前较为关注的内容。总体而言，应根据不同的空间层次，听取公共卫生专家的意见，确定建成环境会影响哪些疾病，之后选取相关社会经济环境指标，建立相应的研究框架。

依据国内外相关文献，我们列举了从国家/区域层面→城市层面→社区层面→个体层面影响公共健康的要素（表9-1），从中可以看出，建成环境对健康的影响随空间层次的变化而有所差异。在国家/区域层面，社会经济与生态环境的影响对公共健康的影响非常显著；从纵向上来说，这种影响贯穿各个空间层次。在城市和社区层面，城市规划中的土地利用、设施布局、道路交通等对公共健康的影响非常显著，而在个体层面，生活方式，尤其是体力活动等受建成环境的影响更为显著。

"城乡健康模型"中的多层次决定因素　　　　　表9-1

	空间层次	健康决定要素
1	国家 / 区域层面	宏观经济与社会状况
		管治状况
		气候、地形
		空气、水、土壤质量
		土地利用覆被状况
		生物多样性
2	城市层面	社会经济状况
		教育系统、健康服务、公共福利状况
		劳动力市场、食物供给情况
		饮食习惯与地方文化
		土地利用变化（土地利用构成、开发强度等）
		交通状况（通勤距离、拥堵状况等）
		公共服务设施布局
		绿化与开放空间布局
		城市层面空气、水与土壤品质
		管治状况

	空间层次	健康决定要素
3	社区层面	到公共设施、活动场地的可达性
		土地利用强度、混合度等
		居住强度
		以人为本的设计
		邻里社会经济状况
		社会资本、社区感
		安全程度（犯罪率、道路安全等）
4	个体层面	基因与遗传因素
		年龄、性别、受教育程度
		收入与工作状况
		生活方式（饮食习惯、抽烟、饮酒、体力活动等）
		心理健康程度
		住房状况

（二）健康导向的城乡空间规划框架

从公共心理健康的需求来看，健康教育可以增加人的知识，强化保健意识，对健康知识的获取具有重要作用；其次，人在城市中以社区为单位而聚居，人体健康与社区的关系和健康的社区交往网络塑造会直接影响人的心态。其次，在压力释放和调整心态方面，社会交往与休闲娱乐设施布局起着重要作用。从生理健康的维度来看，首先，清洁无污染的大气、水和土壤环境是人体健康的基本保证；其次，提高免疫力、增强体质需要体育锻炼，运动设施的可达性会影响人的体力活动，因此对健康的作用不容忽视。最后，对于疾病的治疗和预防，需要社会拥有健全的、高质量的医疗卫生服务体系。城市规划作为物质空间规划的主要手段，包含了土地利用、道路交通、绿化与生态空间、休闲娱乐设施、体育锻炼场所和设施规划、医疗卫生设施布局、社区规划等内容，均会对公共健康产生重要影响（宋思曼，2009）。健康城市的建设需求和公共健康的提升，需要城市规划作为实施建设手段，来营造一个能够促进人类健康体魄、积极心态和健康行为形成的现实物质空间（图9-4）。

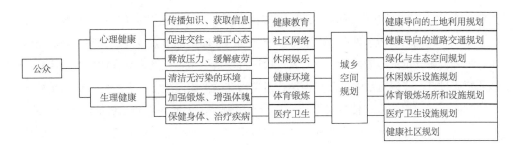

图9-4　健康导向的城乡空间规划体系
（资料来源：参考宋思曼（2009）改编）

　　在个体层面，城市规划会影响人的行为与生活方式。鼓励并提倡健康的生活方式，注重住房、服务设施的舒适性与可达性，创造美观、安全便捷的交通环境，减少汽车依赖，鼓励步行、骑自行车出行；注重健康住房，改善居住质量。提升卫生、教育、娱乐等服务设施的设置和交通的通达性。在社区层面，通过规划提升社区环境的吸引力，强化土地的混合利用与服务设施的多样性，注重培养和促进良好的邻里关系和社会互助网络。社区建设注重各类生活服务设施和公共活动空间规划，考虑邻里照看和对公共活动空间的自然监护。提高社区安全性，改善交通组织，对机动交通进行限速，给予步行、骑自行车交通优先权等。在城市/区域层面，注重改善空气和水环境质量、集约节约使用土地、保护耕地和森林资源，减少城市污染。改善职住分离现象，提倡公交导向的开发，减少小汽车使用等，将健康导向的原则贯穿于各个层面。

　　（三）健康城市规划的要素与原则
　　城市规划对公共健康的影响主要通过空间规划，对城市环境、人们的行为模式、心理状态等方面产生影响，其对公共健康的影响路径可以主要归结为三类：一是减少对健康的负面影响，主要是促进健康的生态环境，减少污染物的排放，采取一定的防护措施和规划方法，避免污染物扩散至人群聚集的地方，减少人体对颗粒物的吸入等（王兰等，2016），其次是减少交通事故的概率，避免人员伤亡。二是促进体力活动，提高人们进行体能活动的意向、时间和频率。三是促进社会交往，有助于建立良好的社会网络，减少心理疾病的发生。本章将主要分析城市规划中如何通过土地使用、道路交通、绿化和开放空间设计促进公共健康（表9-2）。

　　土地使用对生态环境和公共健康的影响十分显著。就市域尺度而言，应严格控制城镇建设用地占总用地的比例，亦即在城市总体规划阶段界定的"国土开发强度"，以确保生态环境的容量与安全。在土地使用类型中，工业用地和交通用地存在污染隐患，部分商业设施用地（如打印店、干洗店、照片洗印店等）、市政设施用地（如垃圾填埋场或焚化厂、垃圾转运站、污水处理厂、加油站）和物流仓储用地（如危险品仓库、物流配送中心）等具有一定的污染风险，应对其规模进行严格控制。尤其避免居住用地与这些用地的距离过近，应设置足够的防护距离，避免潜在的污染风险。在促进体力活动和社会交往方面，规划规定土地使用类型应在步行和骑行范围内增加不同人群的活动目的地，例如日常生活所需的菜市场、便利店、大中型超市、电信网点、诊所药店等设施，均有利于降低家庭非通勤类机动车出行能耗；幼儿园、中小学、书报亭等功能性目的地将鼓励学生步行或骑行上学，可以促进不同年龄段人群的日常体育活动（王兰等，2016）。街道的连通性和小街坊的布局对强化可步行性非常重要，并有利于促进社会交往。在规划设计中，应鼓励居住、商业、文化、办公等用地使用的有机混合，这对提升街区活力十分有利。

健康城市规划的要素、路径与原则   表 9-2

规划要素	规划路径	规划原则
土地使用	减少健康负面影响	控制整体建设用地规模
		控制居住用地与工业用地的混杂
		减少具有污染风险的用地类型
	促进体力活动	活动目的地布局于步行和骑行范围内
		提升街道连通性
		小街坊的布局
	促进社会交往	增加土地利用混合度
		提升街区活力
道路交通	减少健康负面影响	公交导向的开发，减少机动车污染
		人车分流，减少交通事故
	促进体力活动	慢行系统的连通性
		慢行系统的细节设计
	促进社会交往	特定道路成为街道，提供交往空间
		小尺度与渗透性强的街道
绿化与开放空间系统	减少健康负面影响	足够的面积与空间分布密度
		乔灌草复合搭配；种植屋面
		人均绿地、广场面积

续表

规划要素	规划路径	规划原则
绿化与开放空间系统	促进体力活动	提升可达性
		形成连续的开放空间系统
	促进社会交往	与居住用地紧密结合的绿化空间

资料来源：参考王兰等（2016）改编。

　　道路交通对公共健康的影响因素可分为机动交通和慢行交通。机动交通的排放是空气污染的主要来源之一，通过减少机动车出行、鼓励慢行交通，有利于改善大气环境质量。在减少交通事故的伤害方面，应尽量遵守人车分流的原则，避免人车过度混行。从促进体力活动的角度，推广步行和骑行的出行方式有益于减少肥胖、高血压、糖尿病和心血管疾病。但机动交通和慢行交通线路的重叠将增加人体对污染物的暴露，即人体所吸入的颗粒物剂量，需要通过一定的设计减轻此类污染物对慢行出行者的影响。就促进社会交往而言，在特定区域如居住区内、商业区内的某些道路还担负着人们交往的街道空间的职能，要尽量降低车速，减少潜在的危险。街道的道路断面设计要考虑和周边建筑物高度的关系，通过小尺度的街坊创造宜人的空间尺度。

　　绿地和开放空间系统对公共健康的影响大多表现为正向的效应。保证一定比例的绿地面积和空间分布密度对生态环境的完善十分重要。绿地不但发挥着重要的碳汇功能，还有助于形成城市的通风廊道，有利于形成较好的空气环境品质。就植物配置而言，研究发现乔灌草复合搭配的绿地可以净化空气、吸收粉尘，以乔木为主的复层结构城市绿地保健效果较好，即对人体健康具有促进作用，主要包括净化空气、固碳释氧、降噪、改善小气候及产生空气负离子等（胡译文等，2011）。城市高空绿化是干预城市微气候的主要因素，种植屋面可以改善空气质量，屋面植被可以过滤和绑定空

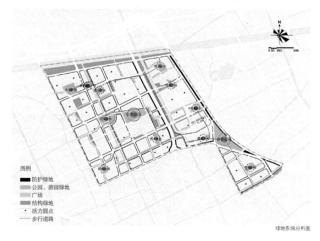

图9-5　上海南翔居住片区绿地布局

气中的尘埃粒子，自然过滤空气中的毒素（吴志萍等，2007）。绿地和开放空间在促进体力活动和交往方面的作用尤为明显，这也是很多城市如上海、北京等在城市规划中明确居住区要"500m见绿"的原因（图9-5）。

三、城乡规划中的健康影响评估

1996年，世界卫生组织在47个欧洲城市初步提出的53个健康城市指标的基础上，进一步讨论可行性后确定了4个方面、32个具体量化的指标，构建了世界卫生组织的宏观指标体系（表9-3），成为建设健康城市的参考依据。在我国，健康指标、健康服务指标和健康社会经济指标日益受到重视，但健康环境的指标长期以来受重视程度远远不够。在我国公共健康问题日益严峻的背景下，健康影响评估工具为规划师提供了预判规划潜在健康影响的方法，同时能够使决策者、居民可以更好地了解其潜在的健康影响并提出相关建议。在"健康中国"战略实施的过程中，规划师应进一步系统、科学地探究健康影响评估工具的应用，将其纳入城乡规划编制、审批与实施进程中，为打造健康的建成环境共同努力。

世界卫生组织宏观指标体系表   表 9-3

大类指标	分项指标
A 健康指标	A1 总死亡率：所有死因
	A2 各死因统计
	A3 低出生体重
B 健康服务指标	B1 现行卫生教育计划数量
	B2 儿童完成疫苗接种百分比
	B3 每位基层的健康照护者所服务的居民数
	B4 每位护理人员服务居民数
	B5 居民有健康保险的比率
	B6 基层医疗照护提供非官方语言之便利性
	B7 市议会每年检视相关问题的数量
C 健康环境指标	C1 空气品质
	C2 饮用水质量
	C3 污水处理率
	C4 家庭废弃物收集品质
	C5 家庭废弃物处理品质

续表

大类指标	分项指标
C 健康环境指标	C6 城市绿地比率
	C7 绿地的可及性
	C8 闲置的工业用地
	C9 运动与休闲设施
	C10 人行步道（徒步区）
	C11 脚踏车专用道
	C12 每千人公共交通可提供的座位数
	C13 公共交通服务的范围
	C14 生活环境
D 健康社会经济指标	D1 住在不适宜居住环境比率
	D2 流动人口的人数
	D3 失业率
	D4 收入低于国民平均所得的比率
	D5 可照顾学前儿童之机构百分比
	D6 新生儿成活的比率（孕 20 周、20~34 周及 >35 周）
	D7 堕胎率（相对于每一活产儿）
	D8 残疾人士就业率

资料来源：世界卫生组织官方网站。

借鉴发达国家健康影响评估，我国在建立健康影响评估体系中应重视以下问题：

（1）健康影响评估的核心是选择合适的健康影响因子，需要城乡规划、公共卫生等专业人员的共同努力。在借鉴国外经验的基础上，挖掘和积累城乡规划与公共健康相互影响和联系的证据，探讨适合我国国情的健康影响评估指标体系十分重要。设计指标体系应考虑城乡发展的现实问题，结合专家意见并通过调查问卷了解不同居民对健康环境的意愿和诉求，使指标体系在后期的实践中更有效地反映规划方案的潜在健康影响。

（2）健康影响评估的基本目标是影响最终决策，改善其可能产生的潜在健康影响。因此，规划部门应联合公共卫生部门设计一套规范的健康评估程序，使决策者、规划师、政府各相关部门、相关领域专家和市民都能参与评估，并对其相应的工作内容和权利进行规定和划分。其次，应根据地区发展的具体情况对影响因子进行筛选，使规划的各项内容与健康评估相结合，保证最终评估结果纳入规划结果。由卫生部门基于评估结果撰写评估报告，提交给决策者、各相关部门和专家参考。

（3）在规划体系如何引入健康评估方面，可以在各级规划尤其是总体规划的编制中，引入健康影响评估程序，强化公共卫生部门在规划编制过程中的作用，编制健康影响评估专项规划，评估重大设施、空间布局等可能的健康影响，为多方案选择提供参考依据，而非仅停留在包含医疗卫生设施布局的规划。

四、构建健康城市管治网络

健康城市建设是一项全面的、系统的工程，涉及社会经济生活的各个层面，也涉及各人群、各阶层的利益，因此，要使健康城市建设得以顺利进行，必须组建能够代表各方利益的权威机构，以协调健康城市建设过程中的利益纠纷。为了增加机构的权威性，健康城市管治委员会的主席应由市长兼任，该组织由环保部门、卫生部门、社区代表、工会、企业代表、技术人员、交通部门、私人组织和城市规划部门等组织和个人组成。健康城市管治委员会的主要工作就是在制定涉及城市健康问题的决策时保证各利益主体参与的权利，并在各方发生利益冲突时能够提供解决的途径和机制（毛宽，曾刚，2008）。通过寻求政府、机构和市民共同参与的合理城市管治路径，改善城市的健康问题，提高居民的健康水平，是实现"健康中国梦"的必经之路。

参考文献

[1] 胡译文，秦永胜，李荣桓等. 北京市三种典型城市绿地类型的保健功能分析 [J]. 生态环境学报，2011，20（12）：1872-1878.

[2] 林雄斌，杨家文. 健康城市构建的公交与慢行交通要素及其对交通规划的启示 [J]. 城市观察，2016（4）.

[3] 毛宽，曾刚. 基于健康城市视角的城市管治路径选择 [J]. 现代城市研究，2008（4）：20-26.

[4] 宋思曼. 健康城市建设与城市规划策略研究 [D]. 重庆：重庆大学硕士论文，2009.

[5] 田莉，李经纬，欧阳伟等. 城乡规划与公共健康的关系及跨学科研究框架构想 [J]. 城市规划学刊，2016，228（2）：111-116.

[6] 王兰，廖舒文，赵晓菁. 健康城市规划路径与要素辨析 [J]. 国际城市规划，2016，3（4）：4-9.

[7] 吴志萍，王成. 城市绿地与人体健康 [J]. 世界林业研究，2007（2）：32-37.

[8] Chen W., Zhang S., Zou X. Evaluation on the Incidence, Mortality and the Tendency of Lung Cancer in China [J]. Thoracic Cancer, 2010（1）: 35-40.

[9] Sarkar Chinmoy, Chris Webster, John Gallacher. Cheltenham, Healthy Cities: Public Health through Urban Planning [J]. Edward Elgar, 2014.

[10] WHO. Constitution of the World Health Organization, 2005.